- 国家卫生和计划生育委员会"十三五"规划教材
- 全国高等学校教材

供眼视光学专业用

双眼视觉学

第 3 版

主　　编　王光霁
副 主 编　陈　洁　胡　琦　廖咏川
编　　者（以姓氏笔画为序）

王光霁　美国新英格兰视光学院
张　缨　天津医科大学
陈　洁　浙江省眼科医院
胡　琦　哈尔滨医科大学
胡　聪　青岛大学医学院
徐　丹　温州医科大学
廖咏川　四川大学华西医院

编写秘书　姜思宇　温州医科大学
融合教材数字资源负责人　王光霁　美国新英格兰视光学院
数 字 融 合 教 材 秘 书　李小曼　温州医科大学

人民卫生出版社

图书在版编目（CIP）数据

双眼视觉学 / 王光霁主编. —3 版. —北京：人民卫生出版社，2018

ISBN 978-7-117-24775-7

Ⅰ. ①双… Ⅱ. ①王… Ⅲ. ①双眼视觉－眼科学－医学院校－教材 Ⅳ. ①R77

中国版本图书馆 CIP 数据核字（2018）第 130935 号

| 人卫智网 | www.ipmph.com | 医学教育、学术、考试、健康，购书智慧智能综合服务平台 |
| 人卫官网 | www.pmph.com | 人卫官方资讯发布平台 |

双眼视觉学

第 3 版

主　　编：王光霁

出版发行：人民卫生出版社（中继线 010-59780011）

地　　址：北京市朝阳区潘家园南里 19 号

邮　　编：100021

E - mail：pmph @ pmph.com

购书热线：010-59787592　010-59787584　010-65264830

印　　刷：河北新华第一印刷有限责任公司

经　　销：新华书店

开　　本：850×1168　1/16　　印张：12

字　　数：322 千字

版　　次：2004 年 8 月第 1 版　　2018 年 4 月第 3 版
　　　　　　2024 年 11 月第 3 版第 12 次印刷（总第 23 次印刷）

标准书号：ISBN 978-7-117-24775-7

定　　价：42.00 元

打击盗版举报电话：010-59787491　E-mail：WQ @ pmph.com

（凡属印装质量问题请与本社市场营销中心联系退换）

第三轮全国高等学校眼视光学专业本科国家级规划教材(融合教材)修订说明

第三轮全国高等学校眼视光学专业本科国家卫生计生委规划教材,是在第二轮全国高等学校眼视光学专业本科卫生部规划教材基础上,以纸质为载体,融入富媒体资源、网络素材、数字教材和慕课课程形成的"五位一体"的一套眼视光学专业创新融合教材。

第一轮全国普通高等教育"十五"国家级规划教材、全国高等学校眼视光学专业卫生部规划教材于2003年启动,是我国第一套供眼视光学专业本科使用的国家级规划教材,其出版对于我国眼视光学高等教育以及眼视光学专业的发展具有重要的、里程碑式的意义,为我国眼视光学高级人才培养做出了历史性的巨大贡献。本套教材第二轮修订于2011年完成,其中《眼镜学》为普通高等教育"十二五"国家级规划教材。两轮国家级眼视光专业规划教材建设对推动我国眼视光学专业发展和人才培养、促进人民群众眼保健和健康起到了重要作用。

在本套第三轮教材的修订之时,正逢我国医疗卫生和医学教育面临重大发展的重要时期,我们贯彻落实全国卫生健康大会精神和《健康中国2030规划纲要》,按照全国卫生计生工作方针、医药协同综合改革意见,以及传统媒体和新兴媒体融合发展的要求,推动第三轮全国高等学校眼视光学专业本科国家级规划教材(融合教材)的修订工作。

本轮修订坚持中国特色的教材建设模式,即根据教育部培养目标、国家卫生计生委用人要求,医教协同,由国家卫生计生委领导、指导和支持,教材评审委员会规划、论证和评审,知名院士、专家、教授指导、审定和把关,各大院校积极参与支持,专家教授组织编写,人民卫生出版社出版的全方位教材建设体系,开启融合教材修订工作。

本轮教材修订具有以下特点:

1. 本轮教材经过了全国范围的调研,累计共有全国25个省市自治区,27所院校的90名专家教授进行了申报,最终建立了来自15个省市自治区,25个院校,由52名主编、副主编组成的编写团队,代表了目前我国眼视光专业发展的水平和方向,也代表了我国眼视光教育最先进的教学思想、教学模式和教学理念。

2. 课程设置上,由第二轮教材"13+3"到本轮教材"13+5"的转变,从教师、学生的需要出发,以问题为导向,新增《低视力学实训指导》及《眼视光学习题集》。

3. 对各本教材中交叉重复的内容进行了整体规划,通过调整教材大纲,加强各本教材主编之间的交流,力图从不同角度和侧重点进行诠释,避免知识点的简单重复。

4. 构建纸质+数字生态圈,完成"互联网+"立体化纸数融合教材的编写。除了纸质部分,新增二维码扫码阅读数字资源,数字资源包括:习题、视频、动画、彩图、PPT课件、知识拓展等。

5. 依然严格遵守"三基"、"五性"、"三特定"的教材编写原则。

6. 较上一版教材从习题类型、数量上进行完善，每章增加选择题。选择题和问答题的数量均大幅增加，目的是帮助学生课后及时、有效地巩固课堂知识点。每道习题配有答案和解析，学生可进行自我练习。自我练习由学生借助手机或平板电脑终端完成，操作简便，激发学习兴趣。

本套教材为 2017 年秋季教材，供眼视光学专业本科院校使用。

第三轮教材(融合教材)目录

获取融合教材配套数字资源的步骤说明

1 扫描封底红标二维码，获取图书"使用说明"。

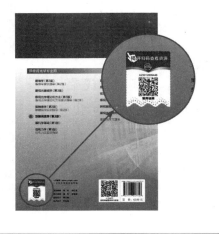

2 揭开红标，扫描绿标激活码，注册 / 登录人卫账号获取数字资源。

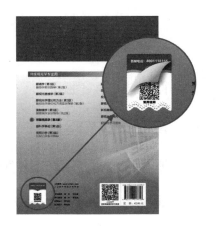

3 扫描书内二维码或封底绿标激活码随时查看数字资源。

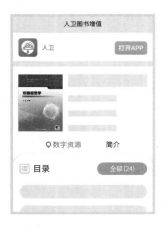

4 登录 zengzhi.ipmph.com 或 下 载应用体验更多功能和服务。

扫描下载应用

客户服务热线 400-111-8166

关注人卫眼科公众号
新书介绍　最新书目

第三届全国高等学校眼视光学专业教材（融合教材）评审委员会名单

主 任 委 员

瞿　佳　温州医科大学

副主任委员

赵堪兴　天津医科大学

赵家良　北京协和医学院

吕　帆　温州医科大学

委　　员（以姓氏笔画为序）

王云创　滨州医学院　　　　　赵堪兴　天津医科大学

王保君　新乡医学院　　　　　胡　琦　哈尔滨医科大学

兰长骏　川北医学院　　　　　袁援生　昆明医科大学

毕宏生　山东中医药大学　　　徐国兴　福建医科大学

吕　帆　温州医科大学　　　　郭　锐　南京中医药大学

刘陇黔　四川大学　　　　　　蒋　沁　南京医科大学

刘祖国　厦门大学　　　　　　曾骏文　中山大学

李筱荣　天津医科大学　　　　廖洪斐　南昌大学

何　伟　辽宁何氏医学院　　　瞿　佳　温州医科大学

赵家良　北京协和医学院

秘 书 长

刘红霞　人民卫生出版社

秘　　书

姜思宇　温州医科大学

李海凌　人民卫生出版社

前　言

　　双眼视觉学是眼视光学领域中的主要专业之一,其临床应用性强,科学研究相当深入,已经成为眼视光学大学本科教育的课程主课。本《双眼视觉学》教材在 2004 年首版,七年后再版,在各个大学的眼视光学教育中普遍应用,在应用过程中得到不少师生的赞赏与肯定,也收到很多有建设性的修改或完善建议。我们很高兴能借助第三次再版的良机,基于各位同仁提出的建议并结合我们编写团队在教学实践中的经验积累,努力完善本书第 3 版的修订。

　　《双眼视觉学》教材包含基本概念、检测方法、临床评价、异常问题的诊断和处理方法,共分为两个层次阐述:①非斜视性双眼视觉问题;②斜视性双眼视觉问题。理解和掌握此书内容,可以较深刻地理解和有效地处理临床常见的双眼视觉问题。该教材可作为医学院校眼视光学专业的本科生、眼科住院医师和临床医疗人员的参考用书。

　　本书第 3 版在内容的编排上做了重要调整:对第一章、第四章及第十一章的编写思路做了重新梳理,使之更易于被学生理解和接受;与此同时,在内容的充实、文字的阐述、插图的设置等方面做了大量的工作,使之系统性更强。另外,增加了数字资源,例如,每章节均设置了 30 道单项选择题和数道简答题及病例分析题,并给出了相应解析,帮助学生在练习的过程中更好地掌握相关知识点。部分章节增加了知识拓展内容,并对一些比较抽象的概念制作了动画和视频,以帮助学生学习。

　　本书的完成是编写团队集体努力和智慧的结晶,衷心感谢同道的鼓励和合作。在这里,我还要代表编委感谢姜俭、许金玲、徐菁菁、陈云云等许多年轻学者为整理文稿、绘制图片、修正样稿所付出的艰苦劳动,感谢魏巧慧、张旭红、连丽丽、徐昕顿、林瑞等年轻朋友在收集资料、文字校对、视频拍摄等方面的帮助。本人在编写过程中得到美国新英格兰视光学教授 Dr.Glen Mecormae K 的指导,在此一并致谢。真诚希望本教材能为中国眼视光学本科教育作出绵薄贡献。由于主编水平有限,定有一些错误和遗漏之处,因此热切期待眼科和视光学同仁们的斧正,以及应用本教材的老师和同学们的反馈。

王光霁

美国新英格兰视光学院

2018 年 6 月

目　录

融合教材数字资源目录

第一章

正常双眼视觉

本章学习要点

- 掌握：Worth 双眼视觉的分级；双眼叠加作用；Vieth-Müller 圆及 Panum 区的概念；立体视觉的概念及影响因素。
- 熟悉：Hering 视觉方向法则；双眼视觉的神经解剖特点；双眼视觉发育的关键时期。
- 了解：单视圆的测量方法；立体视觉的测量方法。

关键词 正常双眼视觉 融像 视觉神经生理 双眼视觉的发育

双眼视觉优于单眼视觉之处在于有两眼叠加的作用，降低视感觉阈值、扩大视野、消除单眼的生理盲点，更主要的是具有三维的立体视觉，使得主观的视觉空间更准确地反映外在的实际空间，手眼协调更为准确。

然而双眼视觉是把"双刃剑"，倘若双眼视觉有障碍，将引起单眼视觉所没有的症状，如复视、弱视、斜视、抑制、异常视网膜对应、立体视觉丧失、视觉空间弯曲和视疲劳等。认识双眼视觉问题的发生、诊断和处理，必须从学习正常双眼视觉开始。

第一节　正常双眼视觉概述

人类所拥有的双眼，为人们的视觉功能带来了无限的好处，不仅增加了人眼视觉分辨率、扩大视野、消除单眼的生理盲点，而且提供了三维的立体视觉。

一、双眼视野

双眼视野（binocular visual field）：人的单眼视野在水平位上颞侧约 90°，鼻侧约 60°，总共约为 150°。双眼视野约为 180°，中间 120° 为双眼所共有，是双眼视觉功能之所在。颞侧 30° 为各眼单独所有，呈半月形，称为颞侧半月（temporal crescents）（图 1-1）。

二、立体视觉

立体视觉（stereopsis）：人的两眼间距（interocular distance）约 60～65mm，两眼看外物的观点稍有不同，导致两眼的视网膜像也稍有差异，经大脑的处理，产生双眼的深径知觉，即立体视觉。虽然单眼凭借深径提示（monocular cues to depth），如透视、阴影、外物轮廓视、视差移动等也能判断远近距离，但由双眼的立体视觉确定远近距离的准确性要高得多。立体视觉能准确地作外物定位（localization）和在外界环境中的自身定位（orientation）。

笔记

1

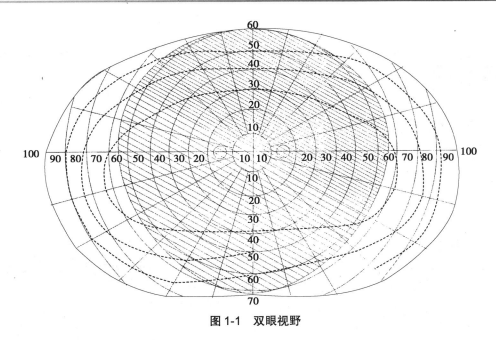

图 1-1　双眼视野

Worth（1921 年）最早提出双眼视觉分为三级：

第一级为同时视（simultaneous perception），各眼能同时感知物像；

第二级为平面融像（flat fusion），两眼物像融合为一，但不具有深径觉；

第三级为立体视觉，产生三维空间的深径觉。

Worth 认为，双眼视觉必须具有第一、二级才能产生第三级的立体视觉。Worth 的三级融像虽然存在，但近来科学研究和临床病例证实，有许多特例发生，如，立体视觉并不需要融像；感觉性和运动性双眼视觉障碍可以影响三级融像中的任何一级。尽管如此，目前仍有许多临床文献延用 Worth 的三级分类法。

第二节　双眼叠加作用

双眼叠加作用（binocular summations）是指各眼所获取的信息相加而产生超越单眼的双眼视觉功能。我们日常的视觉，包括阅读，无论涉及深径知觉与否，双眼均能增进其功能。

一、双眼叠加的程度

双眼叠加作用有如下几种程度：

1. 双眼相辅相成作用（binocular facilitation）　即双眼功能优于两眼各自功能的总和。

2. 双眼完全或线性叠加作用（complete or linear binocular summation）　即双眼功能等于两眼功能的总和。

3. 双眼部分叠加作用（partial binocular summation）　即双眼功能优于两眼中的任一眼，但低于两眼的总和。

4. 双眼无叠加作用（no binocular summation）　即双眼功能等于两眼的任一眼。

5. 双眼抑制作用（binocular inhibition）　即双眼功能低于两眼的任一眼。

Sherrington 在 1909 年最早研究发现双眼的叠加作用，他用方波闪烁器照射各眼，当两眼所受的闪烁相位相同时，则感受较强的闪烁幅度。当两眼所受的闪烁相位相反时，则感受不到闪烁。这现象证实了双眼叠加作用的存在。他测出了同相位的临界闪烁频率

笔记

（critical flicker frequency，CFF）为 51Hz，异相位为 49.8Hz。

至于其他视觉功能，也存在双眼叠加作用，如光的感知阈，无论在明视（photopic）还是暗视（scotopic）情况下，均存在部分双眼叠加作用。

双眼视力也比单眼视力佳，例如某被检者左、右眼视力各为 1.0（对数视力 5.0），双眼视力则可达 1.2（5.1）。

视力仅是空间对比敏感度函数的最高一点，而对于中低空间频率的目标，双眼叠加作用更为明显。一般而言，双眼敏感度约为单眼的 1.4 倍。

二、叠加作用的强度

1. 概率性叠加作用（probability summation）　这是独立理论（independence theory），两眼各自独立工作，而视觉中枢接受各眼输入。如两眼观察近阈值目标，右眼单独能觉察的概率为 60%，而左眼也为 60%，其统计学公式为：

$$P_{双眼}=(P_{右}+P_{左})-P_{右}\times P_{左}$$
$$=(0.60+0.60)-(0.6\times0.6)=0.84$$

双眼能觉察的概率为 84%，它是单眼（60%）的 1.4 倍（0.84/0.6=1.4）。

2. 神经性叠加作用（neural summation）　这是相互作用论（interaction theory），当进入两眼的刺激在空间和时间上均同步时，双眼的敏感度高于概率性叠加作用。

Martin 在 1962 年首先证实神经性叠加作用，他测量了单眼和双眼觉察到光的绝对阈值，光刺激左、右眼的间隔时间从 0～100 毫秒。当 0 毫秒时，双眼阈值低于单眼 80%，这证明了神经性叠加作用。当到 100 毫秒时，双眼阈值低于单眼 40%，说明仅存在概率性叠加作用，而无神经性叠加作用。

3. 双眼亮度平均化（binocular brightness averaging）　在日常生活中，我们所见的物体亮度大多为较亮的超阈值（suprathreshold）。这时，我们用左眼或右眼，或双眼看物体，所见的物体亮度均为相同，并无双眼叠加作用。但若两眼各自输入的光亮度不一致时，如在右眼前加墨镜片，这时双眼所见物体亮度比单用右眼时亮，而比单用左眼时暗，这称为 Fechner 矛盾（Fechner's paradox）。这现象不能用双眼叠加作用来解释，只能由双眼亮度平均化假设作解释。双眼亮度为左、右眼亮度感的平均值，但优势眼（dominant eye）的亮度感比非优势眼（non-dominant eye）有所偏重。

4. 两眼间的后效转换（interocular transfer of aftereffects）　后效是视幻觉，起因于视觉神经的疲劳，致使其后所见的目标变样。运动后效（motion aftereffect）是指观看瀑布一段时间，致神经疲劳，然后观看静止的测试物，则看到它向上流动，这种幻觉便是运动后效。同样的后效可见于方位倾斜后效（tilt aftereffect）和空间频率的大小后效（size aftereffect）。

由于这些后效都由皮层调制，所以它们也出现于双眼的情况，即一眼适应于某一刺激物，然后另一眼观看测试物，则出现类似于单眼的后效，这称为两眼间的后效转换，但后效的强度不如单眼。

5. 两眼视觉掩饰作用（dichoptic visual masking）　在观看测试物之前、之后或同时观看另一掩饰刺激物，则视觉功能下降，这是视觉掩饰。这现象也发生于两眼，当一眼观看掩饰刺激物，另一眼观看测试物，视觉也会下降，这是两眼视觉掩饰。当掩饰刺激于优势眼时，更为明显。拥挤现象（crowding effect）是一种同时性掩饰，当视标拥挤在一起时，视力下降，这现象在测超视力，如游标视力时更明显。

上述的双眼叠加作用，随着双眼功能的障碍或丧失，也会部分缺失或完全丧失。

笔记

第三节 视 觉 方 向

一、实际空间与视觉空间

实际空间（actual space）又称物理空间（physical space），是客观的外在三维空间；视觉空间（visual space）是我们所看见的实际空间。

视觉空间不一定与实际空间完全相同，视幻觉（optical illusions）就是视觉空间与实际空间不相符的结果。尽管如此，人类为了在现实世界中更安全活动，尽量能准确地作出外物定位和自身定位。虽然身体其他感觉如听觉、触觉、本体觉和前庭平衡反射也能定位，但视觉可给予我们最精细、最深广的定位能力。

外物的定位由两个量值所确定：方向和距离。视觉方向（visual direction）是由外物二维空间（水平和垂直方向）定位。双眼立体视作出第三维空间（距离）定位。

二、眼位中心视觉方向

二维码 1-1
动画 眼位中心视觉方向和头位中心视觉方向

眼位中心视觉方向（ocularcentric visual direction）：当单眼注视外物时，注视点与眼入瞳中心的连线为视线（line of sight），其向后延伸至中心凹。这时，眼所见物体位于"眼前方"，称为主视觉方向（principal visual direction），其他方向的光线进入眼球，都成像于中心凹之外，眼所见物点不在眼前方，称为二级视觉方向（secondary visual direction）。视觉方向取决于主视觉方向与二级视觉方向之间的夹角。视觉方向的准确性与感受野（receptive field）成反比，成像于中心凹的物像视觉方向最为准确，越周边越不准确。这种以中心凹为零参考点（zero reference）来确定方向的，称为眼位中心视觉方向。当眼转动时，眼位中心视觉方向也随之转动。眼位中心视觉方向法则（law of ocularcentric visual direction）是 Hering 视觉方向第一法则：重叠在一起的视网膜像被视觉系统解释成刺激来自同一方向，而分隔的视网膜像被解释成刺激来自不同的方向。视觉方向的准确性取决于视网膜神经感受元的大小，外物成像于中心凹区的准确性远高于周边视网膜。

三、头位中心视觉方向

头位中心视觉方向（egocentric direction）：当两眼同时注视某物点时，物像落在各眼的中心凹，视觉方向不但与各眼有关，更与双眼合成的单个参照点有关，这时如同从两眼中间的独眼（cyclopean eye）看外物。所见物点位于"正前方"或"头前方"，这种在双眼视状况下确定方向的，称为头位中心方向，当头位不变，仅眼球转动，头位中心方向仍然不变。这是赖以作自身定位的绝对视觉方向（absolute visual direction）。这种稳定性来自眼外肌的肌位感（myosensory 或 oculamotor registration），近来认为更是来自控制眼外肌运动的神经支配（innervations）。若有肌位感异常（mota registration anomalies）和丧失，如麻痹性斜视时，则定位出差错，如过指（past pointing）等手眼不协调现象。

在双眼观看时的视觉方向可由 Hering 的经典实验证实。如图 1-2 所示，观察者站在离窗 60cm 处，先用左眼看窗外物体（如绿树），并在窗玻璃上作标记。再用右眼从标记处看外物（如房子），然后双眼从标记处同时看出去，只见绿树、房子与标记重叠在一起，出现于正前方。双眼视觉方向决定于相同视觉方向法则（law of identical visual directions），即 Hering 第三法则：当两眼对称集合时，在各眼视轴上重叠的物体看起来位于头的中间平面上。

我们也可以做另一项实验证实头位中心视觉方向：将纸卷成圆筒置于右眼前，观看远物，而将左手掌置于左眼前，当两眼睁开时，就看到远物出现于左手掌的圆孔中。这说明两

笔记

个单眼视觉方向联合成单一的双眼视觉方向。

视觉空间总是头位中心的，"独眼"是视觉空间协调的中心。"独眼"应位于两眼正中，但当存在一眼优势（eye dominance）时，双眼视觉方向会向优势眼（dominant eye）偏重。斜视病人的头位中心方向可向非斜视眼转移。

在主觉验光时，若双眼视力不平衡，应给予优势眼较佳的矫正处方，因为优势眼稍有模糊，配戴者更易觉得不清晰。在为老视者配戴单视（monovision）接触镜时，通常将优势眼矫正以看远，因为看远的视力（横穿马路、驾驶）更为重要。

二维码 1-2
动画 头位
中心视觉方
向实验

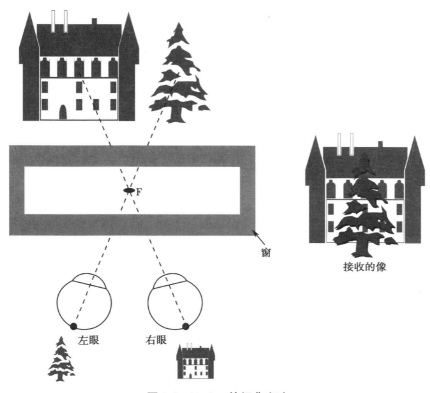

图 1-2　Hering 的经典实验

四、视网膜对应点

视网膜对应点（corresponding retinal points）：在一眼视网膜上的每一点都与对侧眼视网膜上的某一点相对应（生理盲点除外），具有相同的视觉方向。这是 Hering 第二法则，即相同视觉方向法则（law of identical visual direction）。当物像成于各眼视网膜上互相配对的视网膜对应点时，则物体看起来位于单一的共同主观视觉方向（common subjective visual direction）。

视网膜对应点具有相同眼位中心，"独眼"和头位中心方向。视网膜对应与亮度和其他单眼变量无关。空间对应不仅是视觉特性，而且是大脑的特性，如同触觉和本体感的对应。视网膜对应非常稳定。

Vieth-Müller 圆（Vieth-Müller circle）：假如视网膜对应点是严格的几何对称点，那么它们在外界空间投射的位置就组成了 Vieth-Müller 圆。Vieth-Müller 圆为通过注视点和两眼入瞳中心的几何圆，也称为理论单视圆（theoretical horopter）或几何单视圆（geometric horopter），如图 1-3 所示。在该圆上的任何一点至两眼的夹角均相等，均成像于两眼的视网膜对应点上，看起来为单个物体。物点若在该圆之外，其与两眼的夹角将不等于注视点与两眼的夹角，则物像将成于两眼视网膜非对应点上，理论上不再为单视了。

笔记

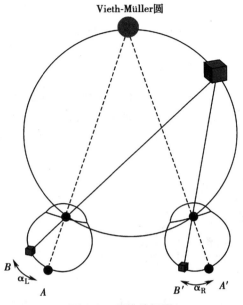

图1-3 理论单视圆

五、双眼视差

双眼视差（binocular disparity）：两眼的物像与对应点的相对位置之差称为双眼视差，又称视网膜视差（retinal disparity）、生理性视差（physiological disparity）。在垂直位上视差为垂直视差（vertical disparity），在水平位上视差为水平视差（horizontal disparity）。视网膜对应点具有两眼零视差（zero binocular disparity）。垂直视差不能引起深径觉，而水平视差则能。水平视差分为交叉性视差（crossed disparity）和非交叉性视差（uncrossed disparity）。前者为物点位于Vieth-Müller圆之内，看起来近于注视点；后者为物点位于Vieth-Müller圆之外，看起来远于注视点。

第四节 双眼融像

双眼融像（binocular fusion）是将各眼的像融合成单一物像的过程。这样，视觉空间才能真实地反映实际空间，同时也减少冗长的图像处理过程。

一、运动融像和感觉融像

运动融像（motor fusion）是指两眼的聚散运动，以使两眼的对应点重合；感觉融像（sensory fusion）是视觉皮层的神经生理和心理过程，联合两眼各自获得的图像而对视觉空间形成统一的感知。

感觉融像需要各单眼图像具有相似性，它可因为视网膜像质不等或运动融像缺失，不能将各单眼图像对正而遭破坏。抑制表示感觉融像的缺如。

二、Panum区和Panum空间

Panum区（Panum's area）和Panum空间（Panum's space）：Panum区是指一眼视网膜的某一区域中的任一点与对侧眼视网膜的某一特定点同时受刺激时，将产生双眼单视。这不同于视网膜对应中的点与点对应，而是点与区对应。它不但能产生立体视觉，而且在眼运动不甚准确，如注视视差和微颤时也能融像，不致出现复视。

Panum空间是Panum区在外界空间的投射，其范围包括单视圆的前后区域，落在其中的物体仍能单视，如图 1-4 所示。

　　Panum 区的水平位极限可用 Panum 限制实例（Panum's limiting case）来测量，其方法是将一对直线分别送至各眼中心凹，将第三条直线沿一眼的视线向前后作最大距离移动而仍保持双眼单视，如图 1-5 所示，所移动的距离可换算为 Panum 区。测垂直位 Panum 区时需用偏振光片分隔两眼的图像。水平位 Panum 区比垂直位 Panum 区大 3～6 倍。

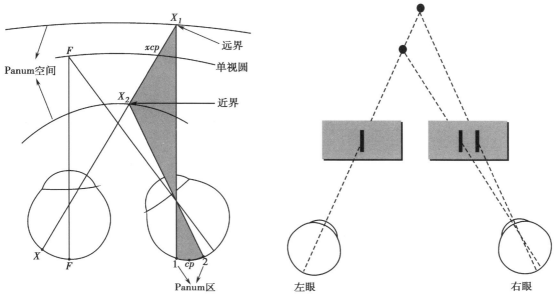

图 1-4　Panum 区和 Panum 空间

图 1-5　Panum 限制实例

二维码 1-3
动画
Panum 区和
Panum 空间

　　影响双眼融像的界限的因素：①与刺激物的偏心度成正比，在中心凹处 Panum 区为 5′～20′，在中心凹 5°之外，其为偏心角度的 6%～7%；②与目标的空间频率成反比；③与目标的曝光时间成正比；④存在斜视时则增大。由于周边的 Panum 区较大，所以视觉系统对两眼周边像大小之差更能耐受。因此，中心抑制比周边抑制更为普遍。

　　亮度和对比度对 Panum 区界限的影响极其微小。

三、单视圆

　　单视圆（horopter）是在物理空间中刺激两眼视网膜对应点的所有点的轨迹。它是三维的结构，但沿着水平面的纵向即水平向单视圆（longitudinal or horizontal horopter）对研究双眼视觉是最重要的。

　　理论单视圆称为 Vieth-Müller 圆或几何单视圆，基于各眼视网膜对应点具有相等视角的假设。然而，真实的单视圆并非都是理想的。

　　单视圆的测量方法：当两眼注视实际空间的某一点时，可根据下述的单视圆准则（horopter criteria）来测量实验单视圆（empirical horopter）：①相同视觉方向（identical visual directions），单视圆由实际空间中所有具有相同视觉方向的点所定界；②等距或立体视镜径深匹配（equidistance or stereoscopic matching），即单视圆由所有与注视点离观察者等距的点所定界，因该单视圆的每一点看起来都排在通过注视点的额平面上，故又称为显似额平面单视圆（apparent frontaparallel plane）；③单个或单视（singleness or haplopia）：单视圆位于单视区即 Panum 区的中间；④最小立体视力阈值（minimum stereoacuity threshold）：由实际空间中所有具有最佳立体视力的点所定界；⑤零聚散度（zero vergence）：由实际空间中所有不刺激运动聚散反应的点所定界。在上述单视圆准则中最常用的是相同视觉方向和立体视镜

笔记

径深匹配（显似额平面）。

相同视觉方向单视圆（identical visual direction horopter）由游标法（nonius method）测量，测量仪器如图 1-6 所示。中间一直杆作为注视点，为两眼同时所见，而左、右各三直杆为可移动杆。通过偏振光滤片，一眼仅见其上半部，另一眼仅见其下半部。被检者前后移动这些可移动杆，使各杆上、下两半部准确对齐，如同对齐游标尺，这样所有直杆的位置便组成单视圆。

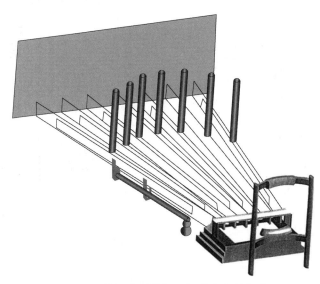

图 1-6 游标法测量相同视觉方向单视圆

等距或立体视镜径深匹配单视圆（equidistance or stereoscopic matching horopter）：对于未经训练的被检者这是较准确，也是较易的测量方法，如图 1-7 所示。被检者注视中间的直杆，移动左、右各 3 杆使其排成与中间直杆在同一额平面上。这时所有直杆的位置呈曲线状，便是单视圆，但被检者仍感知它们在一额平面上。

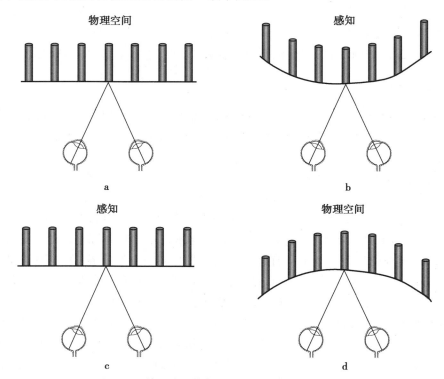

图 1-7 等距或立体视镜径深匹配单视圆检查法

实验单视圆的形状：实验单视圆不如 Vieth-Müller 圆弯曲，其差异称为 Hering-Hillebrand 单视圆偏差（Hering-Hillebrand horopter deviation），说明我们对实际空间的感知有些扭曲，在两眼的对应点并非均匀分布。Hering-Hillebrand 偏差为一固定值，在 +0.1 至 +0.2 之间，不随注视距离而改变。由于 Vieth-Müller 圆随着注视距离而有比例地增大，从而实验单视圆也逐渐弯离被检者，到了一定距离，单视圆变成平面，该距离称为无曲距离（abathic distance），其可由下式计算出：

$$H=2a/b$$

式中，$2a$ 为瞳距，b 为注视距离。

若 $H=+0.1$，$2a=60mm$，则无曲距离 $b=6m$。

垂直单视圆（vertical horopter）：在近注视距离的理论垂直单视圆是一条与头平行的直线，并相交 Vieth-Müller 圆于注视点。而所测的实验垂直单视圆，则其上部向外倾斜，其下部向被检者靠近，倾斜程度随着注视距离的渐远而逐增，直至平行于地面。

四、异常双眼视觉的单视圆

异常双眼视觉的单视圆：间歇性外斜视病人在融像时所测得的单视圆极其弯曲，可在 Vieth-Müller 圆之内。由此可见，异常单视圆可能是斜视的原因，而不是斜视导致单视圆异常。

恒定性斜视病人的单视圆向两眼视轴偏斜，内斜视病人的单视圆呈更严重的异常，在近注视点处位于两眼视轴之间出现缺口。如图 1-8 所示，其称为 Flom 缺口（Flom notch）。Flom 缺口可能伴有融像恐惧（horror fusion），病人避开融像。

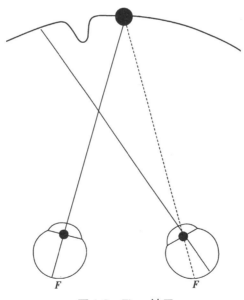

图 1-8　Flom 缺口

五、抑制与拮抗

双眼抑制（binocular suppression）：视觉系统"忽视"或"关闭"一眼的全部或部分图像的信息，而仅感知两个不同图像其中之一。虽然抑制的只有一眼，但由两眼相互作用所致。在被抑制区出现敏感度下降，阈值上升和反应时间延迟。

局部抑制（local suppression）可由图 1-9 所示，当两个单眼图像重叠时，左眼所见的横线贯穿右眼,所见两直线之间的部分消失。当闭上右眼时,左眼所见的为一完整的横线,并无被抑制而中断,可见抑制仅发生在双眼状态。

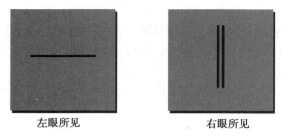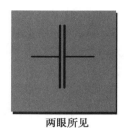

左眼所见　　　　　　　　右眼所见　　　　　　　　两眼所见

图 1-9　局部抑制

双眼抑制似乎是异常的、有害的,但这种抑制过程往往是正常的、有利的。例如生理性复视,在自然观看情况下并不出现,是因为抑制起了作用。倘若长期存在复视,则可能导致病理性抑制。

交替性斜视的注视眼交替,其抑制也交替发生于偏斜眼。

双眼拮抗(binocular rivalry):当各眼所见的图像差异过大时,通常出现两眼间歇交替的抑制。若不同图像的面积差异小,则整个图像交替抑制(排他性优势,exclusive dominance)。但若图像面积差异大,如图 1-10 所示,则图像中的"拼块"不断改变(镶嵌式优势,mosaic dominance)。

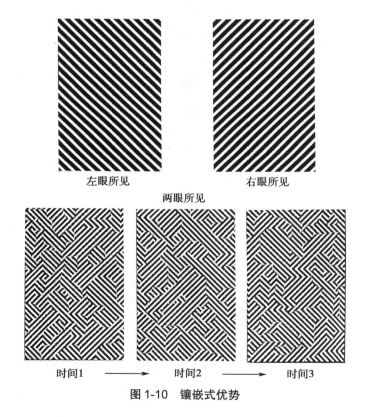

左眼所见　　　　　　　　右眼所见

两眼所见

时间1　——→　　时间2　——→　　时间3

图 1-10　镶嵌式优势

双眼拮抗和双眼抑制可能有一些共同的神经机制,强的视觉刺激都比弱的视觉刺激具有优势。但它们也有不同,前者是不断的改变过程,是完全不随意的,可与立体视觉并存。

双眼光泽(binocular laster):当各眼的图像轮廓相同而颜色或亮度对比相反时,经双眼融像后则看起来光泽闪烁,如抛光铬(图 1-11),它是双眼拮抗的一种特殊形式,临床上可用以测试双眼融像。

笔记

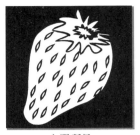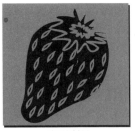

左眼所见　　　　　　　右眼所见

图 1-11　双眼光泽示意图

第五节　立体视觉

一、单眼立体视觉

深径觉的单眼提示（monocular cues to depth）：双眼的立体视觉可精确判断外物的深径或距离，但立体视觉并非唯一可获得深径觉的方法，单眼也可凭经验的深径提示来判断外物距离，这称为准立体视。这些经验性深径提示（empirical cues to depth）包括：①图像提示（pictorial cues），如视网膜像大小（retinal image size）、线性透视（linear perspective）、纹理梯度（texture gradients）、空气透视（aerial perspective）、物间穿插（interposition）和阴影变化（shading）；②非图像提示（non-pictorial cues），如调节、视差移动。

1. 视网膜像大小　当其他提示不存在时，视网膜像大小便成为明显的提示，像大则感知该物近，像小则感知该物远。同样，视觉系统根据所察觉的距离来判断物体的大小。例如照相机的闪光灯在视网膜产生固定大小的像，这时看近处的墙出现的后像小，而看远处的墙出现的后像大。虽然其视网膜像大小相同，而观察者所感知的物像大小与距离成正比。另一例子为月亮幻觉（moon illusion），月亮在地平线上看起来比在夜空中大，因观察者觉得地平线比夜空远。对于产生相同大小视网膜像的物体，所感觉的大小与察觉的距离成正比，这称为 Emmert 法则（Emmert's law）。还有一种现象为大小恒定（size constancy），经验上对于各种熟悉物体的大小有恒定的概念。对于产生相同视网膜像的物体，其感觉的大小与所察觉的距离成正比。若所见小的便在远处，所见大的便在近处。

2. 线性透视（linear perspective）　感觉上所有平行线或边缘线都在远处相互会集，如两条铁轨。远处物体不仅变小而且致密，这是纹理梯度。远物受空气粒子的散射而变得朦胧不清，对比度下降，这是空气透视。远物总被近物所遮挡，这是物间穿插。阴影变化也能显示物体的凸凹和前后。

3. 视差移动（motion parallax）　当观察物体相对运动时，注视点上的物体看起来不动，远物跟着观察者顺动，而近物作逆动。临床上在作直接检眼镜检查时可应用视差移动判断屈光介质中混浊物的前后位置，注视点为虹膜，若混浊物跟着检眼镜顺动，则位于虹膜之后。顺动速度越快，则离虹膜越远，若逆动则位于前房或角膜上。

4. 调节（accommodation）　在看远物时调节松弛，随着看近物的距离缩短而逐增。支配调节发生的神经活动可能起到提示物体距离的作用。

二、双眼立体视觉

1. 基本概念

（1）集合（convergence）：集合是双眼对某物体完成运动和感觉融像所需的，其神经支配

笔记

活动也能确定物体与自身的距离,但也不是有效的深径提示。在特定情况下,集合能影响对距离的判断,从而影响对物体大小的判断。例如当两眼注视某一固定距离上的物体,在两眼前放置底朝外棱镜,随着棱镜度数的增加,两眼为了保持单视,向内集合逐渐增加,这时物体看起来越来越小,越来越近;若放置底朝内棱镜,则物体看起来变大变远。这现象常见于临床上作视功能聚散度测量时,称之为"小近大远"(small in large out, SILO)。也有罕见的例外,被检者有相反的反应,即"小远大近"(small out large in, SOLI)。在配戴眼镜常因偏心而产生棱镜效果,这时也会出现 SILO 现象,引起视物显小症(micropsia)或视物显大症(macropsia),应指导配戴者适应。

(2) 深径提示和视差:立体视觉是最强的深径提示,是潜意识的(pre-attentive),不需有意识地去感觉,能自然而然地完成。当两眼注视某物体时,该物像成于两眼视网膜对应点上,而另一眼物像位于稍不同的位置上,即不在单视圆上,物像成于两眼视网膜非对应点上,但仍在 Panum 区内,这时两眼仍能融像。所见的注视点和非注视点的侧方分开量为双眼水平向视差(horizontal binocular disparity),能使视觉系统产生立体视觉。注视点上的物体成像于各眼的中心凹,称为零视差(zero disparity)。近于注视点的物体成像于各眼的颞侧视网膜上,称为交叉性视差(crossed disparity),而远于注视点的物体则成像于各眼的鼻侧视网膜上,称为非交叉性视差(uncrossed disparity)。双眼视觉系统处理深径觉至少有三种宽带调谐的视差频道(disparity channels):①零视差,即判断物体是否位于单视圆上;②交叉视差;③非交叉视差。

(3) Pulfrich 现象(Pulfrich phenomenon):出现在一眼的视网膜照度因中性滤光片、屈光介质混浊、不等瞳、青光眼或视神经炎而减低时,物体在额平面上的运动看起来在做三维的椭圆运动称之为 Pulfrich 现象。这可以用如下的实验显示(图 1-12):一摆锤在平行于两眼的平面作左右摆动,在右眼前置一中性滤光片使视网膜照度下降从而使信息传递减慢。当钟摆从左向右摆时,右眼所见摆锤位置在左眼所见的之后,致两眼所见的为交叉视差,故摆锤看起来较近;当摆锤从右向左摆时,恰相反为非交叉视差,故看起来较远,从而看到摆钟呈立体式椭圆形摆动,这是时间视差(temporal disparity)所致。临床上应用它可测视神经传递减慢的程度,即在正常眼前置一中性滤光片,并逐渐增加密度,直致 Pulfrich 现象消失,所需滤光片密度越高则视神经传递越迟缓。

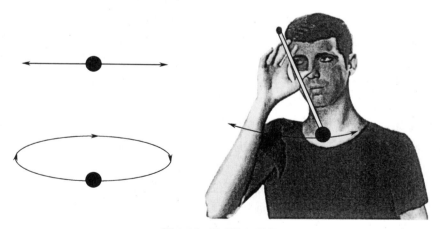

图 1-12 Pulfrich 现象

笔记

(4) 色立体视觉(chromostereopsis):因不同色光经眼屈光系统折射后的色散和色像差而出现水平视差所致。至于长波长红光和短波长蓝光所见的距离孰远孰近,则决定于观察者的入角(angle lambda)和瞳孔偏心。正入角越大,则使红色光成像于蓝色光的视网膜颞侧，从而红色物体看起来比蓝色物体近。而瞳孔的鼻侧偏心越大，则反其道行之。大多数人的入角为 +5° 左右，而瞳孔向鼻侧偏心不足以抵消它，故看红色物体近于蓝色物体。色立体视觉是纯粹的光学效果，与观察者的色觉无关。从视觉光学角度看，只要物体通过瞳孔中心的主光线（chief ray）交于结点（nodal point）之前，则红色物看起来在蓝色物之前；若主光线交与结点之后，则红色物体看起来在蓝色物体之后；若主光线通过结点，则无色立体视觉。

（5）定量立体视觉（quantitative stereopsis）与定性立体视觉（qualitative stereopsis）：定量立体视觉又称显性立体视觉（patent stereopsis），发生于 Panum 融像区内，深径觉与双眼视差量成正比。定性立体视觉又称隐性立体视觉（latent stereopsis），发生于 Panum 融像区之外，存在复视，不能准确地确定相对深径的变化，但仍能确定物体在注视点之前或之后。换言之，没有融像而仍有立体视觉，这显然有违 Worth 的双眼融像 3 级论。超越了这个视差上限（upper disparity limit），则深径觉消失（图 1-13）。

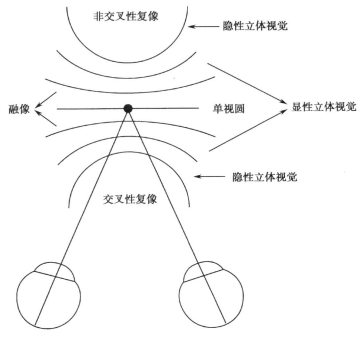

图 1-13　定量立体视觉与定性立体视觉

（6）精细立体视觉（fine stereopsis）与粗略立体视觉（coarse stereopsis）：精细立体视觉为黄斑中心凹的功能，能察觉 2″～1200″ 的视差，适于高空间频率的、静态的、有色物像。粗略立体视觉为视网膜周边的功能，仅察觉 0.1°～10° 的视差，适于低空间频率、动态的、无色的物像。

（7）局部立体视觉（local stereopsis）与整体立体视觉（global stereopsis）：局部立体视觉由精细和粗略立体视觉执行，能察觉所有的视差，对单眼可见的物体也能产生立体视觉。整体立体视觉仅基于精细立体视觉，在复杂视差图像（如随机点立体图）中产生立体视觉，各眼所见的图像不具有单眼提示。

局部立体视觉为低级的，而整体立体视觉为高级的。产生立体视觉的过程前者简单，后者复杂，前者进程快，后者进程慢。两者为截然不同的双眼处理过程，例如下颞皮层病变可选择性地破坏整体立体视觉；又例如用棱镜将左右眼的焦点对换，使得视野中的各部位的视差相反，从而完全打乱了局部立体视觉，但整体立体视觉却不受扰乱。通常局部立体视觉丧失也同时导致整体立体视觉丧失，反之却不然。仅仅丧失整体立体视觉最常继发于

笔记

运动融像不稳。临床上测量立体视觉时，发现某些病人能看出线条立体图，但不能看出随机点立体图，这是因为整体立体视觉是较高级的立体视觉形式，更易受双眼视觉障碍的影响之故。

在日常生活中，我们所运用的是局部立体视觉和整体立体视觉，两者难以区分，只有用随机点图排除了单眼提示，才能显示出整体立体视觉。

（8）立体视力（stereoacuity）：是立体视觉的分辨率，是能察觉的最小深径差。立体视力以弧秒（″）为单位，一般为 4″～5″ 双眼视差，属于超视力。立体视力是立体视觉完整性的一个指征，仅测量视差下限（lower disparity limit），并不确保对日常生活中大多所见较大视差时也有较佳的立体视觉。

2. 影响因素 影响立体视觉的因素有：

（1）练习（practice or learning）：可提高立体视力，无论是由实物测量还是由随机点立体图像测量。

（2）亮度（luminance）：对立体视力和视力均有明显相似的影响，若背景亮度太暗，如在暗视（scotopic）情况下，立体视力明显下降。但视网膜照度大于 2 托兰（troland）足以看清物体条理时，则亮度的高低对立体视力不再重要了。

（3）色（color）：立体刺激物的颜色也能影响立体视力，单纯蓝色物体比单纯红或绿色物体的立体视觉差，这可能是蓝光锥体系统具有较低的分辨率和对比敏感度之故。

（4）观看时间（exposure duration）：若观看立体刺激物时间短于 800 毫秒，则立体视力下降。观看随机点立体图的时间要更长一些。让两眼观看立体刺激物的时相也起很大作用，若两眼观看时间异步（asynchrony）间隔长于 100 毫秒，则立体视力下降。若异步短于 100 毫秒且不断重复曝光，则立体视力不受影响。例如戴液晶立体眼镜观看电脑上交替曝光于两眼的图像，观者能看到稳定的三维景物。

（5）视网膜偏心度（retinal eccentricity）：中心凹具有最小感受野，视力最敏锐，察觉视差的能力最强，故立体视力也最佳，向周边偏离则立体视力下降。

（6）对比度（contrast）：在立体刺激物的对比度很低的时候，很难有立体视觉，不能准确判断深径，但仍能察觉物体的前后关系。当两眼所接受的图像对比度不等时，则立体视下降更甚。这见于光学性障碍如单侧白内障，或神经性障碍如单侧青光眼所引起的两眼图像对比度不等时，以致立体视觉大为下降。

（7）离焦（defocus）：引起视力模糊，从而导致立体视力下降。单眼模糊对立体视力的影响甚于双眼模糊，这是因为清晰眼对模糊眼的双眼抑制之故。此外，各眼所见图像的空间频率相同时可有最佳视力，因而在临床上正确矫正屈光参差及不等像是极其重要的。

（8）物体运动：当目标作左右运动，角速度不超过每秒 2°～3° 时，视力下降而立体视力却不受影响。立体视力为超视力（如游标视力），运动不但不影响它，适当的运动反而提高它。临床上常见两眼共轭性眼球震颤病人的立体视觉仍存，不过其视力已严重下降。但是当目标作前后运动（motion in depth 或 stereomotion）时，立体视力大为下降。临床上所作的立体视力多为测量静态立体视力（static stereoacuity），而体育运动需测量动态立体视力（dynamic stereoacuity）。据研究报道，静态立体视力与动态立体视力的相关性不大。

（9）视差类型（sign of the disparity）：对大多数人而言，非交叉性视差的立体视力要比交叉性视差的立体视力弱 2～3 倍。临床上大多数立体视力测量仅测交叉性视差。

（10）拥挤效果（crowding effect）：当两目标横向相隔太近，小于 15′ 时，立体视力下降，若在目标附近添加线条，立体视力也下降。当两目标横向相隔远大于 50′ 时，则难以比较它们的深径，从而立体视力也下降。

（11）当参照目标置于单视圆上即零视差（zero disparity）时，测试目标与之作深径比较

笔记

时，则立体视力最佳。若将测试目标与另一个已有视差（standing disparity）的目标作比较时，则立体视力下降，其下降程度与已有视差的指数成比例。

3. 测量方法　测量立体视的方法有实物测量法和图像测量法，有测量局部立体视觉和整体立体视觉的分别。

（1）Howard-Dolman 立体视力测定仪（Howard-Dolman apparatus）：为实物测量法，测量局部立体视觉。其由两直杆组成：一杆距离固定，另一杆可移动。被检者移动可移动杆直至两杆并排等距为止。这时两杆的距离之差 Δd 可以如下公式换算成立体视视差角（anglar stereopsis disparity）n：

$$n=2a\Delta d/d^2$$

从上式可见，n 与眼距两瞳 $2a$ 成正比，与固定杆距离 d 的平方成反比。由上式也可算出视差的几何极限（geometric limit for disparity），立体视力阈值一般低于 $10''$，瞳距以 64mm 计，则几何极限为 1320m，在该极限之外的物体均无立体视觉。

（2）图像测量法：一对立体图片（stereograms）由左、右图片组成，其图像模拟左、右各眼所见。在测量时立体图片由不同方法分别送至左、右眼。早在 1838 年，Wheatstone 发明了 Wheatstone 反射立体镜（Wheatstone mirror stereoscope），用反射镜将左、右两图片分别送至左、右眼，类似于同视机（synoptophore），其优点是设有固定的检查距离，目标可置于远处以测立体视力。在 1849 年，Brewster 发明了 Brewster 折射立体镜（Brewster refracting stereoscope），用两个 +5D 透镜置于左、右图片前，将两透镜向外偏心以产生棱镜效果，这样能将左、右图片分别送至左、右眼。其优点是能在不同聚散度下测量，并能改变透镜与图片之间的距离，以改变调节需求。

观看立体图片也可以不需任何仪器，将之并排置于左、右眼前，两眼运用聚散眼运动将之融像，这称为自由融像（free fusion），两眼可散开使右眼看右侧图片而左眼看左侧图片。两眼也可以集合于图片之前以使右眼看左侧图片而左眼看右侧图片，但这时所见立体图像的前后关系恰好倒转。

临床上用于测量和扩大融像范围以及脱抑制治疗（anti-suppression therapy）的 Anaglyph 方法，是应用红绿色滤光片分别将各为绿、红色图片送至右、左眼。而 Vectogram 方法是应用各为垂直的偏振片将各为垂直的偏振图片送至左、右各眼。临床上用于测量立体视力的 Titmus 立体视觉测量本，Randot 立体视觉测量本，均应用偏振片方法。

电脑的出现也给立体视觉测量带来新的契机，让观察者戴上液晶开闭立体眼镜（liquid crystal shutter stereogoggles），观看电脑屏幕上的图像，左右图像交替出现，而眼镜也同步交替开闭，以使左眼在某一刻仅看到左眼图像，而右眼仅看到右眼图像。当交替频率达 15Hz 以上，观看者并不觉得图像闪烁，而看成稳定的立体景象。这已被工业应用于立体游戏。

近来应用激光在自由空间制造三维全息图像，观察者可从任何角度观看，这种技术可应用于仿真术。

立体镜视标的种类有：

1）线条立体图（line stereogram）如图 1-14b 所示，各眼所见图片中的个别元素如线条边缘和轮廓相配成对，但有横向视差，经两眼融像可产生立体视觉，视差的大小可测立体视力。产生这种立体视觉的过程由简单的局部立体视觉所完成。这类图案单眼也可得出，故立体视盲根据单眼提示也能看出深径。

2）随机点立体图（random-dot stereogram）如图 1-14c 所示，由黑白点阵随机排列而成，单眼仅见杂乱无章的点阵，无单眼提示，当两眼融像后，各眼所见图片中暗藏的视差图案便跃然纸面。视觉系统并不进行点对点或线对线的逐个相配，而是对大片整个立体图的综合感知，从而产生立体视觉，这种复杂的过程称为整体立体视觉（global stereopsis）。

笔记

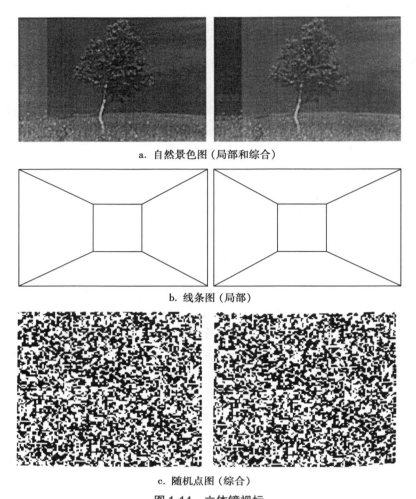

a. 自然景色图（局部和综合）

b. 线条图（局部）

c. 随机点图（综合）

图 1-14　立体镜视标

a. 自然景色图（局部和综合）　b. 线条图（局部）　c. 随机点图（综合）

3）自动立体图（autostereogram）基于墙纸幻觉，其图案不断重复，观察者可以运用眼的聚散功能将任何相似但有视差的目标进行匹配并融像而产生立体图像，观察者运用两眼集合时所见的图形前后关系和运用两眼散开时所见恰好相反（图 1-15）。

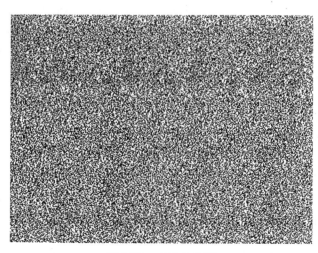

图 1-15　自动立体图

笔记

（3）立体视野计测量法（stereoperimetry）：可以测量周边视野的交叉性和非交叉性的局部性立体视盲点（stereoscopic scotomas），即使正常人也可能有。同样，正常人也可能有立体运动视觉盲点（stereomotion scotoma），而对静物的深径感却完好无损。立体运动视觉丧失可有方向性，丧失可仅是对逼近方向或远离方向的运动。

第六节 双眼视觉的神经解剖和视觉神经生理

视网膜对应点和视交叉：两眼的中心凹作为主视觉方向，在三维空间包括单视圆在内的其他方位，都由视觉系统以双眼中心凹注视点的相对位置来计算。双眼中心凹可看作独眼"中心凹"，两眼视网膜其他各点相对应成视网膜对应点。

一、从视网膜至视交叉和外侧膝状体的信号传递

一旦双眼对准同一目标，从两眼来的信息必须联合成单一的印象。在视觉系统中联合双眼信息的第一个构造便是视交叉（optic chiasm）。当视神经纤维到达视交叉，其信息重新排列。

在视交叉处，从各眼颞侧视网膜来的神经纤维不交叉而终止于同侧外侧膝状体（lateral geniculate nucleus，LGN），从鼻侧视网膜来的纤维则交叉而终止于对侧外侧膝状体。53%～57%的视神经纤维交叉，称为部分交叉（hemidecussation）。视神经纤维在视交叉处重新改组，带着来自两眼视网膜对应点的信息重新输至视皮层的同一位置，形成双眼视觉。

外物若在视野的左边，则成像于各眼的右半视网膜上，其信息由视神经经视交叉传至右外侧膝状体，再到达大脑右半球；右边视野物体的信息则经左外侧膝状体至大脑左半球。

背侧外侧膝状体（dorsal LGN）：如图 1-16 所示，背侧外侧膝状体由 6 层构成，各层之间隔有薄的层间区。第 1、2 层为最腹侧，由较大的大细胞神经元（magnocellular neurons，M）组成，它们对低空间频谱、高时频和高速运动最敏感，基本上无色觉。其余 4 层由较小的小细胞神经元（parvocellular neurons，P）组成。P 细胞对高空间频谱、稳定或低时频、慢速运动和有色刺激较为敏感。在视觉系统中，M 通道确定外物在"何处"，而 P 通道确定其为"何物"。

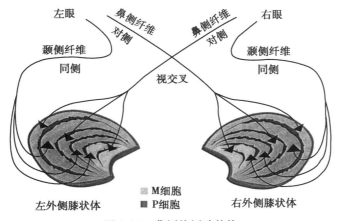

图 1-16　背侧外侧膝状体

外侧膝状体的编排为视网膜化，换言之，视觉空间的视网膜像以相同次序直接标位于外侧膝状体上。视野中的相邻区在外侧膝状体也有相邻的感受野，在 LGN 的标位如下：从外侧膝状体的内侧向外，其感受野的标位从视野中心凹区逐渐移至周边；从外侧膝状体的

前部向后，其感受野则从下方视野逐渐移至上方视野；从外侧膝状体的最腹侧1层向最背侧6层，与视野的方位无关，但与两眼中的哪一眼有关。LGN的每一层仅接受一眼的输入，第2、3、5层接受同侧眼的输入，而第1、4、6层接受对侧眼的输入。

虽然各眼的视网膜对应点所接受的信息在LGN重组而接近，却仍在各层分开，并不混合，仍为单眼性。各眼看视觉空间相同点的神经元纤维离开LGN，在视放射并道而行到达皮层。但是近来研究发现各层间的边界区有双眼交互作用，大多为抑制性的，如双眼抑制或双眼拮抗。

二、胼胝体的作用

胼胝体（corpus callosum）在双眼视觉中的作用：在中心凹并无垂直的中间直线将之分为两半，使各眼中心凹的左半边接受的信息经LGN传至左脑枕叶，而中心凹右半边至右侧枕叶。实际上，中心凹的神经纤维在视交叉处仅部分交叉，使中线区的视觉信息同时传至两侧枕叶，这样才能使中心凹鼻、颞侧两半的视野形成统一的视野，才能有最佳的中心立体视觉。临床上的黄斑回避（macular sparing）就是明证。当单侧枕叶病损引起同侧性偏盲时，整个黄斑中心凹视力仍可保存。

还有另一途径使得中线区的双眼视觉信息联合在一起就是胼胝体。它是一束连接大脑两半球的神经纤维（白体）。病人若因外伤导致视交叉断离，显而易见，各眼的鼻侧径路阻断而致颞侧视野完全丧失，但是在中线区的中心凹仍能有粗略的立体视觉。以往曾对癫痫病人施以胼胝体切断术作为治疗，术后发现仅中线区丧失立体视。这些都证明了胼胝体在双眼视中的作用。

三、视觉皮层的双眼信息处理

从各眼来的输入信号经LGN达视觉条纹皮层第4层，作触突连接。第4层的细胞仍是单眼性的。下一级的触突连接发生于上3层（第1、2、3层）和下2层（第5、6层）。第4层之外层次的细胞才是真正的双眼细胞（binocular cells）。它们对两眼对应感受野的刺激反应强于单眼的刺激，其两眼叠加作用（binocular summation）甚至强于两眼反应的总和，为双眼相辅相成作用（binocular facilitation）。在临床上婴儿的双眼叠加作用可由视觉诱发电位（visual evoked potentials，VEP）测量，临床上较佳的测量方法为双眼峰值VEP。

（一）眼优势纵列

眼优势纵列（ocular dominance columns）：如图1-17所示，各眼的输入在第4层的简单细胞中各占优势，这些细胞分组集成眼优势纵列，它们与皮层表面垂直。在第4层之外，大多细胞为双眼所输出，眼优势纵列开始消失。弱视的双眼视觉过程存在阻碍，故与弱视眼对应的眼优势纵列远狭于非弱视眼。

（二）视差的察觉及其复杂处理

视差的察觉：在视觉皮层中双眼神经反应变得更为复杂和专门化。首先为察觉双眼相关作用、双眼视差、三维空间形态、深径和运动的相互影响，最后为自身在空间的三维运动。

条纹皮层的双眼神经元调谐而察觉双眼移开，在V1区的半数双眼简单细胞和复杂细胞作为视差察觉细胞（disparity detectors）。在条纹皮层共有4类视差调谐神经元：①调谐激动细胞（tuned excitatory cells），用以精确定位单视圆上的物体。

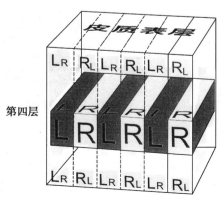

图1-17 眼优势纵列

笔记

其优先视差（preferred disparity）为零视差；②调谐抑制细胞（tuned inhibitory cells），仅在物体离开单视圆时兴奋；③近细胞（near cells），只要刺激物近于注视点便兴奋；④远细胞（far cells），只要刺激物远于注视点便兴奋。远近细胞并不准确调谐，只作粗略或定性立体视觉。而前两类细胞作精细立体视觉。

在 V1 区之外的视觉区也参与深径觉。V2 区位于枕叶表面 V1 区的外侧，同样为视网膜化定位标记，只是感受野较大。约 70% 的 V2 区细胞对视差产生反应。V2 区的厚条纹（thick stripes）所含的许多细胞专为双眼视差和运动，其接受 V1 区的 M 驱动复杂细胞的输入。V2 区的细条纹（thin stripes）含有 P 驱动细胞，感受野小，可感受高空间频谱的视差，从而作精细立体视觉。不同于方位选择性和色选择性，视差需要 M 和 P 的两种处理过程。

V3 区含有的细胞能对方位、运动和视差产生反应，约一半的 V3 细胞专对视差产生反应。中颞叶皮层（middle temporal cortex），即 V5 区是较高的视觉皮层区，其大多数细胞对运动产生反应，但也有部分细胞对视差产生反应，该区产生深径运动（motion in depth）感和运动视差移动（motion paradox）感。

与中颞叶相邻的中上颞叶皮层（middle superior temporal cortex）和顶叶皮层（parietal cortex）进行复杂的视流（optic flow），以助在空间的自身定位（orientation in space）。临床上发现，后顶叶病损能使病人不能确定各物体之间的空间关系，失去空间记忆力和注意力，减低立体视觉。

较高视觉区感受野的视网膜标位并不固定，可人为地重新标位，引起异常对应（anomalous correspondence）。

对于视觉生理的研究，经典的方法是单一单位记录法（single-unit recording），将电极插入单个视神经元，测其对单眼和双眼感受野（receptive field）的刺激的反应，这种方法只施于动物实验。临床研究可用 VEP，但 VEP 只能测一组神经元的总体反应。

双眼视觉的优势和复杂性也是有代价的，伴随着双眼视觉径路的破坏，深径觉和其他双眼功能也可能出现障碍。

第七节 双眼视觉的发育

大多数视觉功能并非与生俱来，而是在出生后发育完成。如图 1-18 所示，出生后的经历影响着视觉系统的结构和功能发育，并存在一段关键时期（critical period of development）。视觉功能中的光觉察力、时频分辨力发育的关键时期早；而色觉、空间视觉和双眼视觉较晚，但平均为出生后的 6 个月。

视皮层的发育迟于眼的发育。在出生时，视网膜对应已发育，但眼运动系统还不成熟，不协作的眼运动可能导致间歇性复视。双眼视觉功能在出生后 2 个月才开始形成，至少在 3～4 个月后才发育较佳的立体视，至 5～6 个月，能迅速达到类似成人的 1′ 视角的立体视。此后，婴儿显示出类似成人的双眼叠加作用。

在出生时，两眼到皮层的 4C 层的输入在 LGN 几乎全部重叠，这阻止了双眼视觉功能和立体视觉。至少在 3、4 周后，4C 层的树突删减，减少两眼至 4C 层的输入，至完全分开输入至独立的眼优势纵列，这时开始发育立体视。随之，双眼神经元逐渐变成对特定的视差量反应，使婴儿能辨别越来越细的视差。

在关键时期，若有异常的视觉经历，则有可能会破坏正常的视觉发育，导致弱视和斜视。

弱视（amblyopia）是空间视觉发育异常的结果，不能由屈光矫正或眼病治疗而完全矫正视力。

笔记

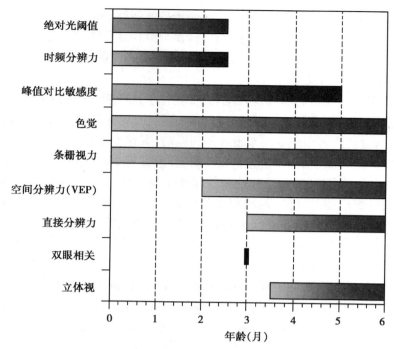

图 1-18　视觉功能的发育时期

弱视并非单一视觉障碍，以异常视觉发育的病因分类有：
- 斜视性弱视
- 屈光参差性弱视
- 屈光不正性弱视
- 形觉剥夺性弱视

近来一些研究建议以视觉和眼运动失调来分类，但临床上仍沿用上述分类。

斜视性弱视（strabismic amblyopia）：影响超视力和 Snellen 视力表视力大于条纹视力，但仅限于中心视野。此类弱视导致空间歪曲，对比敏感度降低，有显著的拥挤效果。

屈光参差性弱视（anisometropic amblyopia）：在大范围视野均有对比敏感度和空间视力下降。条纹视力、Snellen 视力表视力和超视力均同等下降。

屈光不正性弱视（refractive or isoametropic amblyopia）：两眼具有几乎相等且高度屈光不正（如近视高于 −9D，远视高于 +4D），由于各眼的视网膜像均不对焦，导致两眼弱视。这与弱视的原定义不符。这种弱视是两眼性的，故其视力下降小于其他弱视。

由于高度远视也能引起调节性内斜视（accommodative esotropia），故测量并矫正婴儿的高度远视极为重要。

形觉剥夺性弱视（stimulus deprivation amblyopia）：由严重的形觉剥夺所致，比斜视和屈光参差所致的轻度图像减损引起的弱视具有更深度的视力和对比敏感度下降。单眼剥夺的损坏性比双眼剥夺更甚，常低于 0.1（4.0），这是因为异常的双眼相互作用更促使弱视化。

双眼视觉的关键时期在 6 个月～1 岁时迅速发生，在 1～2 岁达顶峰，然后逐渐减退。在关键时期，任何短期的单眼剥夺对视觉发育都有显著的影响。预防弱视必须在婴儿关键时期内及早除去弱视的成因，并治疗双眼功能的丧失。早产儿、体重低的新生儿最易致双眼视觉障碍，因其比正常产儿更易发生斜视。

眼优势柱形图（ocular dominance histograms）：如图 1-19 所示，由 7 个类型组成，每个类型反映各眼对皮层细胞刺激的程度。类型 1 代表仅有同侧眼驱动的单眼细胞，而类型 7 由

笔记

对侧眼驱动的单眼细胞组成。类型 4 含有对各眼刺激的反应等量的细胞。正常的眼优势柱形图含有最多的双眼反应细胞。

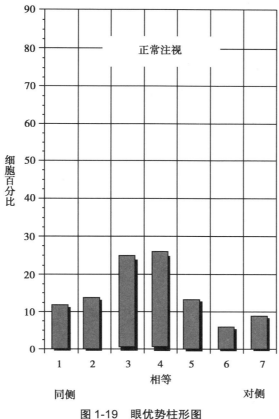

图 1-19 眼优势柱形图

在单眼剥夺时，极少量皮层细胞由剥夺眼所驱动，大多由非剥夺眼所驱动。在眼优势纵列发育时，剥夺眼的皮层神经元树突比非剥夺眼的更为萎缩。导致剥夺眼在条纹皮层 4C 层变得更狭窄，而非剥夺眼的则相应增加。剥夺眼比非剥夺眼更无能力驱动皮层细胞，包括双眼细胞。

双眼竞争（binocular competition）：双眼的输入竞争与皮层双眼神经元的触突连接（synaptic connections）。若某一眼的输入信号强，则触突连接存在，若输入信号弱，则触突连接退化。若两眼输入信号强，则两眼与双眼细胞的触突连接强。若两眼剥夺，各眼均无竞争优势，导致正常的眼优势柱形图。若单眼剥夺，非剥夺眼在发育中占优势，而维持大多的触突连接。

双眼竞争不存在于外侧膝状体的细胞，而仅存在于条纹皮层的单眼和双眼的触突连接，这表示弱视是皮层的问题。但是皮层眼优势纵列的改变也导致外侧膝状体细胞大小的改变，称为逆行型退化（retrograde degeneration）。

视皮层的可塑性（plasticity in visual cortex）：眼优势纵列的发育取决于神经传递体谷氨酸（glutamic acid）及其触突后传递体 N- 甲基 -D- 天冬氨酸盐（N-methyl-D-aspartate，NMDA）。NMDA- 谷氨酸受体的浓度直接成正比地改变视皮层的可塑性。NMDA 可能也是双眼竞争的神经化学媒介。

神经生长因子（nerve growth factor）和去甲肾上腺激素在关键时期在视皮层有较高的浓度。倘若 NMDA 或去甲肾上腺激素枯竭，视觉系统的反应就如同关键时期停摆，同时失去可塑性。

笔记

二维码 1-4
扫一扫,测一测

关键时期可以延长,提示在不久的将来弱视可以被治愈。在关键时期之后,用去甲肾上腺素灌注条纹皮层,可恢复其可塑性。对单眼剥夺动物,注射神经生长因子能使双眼细胞反应恢复。用化学物品 bicuculline(荷包牡丹碱)对抗存在于视网膜和视皮层的抑制性神经传递体 GABA(γ- 氨基丁酸),使原先对剥夺眼无反应的皮层细胞恢复反应。

双眼视力一旦发育,便相对稳定,不同于视觉系统的其他方面,如调节幅度,屈光介质的清晰度,对比敏感度或平稳追随运动,都随着年龄的增长而下降。

参 考 文 献

1. Steinman SB, Steinman BA, Garzia RP. Foundations of binocular vision: a clinical perspective. New York: McGraw-Hill, 2000.

2. Scheiman M, Wick B. Clinical management of binocular vision: heterophoric, accommodative, and eye movement disorders. Philadelphia: Lippincott Williams & Wilkins, 2014.

3. Griffin JR. Binocular anomalies: procedures for vision therapy. Chicago: Professional Press, 1982.

（王光霁）

笔记

第 二 章

眼 球 运 动

本章学习要点

- 掌握：正常眼球运动的种类及功能。
- 熟悉：不同眼球运动的机制及其异常可能出现的临床问题。
- 了解：不同眼球运动的检查方法。

关键词 扫视　跟随　前庭眼反射　视动性眼震　注视性眼球运动

正常双眼视觉必须由正常眼球运动维持。广义的眼球运动包括眼球转动、聚散、调节、眼睑运动、注视、扫视运动、跟随运动、前庭眼反射和视动性眼震，同时还需要确保感觉融像和立体视的准确和有效。正常调节和聚散功能已在《眼视光学理论和方法》中详细描述，本章不再重复，但会对异常的调节和聚散功能做介绍。

眼球运动和双眼视觉功能异常主要有：①跟随异常；②扫视不足（常表现在阅读中）；③调节过度、不足或灵活度异常；④大角度隐斜；⑤聚散过度或不足；⑥感觉融像不足和立体视不足。随着社会发展，在教育、职业、娱乐等各方面对视觉要求的提高，视觉功能的测试和评价也有了相应的发展。

眼球运动异常受试者并不像有些眼病一样表现出剧烈眼痛、明显复视等，多数是在近距离工作如阅读、写作、缝纫、使用计算机时出现视觉疲劳，这种视觉疲劳往往会随着用眼而加剧，随着休息、睡觉而缓解。

学龄前及学龄儿童很少能描述自己视觉的症状，大多数人认为这种不适是与生俱来的，但仔细检查会发现许多问题。有问题的儿童会通过其他方式来补偿这种视觉疲劳症状，如放弃行动、缩短注意力、转移注意力和厌恶引起症状的行为，有些受试者会因为双眼视觉问题将书本拿得很近，还有的会遮住一只眼，头靠在手臂上等，来打破双眼融像。

视觉治疗对改善和治愈眼球运动异常引起的视疲劳问题有一定的效果。比如未矫正的远视者，因付出过多的调节，阅读效果会较差，予以近附加镜片，视疲劳会得到改善。在阅读不良的受试者中，多伴有以下各种情况，如屈光参差、不等像、大角度外隐斜、垂直隐斜和融像性聚散异常等，上述这些问题会影响感觉融像系统和聚散系统，使其在近距离工作时无法保持双眼匹配。

第一节　正常眼球运动机制

一、扫视运动

1. 扫视运动（saccades）　扫视运动是骤发的急速的眼位转动，能使视线快速对准目标。

笔记

23

它分为：①随意性扫视运动，如阅读时"从左向右看"；②反射性扫视运动。阅读时的扫视运动也称为精细扫视运动，扫视角度一般小于 7°，除此之外基本上属于粗略扫视运动。扫视过程是一种感知抑制也称"扫视盲"，否则世界会出现涌动，每个眼扫视运动开始前有一个120～180 毫秒的潜伏期，扫视抑制在运动前约 40 毫秒出现，在运动开始后抑制逐渐增加直到视知觉几乎是 0，扫视运动结束抑制也消失。

扫视运动的速度极快，达 700°/s。扫视运动的幅度一般小于 15°，其准确性高，差错率低于 10%，对于视觉性目标为 ±15′，对于非视觉性目标为 ±3°。疲劳时，准确性会下降。

2. 引起扫视运动的刺激 引起扫视运动的刺激包括①视觉目标；②听觉；③本体觉；④想象性目标。所有上述刺激的方向都转移成头位中心方向。

3. 脉冲和阶梯神经支配（pulse and step innervation） 扫视运动脉冲是活跃而短促的神经支配；"阶梯"是低水平神经支配，保持偏心方向注视。阶梯神经支配与脉冲神经支配成比例，脉冲先送至眼外肌，阶梯随后而至。

4. 扫视运动神经通道 扫视运动有上、中、下 3 个神经通道。上通道的作用为目标选择，后顶叶皮层支配闪烁和运动的反射性扫视运动，额叶眼区支配视空间方位的随意性扫视运动，尾状核和黑质调节随意性和反射性扫视运动之间相互作用。中通道位于上丘四叠体，其作用为控制扫视运动的轨道。下通道由通向眼外肌的各种神经元组成，其作用是产生脉冲/阶梯。

5. 扫视运动异常 扫视运动异常包括高位异常、中位异常以及低位异常。高位异常导致注视麻痹、视觉忽视和注意力障碍，如帕金森病（Parkinson disease）；中位异常为上丘病变，导致表达性扫视丧失；低位异常导致脉冲/阶梯异常和辨距不良。临床上出现扫视运动异常时应排除病理性原因，如果自主同向运动明显受限，应注意神经问题，如重症肌无力、血管疾病和肿瘤。许多受试者仅有功能性扫视问题，如注意力不集中、痉挛、屈光不正未矫正或没学会扫视技能。

二、跟随运动

1. 跟随运动（smooth pursuit） 跟随运动是眼注视一个移动物体的运动过程。跟随运动使得受注意的外界运动物体持续成像于黄斑中心凹，以维持清晰的图像。跟随运动仅与运动物体有关，而声响、运动感和想象运动均为无效刺激。跟随运动受年龄、注意力和目的性的影响。跟随运动的潜伏期极短，与扫视运动潜伏期接近，约为 100 毫秒，但速度慢于扫视运动，约为 100°/s。速度大于 100°/s 时，准确性下降。由于跟随运动仅与运动物体有关，所以它与阅读学习关系不大，而在体育运动和驾驶等活动中起重要作用。

2. 跟随运动神经通道 视皮层的大细胞单元和中颞叶皮层察觉视网膜运动，后顶叶皮层控制视空间注意力，上中颞叶皮层联系头位中心运动，额叶眼区和背侧脑桥神经核预计目标运动，小脑计算眼球运动速度，前庭神经核计算眼位置。

3. 跟随运动异常 后顶叶皮层病变导致对目标的忽视，额叶眼区病变导致预计无能，下通道和运动通道病变和中毒导致跟随运动失准，如乙醇中毒、吸毒和老年性痴呆等。

4. 跟随运动测试 可以单眼测试，也可以双眼测试。学龄儿童跟随运动缺陷大多是由于发育不良、缺乏训练、注意力不佳等，而成人多为神经功能障碍如精神分裂症、小脑退化、帕金森病和许多其他的神经退化疾病。没有神经症状的跳跃式跟随在其后脑通路上病变可能性非常小，常规检查手段无法发现，这种情况下可采取功能训练。若存在器质性的神经病变，跟随运动的问题很难改善，需注意鉴别诊断。

常规检查跟随运动是很有必要的，不仅可确定大的器质性病变，还可观察到因为跟随运动不良引起的功能性视觉问题给人带来的影响。另外，药物、疲劳、情绪紧张和焦虑等都会给跟随运动带来负面影响。

三、前庭眼反射

1. 前庭眼反射（vestibuloocular reflex，VOR）　前庭系统由头两侧的 3 个半规管组成，它们排成对角线平面，当这些半规管受到头转动刺激时引起反射性反向、等量的眼球转动，称为前庭眼反射。

当头转动时，要维持稳定的视网膜像，仅靠视觉系统的视网膜处理，将会太慢，其潜伏期为 70 毫秒，故须依赖快速的前庭眼反射来维持，其潜伏期为 10 毫秒，转动频率可达 5Hz，增益可达 1。假若没有前庭眼反射，人们在步行时或坐车时将认不出路标和行人的面目。

当注视目标消失时，则出现前庭性眼震（vestibular nystagmus），在头激烈晃动 10 秒之后，这种眼震将增加。

前庭眼反射纯属反射性无预测行为，为前馈性控制，其刺激为头转动速度。前庭眼反射适应出现于视觉运动不等于头运动时，例如当戴上新的眼镜，因眼镜放大率改变了运动感，故前庭眼反射须作适应，在适应过程中可能出现眩晕和恶心。

2. 前庭神经元种类　前庭神经元有 2 种类型。①半规管嵴的毛细胞，受流动内淋巴的弯曲而超极化或去极化。内淋巴流动起始于头部加速度运动，其惯性流动使神经反应与头运动成正比；②双极细胞，为毛细胞的驱动，经前庭神经、第Ⅷ脑神经传至前庭神经核或脊髓神经节突触。

3. 前庭神经核神经元　前庭神经核神经元有以下几种类型。①头速度细胞，接受第Ⅷ脑神经传入，与前庭信号相互作用以产生真正的头速度信号；②眼速度细胞，其发送速率表达眼在眼眶中的转动速率，若前庭眼反射的增益为 1，则眼速度信号等于头速度信号；③眼位置细胞，将眼速度信号换成眼位置信号，这些信号被送至眼运动神经核；④中止细胞，在眼注视方向转换时抑制头速度细胞；⑤前庭核间神经元，产生"速度储存"以维持眼震。

4. 前庭核间联系　①前庭核发送前庭眼反射信号至眼运动神经核；②前庭核至小脑后再回前庭核调整前庭眼反射参数；③前庭核至脑桥旁网状结构产生眼震快相；④前庭核至大脑皮层使头位置和前庭感觉挂钩。

5. 前庭眼运动异常　Flouren 法则指出，每个半规管产生在该管平面上的眼震可通过前庭功能测验来检测前庭眼运动异常。前庭功能检测包括：①温热试验，受试者头上抬 60° 角，将水慢慢注入一耳，这时观察眼震快相，若冷水注入右耳，眼震快相向左，若注入热水，则眼震快相向右（即"冷反热同"，cold opposite warm same，COWS）。若两眼反应的幅度、相位和对称性不同，则疑有前庭病变；②旋转试验，比温热试验更准确，结果可重复性强。斜视者的前庭眼反射增益不对称，斜视和弱视有不规则的温热性眼震。单侧迷路疾病产生水平性和旋转性眼振荡，双侧迷路疾病，前庭眼反射丧失但眼震仍存在，产生眼振荡而视力下降。

四、视动眼震

1. 视动眼震（optokinetic nystagmus，OKN）　视动眼震是由视网膜像的视觉流动引起的急促的眼球震颤，由快相和慢相组成。视动眼震分为主动视动眼震和被动视动眼震。前者由平滑的跟随运动（慢相）和自发性的扫视运动（快相）组成，慢相速度可达 40°/s，受中心凹像运动的刺激而产生；后者为真正的视动眼震，如同前庭性眼震，纯属反射性，受大的运动物体尤其是周边运动的刺激而产生。

笔记

被动视动眼震由持续性前馈（feed-forward）开环（open loop）控制，如同跟随运动，被察觉的运动为其刺激，视觉速度信号启动前庭性眼震过程。慢相的增益为 0.8，可具有适应性。

视动眼震神经支配强度随时间推移而逐渐增加，而前庭性眼震神经支配则逐渐衰弱。长期头晃动时视动眼震取代前庭性眼震。

2. 视动眼震神经生物学　鼻侧视网膜受颞侧至鼻侧运动的刺激，其信号直接输入到对侧的视束核；颞侧视网膜受鼻侧至颞侧运动的刺激，其信号输入同侧外侧膝状体，到达皮层，再间接输入到同侧视束核皮层。皮层经胼胝体可输入到对侧视束核，视束核还接受附属视系统的输入。中颞叶皮层、中上颞叶皮层和顶叶皮层发出眼球运动速度信号，附属视系统和视束核、背侧盖神经核将速度信号总合为速度储存。眼震运动神经支配由前庭核产生。

3. 视动眼震的异常　应用视动眼震转轮可客观地测量视力，平滑跟随运动在转轮停止时立即停止而视动眼震仍惯性继续。若视动眼震神经控制通路出现障碍，则不能靠它测视力。视动眼震随年龄减退。内斜视的婴儿，因各眼的颞侧运动的敏感性降低，在单眼测量时有鼻侧运动幻觉，还出现双鼻侧向慢相，即颞侧视动眼震。前庭核病变可同时影响前庭核性眼震和视动眼震。

五、注视性眼球运动

1. 注视性眼球运动（fixational eye movement）　注视性眼球运动是指眼球在注视时出现持续不断的运动，一般约 ±5′，可达 ±30′。

2. 注视的神经生物学　顶叶中止神经核控制上丘注视神经核，从而控制脑干中心神经核；顶叶中心神经核抑制前庭中止神经核。

3. 视性眼球运动的演示　注视图（图 2-1）中黑点约 10 秒，然后注视白点，这时图中的白色条纹中的黑色负后像在漂移，这演示了注视性眼运动。

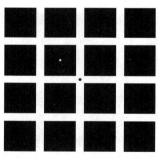

图 2-1　注视性眼运动的演示

4. 注视性眼球运动分类　①微动（tremor），频率高（30～100Hz），幅度小（<30″），两眼不协调而成为双眼视觉的噪声；②缓慢漂移（slow drift），速度约 5′/s，幅度约 1′～5′，两眼不协调而成为双眼视觉的噪声；③微小扫视运动（microsaccade）频率为 1～2Hz，幅度为 1′～25′，两眼协调，可防止视网膜稳定不变所致的视力衰弱。

5. 注视异常　①异常缓慢漂移，如弱视时因难以察觉注视错误而出现，幅度可达 1° 以上，视觉训练可减小这种异常；②扫视运动突入（saccadic insertions），在注视时突发不适当的扫视运动，可发生于小脑病变时；③节律性眼震，幅度高达 10°，频率约 8Hz；④摆动性眼震，先天性病人为水平向眼摆动，不分快慢相，早期视力丧失，后天获得性病人可为水平、垂直或旋转性眼震；⑤痉挛性眼震（jerk nystagmus），分为先天型，慢相加速，在有意注视时更加重；注视激发型，慢相减速，由乙醇、巴比妥镇静催眠药和小脑病变等所致，伴有呼吸衰竭；前庭型，张力不对称。

缓和注视异常的因素包括静止眼位（null position）、头倾斜和向慢相方向注视等可缓和注视异常。

六、眼球运动与阅读

研究者和临床工作者一向强调运动与阅读之间的关联性。在阅读时有 3 种重要的眼球

笔记

运动：扫视运动、注视和返回运动（regression）。扫视运动约占阅读时间的 10%，每次约扫视 8～9 字距即 2° 视角。所需时间与扫视距离成比例，2° 需 25～30 毫秒，5° 需 35～40 毫秒。在扫视运动之间，眼相对静止，为注视性中止，正常阅读者需 200～250 毫秒。同一读者在不同时间和不同读者之间在阅读时的眼球运动有很大的差异，扫视运动可从 2～18 字距，注视时间可从 100～500 毫秒。第三种与阅读有关的重要眼球运动为返回运动，从右至左的运动（若从右至左阅读文字，则从左至右运动）占熟练阅读者 10%～20% 的时间，其实返回运动也是一种扫视运动。

由于眼球运动缺陷与阅读有显然的关联，故有许多相关的研究。有两种基本观点：①眼球运动障碍可导致阅读能力低下，研究发现不熟练阅读者比正常阅读者的注视时间和返回时间要长；②有阅读障碍和语音能力不足者，会出现随机的不熟练的眼球运动，可见阅读困难本身也会导致错误的不协调的眼球运动。实际上，综合上述两种观点，可能更为正确。在某些病例中，注视和扫视能力可能是影响儿童快速、舒适阅读以及理解能力的主要因素，而在另一些病例中，眼球运动功能不足可能是阅读能力低下的反映。同时阅读时眼球运动与更高级的认知过程包括注意力、记忆和应用视觉信息也有着相互影响的关系。治疗眼球运动障碍可促进注意力的集中。

临床经验和研究发现，眼球运动障碍很少单独存在，而是伴有调节、双眼视觉功能和视觉感知的功能异常。因此，治疗眼球运动功能不足的同时要治疗其他的障碍。

第二节　眼球运动的检查

一、眼球扫视运动的检查

（一）扫视运动的客观测试方法

临床检查者可测试粗略和精细的扫视运动，精细扫视运动多指阅读时的扫视运动，扫视角度一般小于 7°，除此之外基本上属于粗略扫视运动。

粗略扫视运动检测可采用随手可得的小东西作视标，也可以从日常环境中一个视标转向另外一个视标，如有小字母的两只铅笔，让受试者自主地从一个视标转到另一个视标看。

检查粗略扫视运动时，先让受试者看笔式手电。检查者双手各持一个笔式手电，两手电距离 10cm，检查者距离受试者 40cm，随机闪烁手电，让受试者看亮的手电，随机检测十次，如果受试者没有出错，表示通过，此时测量得到的是反射性扫视运动的结果。通常 6 岁及以上儿童发育良好者能完成这个测试，眼球运动发育不良和有神经方面问题的成年人会出现扫视力不足，过度的头部和身体运动。一般是检测左右方向的扫视运动，也有垂直方向和斜向的扫视运动检测。

检测随意扫视运动时则是在两个笔灯都点亮的情况下，让受试者尽可能快地来回从一个灯转到看另一个灯。测试常见问题有：①扫视不准确（不足或过度）；②多个间段扫视；③转换慢（每圈大于 2 秒）；④转换模式没有规律；⑤运动过量出现面部运动，如下额和眼眉运动；⑥过度的头及身体运动。

检测精细扫视则要精确许多，在检测阅读功能和运动员的运动视觉功能时需要精细扫视运动的检测。

1. SCCO 体系　SCCO（southern California college of optometry system）是美国南加州视光体系的简称，该体系提出了一个快速简单测试水平扫视运动的流程如下：将印有字母（相当于视力表 0.25 或者对数视力表 4.4 的视力）的视标两个，分别放在受试者左右两侧，两视标间距 20cm，距受试者 40cm，让受试者交替看每个视标约 10 次，记录分数如下：运动准

笔记

确自如 4+；略有不准确 3+；有大的不足或过度为 2+；不能完成或潜伏期增加为 1+。2+ 及以下认为是结果异常。SCCO 有异常结果时，临床检查者应考虑视觉治疗。

2. Heinsen-Schrock 系统 这是一个 10 分制的系统，由 Arthur Heinsen 博士和 Ralph Schrock 博士提出，用字母铅笔制作而成（图 2-2），如果受试者没有头部转动得 3 分，扫视精确得 2 分，扫视是自动的得 2 分，眼球运动自如 20 秒得 2 分，在 1 分钟的试验中能坚持下来得 1 分，共 10 分（表 2-1）。

所谓自动的扫视运动，就是指检查者在受试者扫视时问他几个简单的问题，如果受试者有扫视方面的眼球运动问题，几个简单的问题会使受试者的扫视发生错误而读错字母。

3. 眼动仪（Visagraph 仪） 传统的眼动测试仪 Eye-Trace 仪在临床上偶尔还可以看到，但已经不再生产。Visagraph 仪是目前标准的眼动测试仪。其理想的检测视标是五点卡（图 2-3），由于该卡所有的视标都是点，可以排除理解能力对扫视运动的干扰。用 Visagraph 仪检查时受试者要戴上特殊的能感知图像的眼镜，其优点是头部移动对眼球运动影响较小。新的 Visagraph 仪是一种红外线眼球运动系统，与计算机相连，该仪器可用于评估受试者阅读标准印刷物时的眼球运动，检查时先让受试者盯住其中的一个点 10 秒钟，然后交替注视两个分开的点十个来回，以评估注视的稳定性和扫视的精确性。

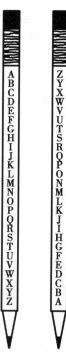

图 2-2 字母铅笔

表 2-1 Heinsen-Schrock 系统的扫视运动分值

A	C
没有头部运动（3）	自动扫视（2）
头部运动，但能抑制（2）	自动程度下降（1）
保持轻微的头部运动（1）	D
B	可保持稳定扫视 20 秒（2）
全部准确（2）	可保持稳定扫视 10 秒（1）
略有不准确（1）	E
	持久性（1）

在评估连续扫视能力（比如阅读）时，可以在测试卡上放几行视标。告诉受试者尽可能快地默读出每个视标，就像在阅读时一样，测试完成后，可以通过计算机内形成的眼球运动图像与原始图像进行对比分析，观察注视过的数目、回退数目、平均延长时间、返回扫视数目和是否有两眼交互使用等。

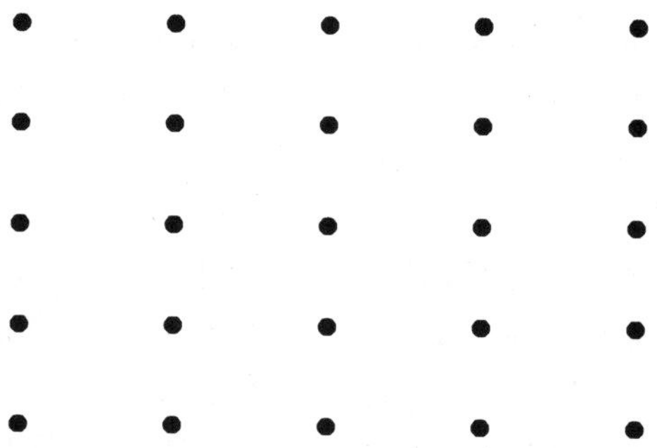

图 2-3 五点卡

4. 连续注视的测试 另一种比较粗糙的连续扫视测试，使用印刷的卡片如"五点卡"，检查者直接观察被测者的眼球运动来评估点到点的扫视。这种检测方法有多种形式，这些点或其他视标可印在透明卡片上，以便检查者能透过卡片直接观察受试者的眼球运动（图 2-4）。也可以印在不透明的卡片上，卡片中央挖个洞，检查者通过洞进行观察，但两者都需要检查者根据经验迅速判断（图 2-5）。

笔记

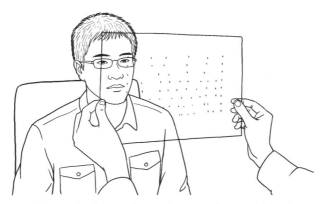

图2-4　检查者透过透明纸观察受试者的眼球运动

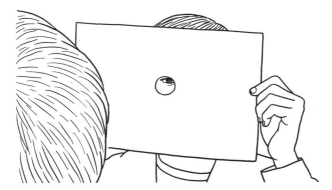

图2-5　检查者通过不透明卡片中央的空洞观察受试者的眼球运动

（二）扫视运动的主观测试方法

1. Pierce 测试　Pierce 测试卡由 John R.Pierce 博士提出，是第一个用于评价粗略扫视功能的主观方法，测试中还考虑了年龄因素。受试者手持卡片，卡片包括 15 行数字，每行由两个横向分开的数字组成，要求受试者把卡放在他的习惯阅读距离，从左到右把数字大声读出来，告诉受试者从左上角开始，读到右上角，再读下一行左边，依此类推，测试时室内应有良好照明。每个测试包括 3 次，记录测试每卡完成的时间、准确率以及遗漏的字数，使用以下公式计算最后得分。

矫正时间得分 =30/（30– 错误数）× 时间（s），3 张卡的总分与受试者同年龄的正常值进行比较（表2-2）。13 岁时的得分约是 6 岁时的 1/3。

表2-2　Pierce 扫视测试的正常值

年龄（岁）	Pierce 扫视测试的正常值（秒）
6	150
7	125
8	100
9	82
10	70
11	65
12	59
13	55

笔记

2. King-Devick 测试　King-Devick 测试共有 4 张卡,其中第一张用于演示,另外 3 张用于测试。每张测试卡有 8 行,每行 5 个数字,数字间的距离随机而定,共 40 个数字 (图 2-6)。该测试用于检测精细扫视功能,如阅读时的扫视。根据扫视过程中出现的错误和完成时间来区分,再根据年龄段与正常值做比较。阅读能力越差,该扫视检测的结果也越差。检查时,测试卡距受试者 40cm,记录每张卡检测所用的时间、错误遗漏数和年龄。使用该测试时还要注意有些受试者读数的速度本来就很慢,和扫视无关;除了扫视功能差以外,该测试对于 6 岁及以上儿童也会受到注意力、双眼视功能异常、未矫正的屈光不正等的干扰。表 2-3 是 King-Devick 测试的正常值。

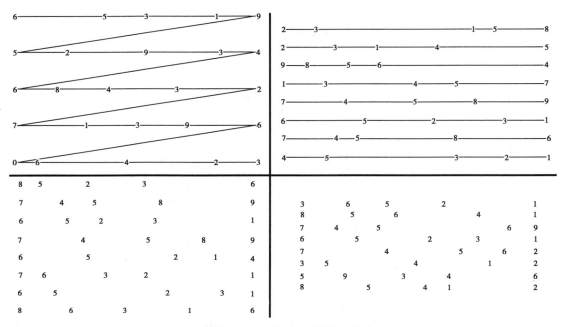

图 2-6　King-Devick 测试卡片

表 2-3　King-Devick 扫视测试的正常值

年龄(岁)	测试所用的时间(秒)(3 次的总和)	错误的数字个数(3 次的总和)
6	119	17
7	101	12
8	77	3
9	79	3
10	68	2
11	57	1
12	54	1
13	52	1
14	50	0

3. 发育眼运动(developmental eye movement,DEM)**测试**　DEM 测试是一种能更好地评估扫视运动的方法,和 King-Devick 测试一样,DEM 测试是评估精细扫视运动的准确性和速度,其与 King-Devick 测试的主要区别在于 DEM 测试有竖排的数字可以判断受试者的认数能力,这一竖排数字可以评估受试者看到数字后口头表达的能力(图 2-7)。测试卡还包括水平行的数字,大小和通常阅读需求相仿,数字数目比 King-Devick 测试多,共有 80 个

笔记

数字,增加的数字量主要用于评估扫视运动的持久性,视觉的耐受力和注意力较差的受试者在测试的后半部分会出现更多错误。

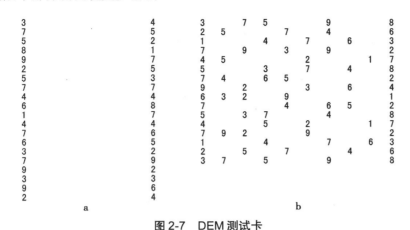

图 2-7　DEM 测试卡

DEM 测试有个公式:校正时间 = 测试时间 ×80/(80−O+A),O 为遗漏错误数,A 为添加和重复的错误数。

DEM 测试有 4 种结果:①垂直和校正的水平时间都是正常的,说明测试正常;②垂直时间正常而校正的水平时间延长,说明眼球运动不良和水平精细扫视运动不良;③垂直和校正水平时间都延长,而且两者大致相同,说明是受试者口头表达障碍而不是扫视异常;④垂直和校正水平时间都异常,但水平时间更长,说明受试者同时存在口头表达障碍及扫视功能异常。

4. Maple 眼球运动测试　Maple 设计的眼球运动测试附带录像,介绍多种眼球运动失调的例子,但多为功能性而不是病理性眼球运动的失调。记录的分值总分为 8 分,Maple 测试的正常值结果对于 5～14 岁的男孩和女孩有所不同,正常值说明女孩的发育快于男孩,14 岁儿童的眼球运动正常值与成年人相似。该测试的重复性和可靠性均在临床普遍接受。该测试中的眼球运动,头和身体的运动,在阅读能力好和差的人之间也有区别。

(三)标准化计分系统

以上各种测试方法对扫视的计分结果差别较大,表 2-4 称为改良的 Heinsen-Schrock 眼球运动计分系统,分 A、B、C、D、E 5 级,每级根据运动特点又有不同分值,5 项总分即为眼球运动系统的得分。

表 2-4　改良的 Heinsen-Schrock 眼球运动计分系统

A	自动程度下降(0.5)
没有头部运动(1.5)	无自动扫视(0.0)
头部运动,但能抑制(1.0)	D
保持轻微的头部运动(0.5)	可保持稳定扫视 20 秒(1.0)
明显的头部运动(0.0)	可保持稳定扫视 10 秒(0.5)
B	稳定扫视小于 10 秒(0.0)
全部准确(1.0)	E
略有不准确(0.5)	持久性达 1 分钟(0.5)
许多大错误(0.0)	持久性小于 1 分钟(0.0)
C	
自动扫视(1.0)	

笔记

（四）扫视试验总结

临床上如果没有电子眼动仪（如 Visagraph 仪），检查者最好也要对眼部扫视运动做客观检测，如 SCCO 测试，Heinsen-Schrock 测试和持续注视测试；如果要进行主观评估时，DEM 测试有助于区别口头表达能力缺陷引起的阅读困难和扫视困难，建议临床检查者根据上述提到的统计表格计算得分，以便判断扫视异常的程度和等级。

上述检测大多用于 7 岁以上的受试者，部分 5～6 岁的孩子也可以完成这些测试，但绝大多数该年龄段及以下的受试者，检查者可采取一些简单的方法如 SCCO4+ 系统。

二、眼球跟随运动的检查

（一）跟随运动的客观测试方法

跟随运动的客观测试方法主要是直接观察法，该方法方便、快捷，可用 4 分制评价，注视视标约为 0.25 大小的数字或字母，从距受试者 40cm 处开始跟随，视标从左 - 右 - 左（一圈），上 - 下 - 上（一圈），两对角线（每个一圈），如米字线路径，指导受试者跟随视标。若跟随平滑，注视准确，为 4+；一次注视丢失，为 3+；两次注视丢失，为 2+；两次以上的注视丢失，为 1+；2 分及以下认为跟随异常。测量时先右眼，再左眼，最后测双眼。该检测方法适用于各年龄段人群，包括婴幼儿。

（二）Heinsen-Schrock 眼球运动计分系统

表 2-4 所示的 H-S 计分系统除了对扫视评估以外，还应用到跟随运动的评估中。H-S 测试相对优于直接观察法的特点主要在于，其增加了头部运动、平滑性、准确性来评估自主性和持久性。

（三）后像

后像与移动的视标联合应用，使受试者产生视觉反馈，来判断运动的准确性。这个技术可用于检测、训练，可测试单眼、双眼，也可检测异常视网膜对应。

（四）迹象与症状

跟随运动不良的受试者会有多种视觉问题，阅读功能差者，其跟随运动能力也差。虽然其因果关系不像扫视与阅读关系那样密切，但在体育运动中表现比较明显。

核上性病变会限制跟随运动，核性和核下性病变会影响眼外肌而产生症状，出现跟随不准确和跳跃式追踪。许多神经方面的问题是不能治愈的，但上述提到的跟随测试也可用于训练、控制头部运动、锻炼持久性等，均可以改善跟随功能。总体来说，跟随运动异常是双眼视觉异常中预后较好的类型。

（五）跟随运动的总结

鉴别跟随运动异常的原因是神经问题还是视觉通路问题非常重要，临床上最常用的跟随运动的检查方法为直接观察法，可常规用于初步检查，包括单眼和双眼测试。一些受试者可能需要进一步的检查和诊断，以确保是否可以通过训练缓解症状。

三、注视的检查

注视功能包括扫视、追踪、前庭系统和聚散功能的综合评价，通常眼部检查首先要检测注视功能。

当人眼注视某一视标时，眼球并不是完全不动的，虽然肉眼不能观察到细致的眼球运动变化，但专用的眼球追踪仪器可以监测到注视过程中的运动。

检查注视功能时，可以令受试者注视某一视标来评价。有些受试者不能注视，可让其看自己 40cm 处的拇指，这样本体功能的作用有助于提高受试者的注视能力，但检查前要排除是否存在一些病理的原因，如眼球震颤受试者无法保持注视，此时如果让受试者注视手指等视标,眼球震颤可能会加剧。心理上的原因(如注意力不集中)或其他原因(如疲劳等)引起的注视能力下降,可通过改变环境或训练得到改善。

一些弱视或一眼视力下降的病例会出现不稳定注视。小的注视障碍(如 1°~5°)可以出现在老人、诵读困难者、疲劳者、斜视或老年性痴呆病人,而大的扫视障碍(如 5°~20°)多与退行性病变,如多发性硬化等有关。

(一)注视计分系统

美国南加州大学推荐使用 4 分制来记录受试者的注视能力,受试者注视 40cm 处的 0.25 一行视标,查单眼及双眼,每眼至少 10 秒。稳定 10 秒以上的,为 4+;稳定 5 秒以上的,为 3+;稳定 5 秒以下或需要辅助的,为 2+;如果注视一直不稳定的,为 1+。2+ 或 1+ 需进一步诊断和治疗。

(二)注视测试的总结

成人可以采用眼球跟踪仪器来评估注视功能,幼儿可用直接观察法,按照注视计分系统记录结果。

四、前庭眼反射的检查

前庭眼反射用于控制头部运动中眼球的运动,任何方向的头部运动都会引起等量的、反方向运动的眼球运动,从而使眼相对于目标形成稳定的注视。大部分的前庭眼反射异常是由外伤或神经系统疾病引起的。

前庭眼反射检查时,可让受试者注视远处或近处的某一视标,受试者的头以每秒一个来回的速度做上下、左右运动,如果有扫视或眼球震颤说明前庭眼反射失败,需进一步评价。

进一步评估常用的有高级前庭眼反射跟随,即头部摆动的频率大于 1 圈 / 秒,还有就是在头部摆动前及摆动中测量双眼视力,假如前庭眼反射跟随正常,头部摆动时 Snellen 视力表下降一行以内。前庭眼反射异常的受试者应进一步转诊到神经内科。

五、调节和聚散功能检查

调节为调整眼屈光力以看清外物,常与聚散联动。调节因其机制和功能不同,常分为 4 类:张力性调节、聚散性调节、近感知性调节和反应性调节。当调节出现异常时,会引起视物模糊、疲劳等症状,常见的调节功能异常分为以下四类:①调节不足;②调节不持久;③调节过度;④调节灵活度异常。受试者可有以上一种异常,也可伴有多种调节异常。另外还有两种不常见的调节异常:①调节失衡;②调节麻痹。前 4 种调节功能异常一般是功能性的,后两种大部分不是功能性的,比如由于眼球震颤或外伤引起调节异常,最好用眼镜矫正,临床上常用的视觉矫正方法效果不理想。在临床上,除了调节功能异常的特征外,应尽可能找出原因,并在排除器质性原因后,才能将其定为功能性原因。

调节不足是指由于调节幅度下降,对特定距离物体无法清晰聚焦。常见于老视前的受试者,也有部分受试者是由其他病理性或药物性原因引起。如在食物中毒导致腹泻后出现调节不足,症状缓解后自愈。也有一些受试者会在发热后出现并持续存在,可通过配戴双光镜解决。调节过度多见于长期近距离工作、情感问题等,临床表现为视力波动、视远模糊、头痛、复视或需将阅读物移至很近阅读。

调节灵活度异常是对快速变化的焦距反应减慢。常见的问题是受试者抱怨看事物要过好一会儿才能看清楚,主要出现在远近交替的位置,比如从看书本转到看黑板。

调节不持久是调节的持久性或耐受疲劳能力异常的表现,临床上测试 1 分钟以上的常规调节灵活度。调节不持久的受试者在开始检测时调节的速度和幅度都很充分,随着时间

笔记

延长会逐渐下降。

聚散是双眼的异向运动，由支配集合功能的后中脑神经通路从 19 区延伸到第Ⅲ神经核而激发完成整个运动过程。聚散运动相对于扫视来说速度较慢，主要是非自主性的。Maddox 将聚散分为 4 类，即：张力性、调节性、融像性和近感知性。聚散检查包括绝对聚散的检查，即用精确调节的视标测量集合近点的大小，还有远近融像性聚散、相对聚散的检查，聚散灵活度和聚散耐受力的检查等。

因调节和聚散的异常是双眼视异常的重要部分，其临床异常的分类也因此相当复杂和难以理解，故本书第四章将利用较大篇幅介绍调节和聚散的特点、异常和临床诊断及处理方法，此处暂略。

六、感觉融像的检查

从临床观点来看，扫视、追踪、注视、调节和聚散系统主要是运动性。然而视觉功能通常包含感觉（即知觉和认识）部分，感觉融像的临床测试通常包括运动的成分。为了便于说明，把感觉融像和运动融像作为独立的两方面比较方便，但实际上这种区分是人为的。

在临床上，运动融像应包括各种聚散的幅度和速度。相反，感觉融像在临床上主要考虑抑制。Worth 把感觉融像分为三级：一级、二级和三级功能。

在临床诊断上，还有一种分类方法就是将感觉融像分为 4 级，即：

- 同时感知（能感受到两个物体的存在或者是复视）
- 重叠（一级融像）
- 平面融像（二级融像）
- 立体视觉（三级融像）

（一）同时感知

虽然同时感知被称为是感觉融像中的一级，实际上它并没有真正的融像。受试者能够同时看到双眼物像，被认为是同时感知存在，在临床上，同时感知指非视网膜对应点受到刺激引起复视。

检测受试者是否有同时感知的方法是在注视一个视标时诱发复视反应，如果在复视测试中发现深度抑制，那最好在抑制区外刺激非对应点，也可以在眼前放一个垂直排列的棱镜排以引发复视反应。如果在右眼前放置足够大的底朝下的棱镜，灯的复像就会成像在视网膜下方，并在注视点的上方视野被感知。

同时感知测试时通常使用两个物体而不是一个视标，通常使用同视机中的同时视画片，比如一眼看到狮子，另一眼看到笼子，双眼能同时感知狮子和笼子，如果抑制区很大并占据了一张图，那其中一张画片就看不到了。

（二）重叠

两个完全不同的视标的重叠称为一级融像。然而，当重叠发生时，其实只是两个视标来自共同的视觉方向，两个不同物体同时刺激了视网膜对应点，是真正意义上的视混淆。

（三）平面融像

平面融像是真正的感觉融像，把两个相似的眼部物像整合成一个整体，可以是开放空间的一个视标，如一页印刷品或立体镜内的两个完全一样的视标，并在每只眼前独立放置的。

这些视标也常用于测试和评估运动融像，除了同视机的融合画片，也有的使用综合验光仪上的 Snellen 字母或印刷字母。根据设计的不同，有的还会加一些监测抑制的线索，如果视标中心到抑制线索之间的角度大于 5°，该线索就可以监测周边融像，而对于中心凹抑制则要求抑制线索位于视标中心或视标中心的旁边，即小于 5°。因此，被抑制的线索的位

笔记

置可以反映抑制的大小。

　　隐斜视受试者通常考虑黄斑抑制,斜视病人则通常有较大的抑制区。对斜视病人还需要考虑其抑制深度,而隐斜视者则多数不用考虑。

（四）立体视觉

　　立体视觉是由于双眼视觉线索差异而引起的三维视觉空间的感觉。立体视觉检查与平面融像检查的视标很相似,唯一不同之处,即前者视标的一部分发生了侧向的位移,一系列成对的点(相同的点)相对于立体视检查本中其他成对的相同点的位移。如图 2-8,双眼注视星星并将其融合,垂直短线位于已被双眼融合的星星内。假设要求受试者集中注意力注视融合的星星。垂直线将会成像在相对于星星的双眼视网膜的颞侧,这使得垂直线的融合像看起来比星星近。反之,如果线分别成像在视网膜的鼻侧,那么看起来就会比星星远了。也就是说,如果像在视网膜上的视差位于黄斑中心凹的颞侧,立体像就会显得较近;相反,如果视差位于中心凹的鼻侧,立体像就会显得较远。

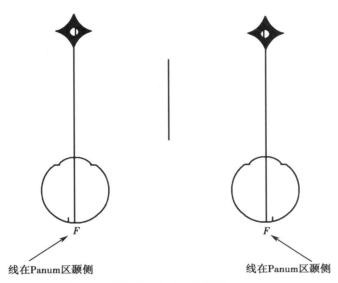

线在Panum区颞侧　　　　　　　　　　线在Panum区颞侧

图 2-8　中心立体视图

　　如果双眼视网膜的像分开太远,则双眼所看到的线就不能融合(落在 Panum 区以外)而出现复视。因为双眼的视网膜像分开太远,会像同时知觉检查中那样出现复视。然而,如果分开不是很远,那么尽管它们并没有精确地落在相应的视网膜点上,视标也能融合。这是由于 Panum 区的存在允许一定的视差,这一微小的视差引起了立体视觉。

　　和平面融像检查一样,立体视觉检查中有一些抑制线索,这就是立体图中相对于注视点可以看到深度觉的部分。在前面例子中,双眼融合的线就是线索。没有深度觉可能就说明是出现了抑制。

　　立体视的检查方法本书第一章已经做了详细阐述,此处不再重复。

　　1. 立体视觉的百分比　有时,要求检查者用百分比报告立体视觉而不是用弧秒(″)。表 2-5 给出了用弧秒(″)表示的立体视觉相对应的百分比。

　　2. 双眼的立体视觉问题　立体视觉的水平在很多情况下决定了双眼视觉状态的水平,立体视觉是双眼视觉的"晴雨表"。如果立体视觉正常,那么双眼视觉状态也正常,但是反过来却不一定了。也就是说,一个受试者可以没有立体视觉但是可能有正常的感觉和运动融像功能。这可能是有些人缺乏一种皮质上的双眼视差的细胞。Richard 在研究中报告,30% 的个体在比较交叉和不交叉的视差过程中无法观察到视差。

笔记

表2-5   立体视觉的百分比描述

以秒弧为单位的立体视觉值	以百分比为单位的立体视觉
1000	4
400	16
200	31
100	51
50	72
40	78
20	95
15	100
10	106

3．立体视觉的标准   立体视觉分数的等级在临床评价视觉治疗前后的立体视评估上意义很大。局部和整体立体视觉的等级可参考表2-6。从表中可以看出，整体立体视觉的范围要大一些。这些等级可以应用于7岁或以上的受试者。在评估7岁以下儿童的测试结果需要结合临床特点，毕竟立体视是视力检查系统的一部分，而且检查时最好有相互比较和重复性测试，确保其结果可靠。

表2-6   立体视觉等级表

等级	等级描述	局部立体视觉(″)	整体立体视觉(″)
5	非常强	<20	<30
4	强	20~30	31~50
3	一般	31~60	51~100
2	弱	61~100	101~600
1	非常弱	>100	>600

（五）感觉融像总结

在隐斜视病例中，平面融像功能用于反映双眼调节灵活度、聚散范围和注视视差的能力，立体视则是双眼视状态的主要指标，但有些立体视盲的受试者其他视觉功能也有可能是正常的。

七、测试结果基本原理的介绍

人眼的视觉功能包括扫视、追踪、注视、调节、聚散、感觉融像、立体视等。如果有功能下降，需进行必要的视觉治疗或训练，但往往不能仅依赖于某一指标低于正常值就马上开始双眼视觉的处理，应尽可能结合临床症状及相关的测量结果。

例如一个受试者在看书时有视觉症状，14$^\triangle$外隐斜，正相对集合（PRC）不足和聚散灵活度不足，检查者可以诊断为融像性聚散功能不足，然而，到底属于哪一类聚散功能异常需要进一步了解。可参考临床常用的正常值，而且各参数异常的程度、治疗前后的比较都需要全面的考虑。还需要注意的是，视觉治疗过程中还要关注受试者的整体功能，比如有些人可能会有注意力集中困难或过于亢奋等异常，这些问题引起的阅读困难和眼球运动异常等可能在治疗过程中症状并不会明显改善，这时就有必要转诊到神经内科或其他相关科室进一步处理。也有可能一些人经过视觉治疗症状明显改善，但仍有心理问题，可请心理医生会诊。或者有些人可能会有阅读失能，则需要请教教育方面的专家。

笔记

二维码 2-1
扫一扫,测一测

　　总之,视觉的检查和治疗并不仅仅局限于眼球,还要结合全身和心理等诸多方面的因素,综合考虑,才能真正解决问题。

(陈　洁)

参 考 文 献

1. Brilliant RL. Essentials of Low Vision Practice. Boston:Butterworth-Heinemann,1999.

2. Barresi JB. Ocular Assessment:The Manual of Diagnosis for Office Practice. London:Butterworths publishers,1984.

3. Griffin JR. Binocular Anomalies:Procedures For Vision Therapy. 2nd ed. Chicago:Professional Press,Inc. 1982.

4. Howard IP,Rogers BJ. Binocular Vision and Stereopsis. Oxford:Oxford University Press,Inc. 1995.

5. Evans BJW. Pickwell's Binocular vision Anomalies:Investigation & Treatment. Third edition. Boston:Butterwoth-Heinemann,1997.

6. Pickwell D. Binocular Vision Anomalies:Investigation and Treatment.London:Butterworth & Co Ltd,1984.

7. Rutstein RP,Daum KM. Anomalies of binocular vision:diagnosis & management;illustrations by James T. Hays and Ken Norris,photographs by Bruce Hyer and Kim Washington. St. Louis:Mosby,1998.

笔 记

第三章

不等像及视觉问题

本章学习要点

- 掌握：不等像的定义；眼镜放大率及眼镜相对放大率的计算；不等像的影响因素；不等像的处理原则。
- 熟悉：不等像的检查；不等像的矫正方法。
- 了解：尺度镜的概念；叶房的概念及其应用。

关键词 不等像 放大率 屈光参差

在双眼视觉问题中，"不等像"已引发的临床问题得到关注，并得到广泛的研究支持。本章简要叙述不等像的基本概念、检查方法、临床分析和不等像矫正的设计。

第一节　不等像的基本概念

一、不等像的定义

不等像（aniseikonia）是指两眼大脑皮层像的大小不等，它由两个基本因素决定：光学因素（optical factor）和神经因素（neural factor）。前者确定外物经两眼光学系统成于两眼视网膜像的大小；后者决定于感受野的密度。若两眼视网膜像的大小相等，刺激相等数量的感受野，则大脑皮层感知等像（iseikonia）；若两眼感受野的密度不相等以致两眼受刺激的感受野的数量不相等，即使两眼视网膜像的大小相等，刺激相等数量的感受野，也存在不等像。若两眼视网膜像的大小不等，刺激不等数量的感受野，则存在不等像；若两眼视网膜像的大小不等，而两眼感受野的密度也不相等以致两眼受刺激感受野的数量恰好相等，则大脑皮层仍感知等像。因此，不等像存在与否决定于两眼受刺激感受野的数量相等与否（图 3-1）。然而，不等像大多由两眼视网膜像的大小不等所致，故视网膜像的大小至关重要。

不等像由静态和动态不等像组成，两者既有不同又有相关。静态不等像的测量可以评估两眼像大小之差异，以临床确定不等像。动态不等像是屈光参差由框架眼镜矫正而引起，其量值由两眼在不同注视方向上所测得的隐斜量所确定。病人可以有静态或动态不等像或同时具有两者。例如某病人为正视或屈光不正（但无屈光参差），可有静态不等像，另一病人有明显的屈光参差，由框架眼镜矫正，可有动态不等像，因为在不同注视方向上的两眼棱镜效应不同。

二、视网膜像

视网膜像的大小由两个因素决定：眼轴长度和眼镜放大率。轴性屈光不正（axial

笔记

双眼受刺激感受野的数量

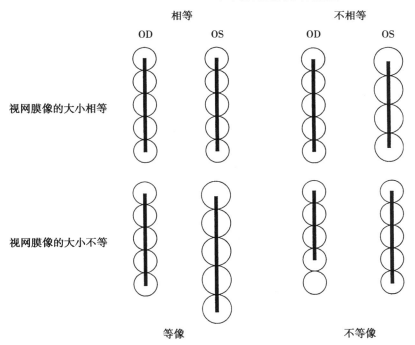

图 3-1　不等像：光学因素和神经因素

ametropia）的眼轴长度改变，近视眼长于远视眼，故未矫正的轴性近视眼的视网膜像大于轴性远视眼；而屈光性屈光不正（refractive ametropia）的眼轴长度相等，故未矫正的屈光性近视眼、屈光性远视眼和正视眼的视网膜像均相等。眼镜放大率决定于矫正方法，用接触镜矫正时，由于镜片极靠近眼主点，故无放大作用；而用框架眼镜矫正时，由于镜片离开眼主点，故有放大作用。屈光不正的放大率和眼镜放大率两个因素的乘积，便是相对眼镜放大率（relative spectacle magnification，RSM）。若两眼相对眼镜放大率相等，则两眼视网膜像的大小也相等。屈光参差者戴框架眼镜时两眼的眼镜放大率不等，可能产生诱导性不等像（induced aniseikonia）。要使两眼视网膜像的大小相等，轴性屈光参差者以框架眼镜矫正为佳（Knapp 法则），而屈光性屈光参差者以接触镜矫正为佳。

三、放大效果

（一）眼镜放大率（spectacle magnification，SM）

眼镜放大率指注视无穷远物体时，已矫正的非正视眼中的视网膜像的大小，与该眼未矫正的视网膜像的大小之比。SM 由两个基本因素决定：度数因素（power factor，Mp）和形状因素（shape factor，Ms）。Mp 是由透镜的屈光度引起的放大率变化，可根据下式计算：

$$Mp=1/(1-bF_v)$$

式中，b 是顶点距离，F_v 是透镜的后顶点度数。从式中可以看出，对正镜而言，Mp 总是大于 1，对于负镜而言，Mp 总是小于 1。而当用接触镜矫正时，等式中 b 是很小的，则 Mp 更接近于 1。

Ms 是由透镜的厚度和基弧所引起的，与度数无关。可根据下式计算：

$$Ms=1/1-(t/n)F_1$$

式中，t 表示透镜的厚度，n 表示屈光指数，F_1 表示前表面度数。

在眼用透镜中，上述两个因素同时发生作用，总眼镜放大率（Mt）是度数因素和形状因素之积：

笔记

$$Mt= Mp×Ms$$

（二）相对眼镜放大率（relative spectacle magnification，RSM）

眼镜放大率是比较同一眼的视网膜像在已校正时和未校正时的不同。而对于光学起因的不等像，需要比较左、右两眼的视网膜像。左、右眼的眼轴长度可能相同或不同，左、右眼的屈光总度数也可能相同或不同。

为简便起见，确定一只标准眼，而将各眼与之做比较，正如确立米为长度标准，将各种长度与之比较，如果长度 A 为 12m，另一长度 B 为 24m，就可知 B 为 A 的 2 倍。一般将标准眼的总屈光度定义为 +60.00D，眼轴长度定义为 24mm。

与标准眼相比较，某特定眼可有眼轴长度差异，总屈光度差异或兼而有之。当屈光因素与标准眼相同，而仅眼轴长度不同（即轴性屈光不正）或当眼轴长度与标准眼相同，而仅屈光因素不同（即屈光性屈光不正）时，则容易处理。但屈光因素和眼轴长度均与标准眼不同，则难以处理。

相对眼镜放大率（RSM）为已校正屈光不正眼的视网膜像大小（I_a）与标准眼的视网膜像大小（I_s）之比。

$$RSM=\frac{I_a}{I_s}$$

视网膜像大小与眼的屈光总度数成反比，标准眼的度数为 +60.00D，而已校正的眼屈光总度数（F_e）为该眼的总度数（F_a）和校正镜片度数（F_v）组成的等效屈光度：

$$F_e=F_v+F_a-d·F_v·F_a（d 为顶点距离）$$

因此 RSM 为：

$$RSM=\frac{60}{F_v+F_a-d·F_v·F_a}$$

当单纯轴性屈光不正（$F_e=60D$）时，眼镜置于眼的前焦点上（$d=0.016m$），代入上式，则 RSM=1，即 Knapp 法则。

光学上，视网膜像大小与 RSM 成正比，而 RSM 与眼轴长度和眼镜放大率成正比，故 RSM 可以另一更方便的公式表达：

$$RSM=R·SM$$

式中，R 为某一特定眼与标准眼的眼轴长度之比（ratio）。SM 为眼镜放大率。

RSM 原为 relative spectacle magnification 之缩写，为便于记忆，现将之写为 RSM 等于 R（ratio）与 SM（spectacle magnification）之乘积。当轴性近视时，R 增大，若由框架眼镜矫正时，其负镜片的 SM 减小，则其 RSM 也可能为 1（Knapp 法则）；同样，当轴性远视时，R 减小，若由框架眼镜矫正时，其正镜片的 SM 增大，则其 RSM 可能为 1（Knapp 法则）；故光学上以框架眼镜矫正轴性屈光参差为佳。当屈光性屈光不正时，无论近视或远视，R 均为 1，而接触镜的 SM 为 1，则 RSM 为 1，故光学上以接触镜矫正屈光性屈光参差为佳。

在得知眼轴长度、顶点距离和眼镜片度数之后，便可容易地计算出 RSM，从而得知与标准眼比较的相对视网膜像大小。然而不等像由光学和神经两因素决定，因此不等像不能仅由光学计算确定，需要凭临床上的不等像测量而定。

（三）尺度镜

尺度镜（size lens）是一种特殊形式的厚透镜，前后表面几乎平行，不改变屈光度而仅改变视角放大率（angular magnification），如同伽利略望远镜，属于无焦放大器（afocal magnifier），其眼镜放大率仅由形状因素决定。如果尺度镜的前、后表面都是球面，则可以放大整个像；如果前、后面是柱镜，则可以改变相应子午线的放大率。只有一个子午线的放大率发生变化的尺度镜称为子午线尺度镜。

一个子午线方向放大会引起观察物体的变形。当在眼前放置一个轴在90°的无焦子午线放大器时，放大效果表现在水平方向，则感知的外观额平面沿着注视点旋转。这是因为两眼的水平像大小不同引起了双眼水平视差，所测量的单视圆则会沿外观额平面相反的方向旋转（图3-2）。因为可以用单视圆和放大率的几何原理作解释，这种现象称为几何效应。在几何效应中，单视圆向着放大器所在的眼旋转，观察者感受到的视觉空间远离放大器所在的眼，比如在右眼前放置轴在90°的放大器，则单视圆沿右眼顺时针转动，外观额平面沿反方向转动（逆时针），最终感受到的是整个世界发生倾斜。旋转或者倾斜的程度可以用以下公式表示：

$$\tan \alpha = [(M-1/M+1)](d/a)$$

式中，M 是尺度镜的放大率，d 是检查距离，a 等于两眼间距的 1/2，放大率越大，则旋转或者倾斜也越大。同样，观察距离越大，则倾斜也越大。

这种状况造成病人相当的混淆，因为由双眼线索得到的深径信息与单眼得到的深径信息如重叠、纹理梯度等相互矛盾。

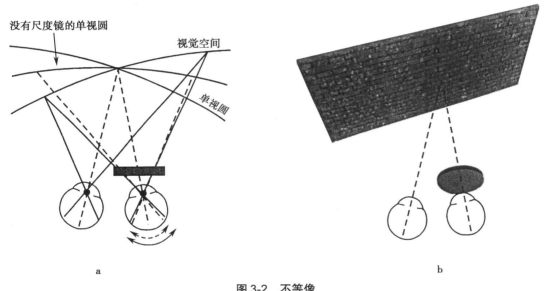

图 3-2 不等像
a. 视觉空间 b. 单视圆

（四）叶房（leaf room）效果

这种由于单眼放大导致的视觉世界的倾斜和变形，用叶房来解释就更加明显（图3-3a）。叶房有墙、地板和天花板，由叶子覆盖着，有助于消除单眼的深径线索。当在一眼前加上放大器时，整个房间看起来有倾斜和变形（图3-3b）。几何效应使感知墙、地板和天花板都出现倾斜。当右眼前加轴在90°的放大器时，因几何效应而致外观额平面出现倾斜，右边墙看得比左边墙更远。除了深径的改变以外，墙上叶子的大小也出现相应的改变。右边墙的叶子会比左边墙更大一些。奇怪的是，右边的地板向下倾斜，而天花板向上倾斜，其结果是正方形的叶房不再是正方形。因为放大器只做了水平方向的视差，所以地板和天花板向垂直方向的偏移无法用放大率来解释。但是，边墙的大小和距离的改变导致了天花板和地板的垂直变化。

当将放大器的轴向放在180°时，像的垂直方向放大，按理不会改变外观额平面或者单视圆，因为垂直视差不会产生立体感。但是，被试者看到的外界仍会倾斜，这种效果等同于

笔记

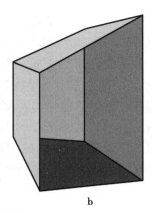

图 3-3　叶房

将 90° 的尺度镜放在对侧眼前的放大效果，尤其是在低度放大率的时候。这种一眼垂直放大率会和对侧眼水平放大率有同样效果，称为诱导效应（induced effect），不能用几何效果来解释，诱导效应的准确原因至今一直处于争议之中。

当一眼的水平和垂直方向均匀放大，几何效应和诱导效应会同时发生。当放大率较小时，几何效应和诱导效应的感知几乎相等，比如水平放大率为 2% 和垂直放大率 2% 所产生的倾斜量几乎相等，但是方向相反。几何效应和诱导效应能很简单地相互抵消，使空间变形不明显，但保持融像可能有困难。

不等像也可以由于集合不等引起，比如当注视近物时，物体并不位于垂直中线上，这时注视视标距离其中的一眼较近，但距离另一眼较远，这样也会产生两眼视网膜像的大小不一致。

临床上如果相对放大率不明显的话，则不等像就不成问题，各子午线的放大率大致相同，其视觉世界就不会发生倾斜。一般来说，双眼每相差 1.0D，则相对放大率的差值约为 1.4%，当双眼的放大率差值超过 5%～7%，诱导效应就遭破坏。如果不等像程度严重，病人就会感知到未矫正的几何效应以及相应的空间旋转。如果相对放大率超过 7%，则双眼问题就会出现，比如融像打破。如果婴幼儿期间出现融像打破，就会导致弱视。

一眼物像的斜向放大会产生不同的倾斜感，斜向放大引发旋转性视差，会出现垂直线向着放大子午线的方向倾斜。这种倾斜可转变成两眼水平视差，视差量随着离黄斑的垂直距离的增大而增加，同时水平视差的方向在上方和下方视野相反。这种结果导致倾斜效应（inclination effect）。这种效应是视觉世界沿着水平子午线发生倾斜，上方远离，而下方靠近。在叶房内，中间墙沿水平轴倾斜，其所见的大小变化导致天花板、地板和边墙变形。当左眼 45° 子午线放大（轴 135°）和右眼 135° 子午线放大（轴 45°）时，则叶房上方变大、变远；如果两眼放大子午线翻转，则效果相反。其他斜角的放大可分解到垂直，水平和 45° 及 135° 斜向子午线方向上。

旋转性聚散运动（cyclovergence eye movements）能产生同样的效果，比如当观察者集合并向下注视且存在斜向放大时，旋转性眼运动起到补偿的作用，减少由旋转视差引起的倾斜效应，但只能补偿很小的一部分，因为旋转性聚散运动的幅度很有限。斜向散光镜片也会产生这种效果。

临床上，高度散光也会出现几何效应和诱导效应。散光镜片由于各方向的屈光度不一致，会产生不同的放大率，这解释了为什么许多病人第一次给予散光矫正时会出现迷失方向感、深径觉改变和头晕，这就需要先调整镜片。

单侧白内障摘除并植入人工晶状体后，尤其是前房型人工晶状体，许多病人存在不等像现象。即使两眼均植入人工晶状体，若两者有所不同时，同样会存在不等像。若一眼的晶状体已摘除，但由于医学的原因不能植入人工晶状体，不等像更加明显。同样，对于单眼

笔记

屈光手术的病人同样存在着不等像的危险。

这里需要指出的是，不等像及相应的视觉空间变形除了感觉方面以外，还存在着其他的变化。当一眼的放大率大于另一眼时，则病人对偏心视标会产生扫视运动，各眼的像落在不同的视网膜位置上，这迫使病人做两眼不同的扫视运动，这违背了 Hering 法则。同样，不等像还会出现不同量的跟随运动。

四、透镜和棱镜的适应

透镜会引起空间变形，棱镜也会引起空间变形。与透镜不同的是，棱镜存在非均匀放大率，顶部的放大率要大于底部，这样会在感受野和单视圆上出现非均匀变形。水平位棱镜使得视觉空间向着观察者凹或凸，相应的单视圆向观察者作反向的凸或凹。

可以看出，透镜和棱镜在很大程度上影响了双眼视觉的感受，同样，新的透镜和棱镜处方也有可能引起双眼视物变形，这就要求我们在给予处方时一定要注意这些空间感知的变化。比如，即使高柱镜处方能为病人带来良好的视觉效果，但检查者一定要考虑这种透镜是否会引起不等像。

然而，视觉系统可以适应视觉空间的变形。适应程度可以从完全不适应到完全适应。但一般来说，都是部分适应，即仍然有部分变形，但比适应前要好了许多。在观看自由空间或自然环境时，人们往往表现很好的适应性，几何效应往往在 3～4 天内很快适应，诱导效应往往在 5～6 天适应。但是在人为空间，比如剥夺了视觉环境或者在使用双目镜和显微镜时，这种变形感又会出现。这种适应主要通过一些生理因素，来决定双眼信息不准确时的外物位置，比如单眼深径，特别是透视。当这些信息去除后，变形就重新出现了。

尽管许多仪器，如空间物像计，能发现不等像的适应现象，但用较准确的游标单视圆检测仪却没有发生什么改变，也就是说这种适应并没有从生理上改变视网膜对应点和视觉方向，意味着两眼立体视系统不会适应诱导性不等像。

有些研究者也发现了斜向放大的适应效果，但适应强度较小，很多人出现持续变形，甚至引起恶心。这种适应可以用补偿水平视差的眼旋转运动来解释。

双眼不等像的短期适应大约 20 分钟以后就可以发生。这些知觉适应依赖于对视觉世界定位的运动反馈和视野中的轮廓。

每个病人对于两眼不等像的适应程度不同。Rutstein 和 Daum 表明无法测量病人对不同放大率的适应程度。因此，临床工作者除了给出准确的屈光矫正处方后观察病人是否有空间变形以外，也没有其他的办法。

第二节　不等像的检查方法

叶房方法可以用于不等像的测量，在各眼前置不同倍率的无焦放大器，直至叶房看起来不变形，这时的无焦放大器的不同倍率便是不等像的量。但是大多数检查者没有叶房，故该法多用于实验室研究。

临床上有多种检查方法可用以确定不等像是否存在，包括应用两眼同时视（如 Turville 测试）、复像双眼同时视（如 Maddox 杆与双灯法）或交替遮盖试验以先后评估双眼像的大小，也可以用双眼像对比法如新不等像测试（new aniseikonia test）或空间等像计法。虽然各种检查方法都在临床应用，但空间等像计法可能是最准确且实用的。

一、双眼复像大小比较法

双眼复像大小比较法虽不甚敏感，但不失为一种简便的测试方法，可以评估水平、垂直和各方位的不等像。该法操作如下：

1．病人戴矫正眼镜，通过5△垂直棱镜，看到一个方图形视标成为上下复像。

2．病人比较上、下方图形的水平向大小，若有差异则说明有水平向的不等像。

3．将不同尺度镜置于像较小的眼前，改变尺度镜放大率大小，直至两眼像大小相等，此尺度镜的放大率即为不等像的测量值。

4．将5△棱镜置于水平位，以测量垂直向的不等像。

5．记录所测结果，如2.0%右眼水平位，1.0%左眼垂直位。

二、交替遮盖试验

Brecher首次提出应用交替遮盖试验来评估不等像，方法如下：

1．令病人戴矫正眼镜，注视远处正前方的一个正方图形。

2．交替遮盖一眼并令病人比较各眼所见正方形的水平向大小。遮盖板应迅速移动于两眼之间，并在各眼前停留1秒钟，以便病人比较像的大小。

3．若病人察觉两眼像大小差异，则将不同尺度镜置于像较小的眼前，作交替遮盖试验，直至两眼像相等，此尺度镜的放大率即为不等像的测量值。

4．令病人观察正方形的垂直向大小，作交替遮盖试验。

5．记录所测结果。

三、Turville 测验

Turville测验用以发现并测量垂直向不等像，所用图片如图3-4所示：

1．将一隔板置于图片中间使病人右眼仅见图片右边，而左眼仅见图片左边。

2．令病人比较左右两边的横线之间的垂直距离，若有差异则表明有垂直向不等像。

3．将不同尺度镜置于像较小的眼前，直至两眼像相等。

4．记录所测结果。

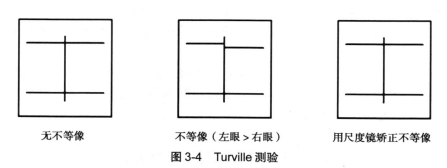

无不等像　　　　　不等像（左眼＞右眼）　　　　用尺度镜矫正不等像

图3-4 Turville 测验

四、Maddox 杆与双灯法

不等像可以用Maddox杆方法测量（图3-5），方法如下：

1．两小灯水平相隔20cm，置于病人前方60cm处。病人戴矫正眼镜，一眼前放置180°Maddox杆，两眼同时观看两灯，通过Maddox杆的眼看到两垂直光带线，另一眼看到两灯。

2．令病人比较两灯间距和两光带间距，若有差异则表明有不等像。若病人有水平位隐斜，光带不通过光点，难以判断两间距有无差异，则可先用棱镜矫正隐斜后再判断。

3．将不同尺度镜置于像较小的眼前，直至两光带与两光点之间间距相等，此尺度镜的放大率即为不等像的测量值。

笔记

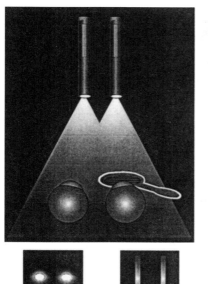
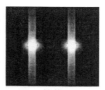

等像

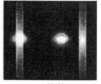

不等像

左眼像　　　　右眼像

图 3-5　Maddox 杆方法测量

4. 将两灯置于垂直位，90°Maddox 杆置于一眼前，可确定并测量垂直向不等像。

5. 记录所测结果。

五、新不等像测验

新不等像测验（new aniseikonia test）为一小册子（图 3-6），有许多对红绿半圆，当病人戴上红、绿滤片，左、右眼各见一边半圆。两半圆垂直排列测量水平不等像，水平排列则测量垂直不等像。方法如下：

图 3-6　新不等像测量

1. 令病人在所戴矫正眼镜前加戴红绿滤片。

2. 令病人比较小册子上的红色半圆与绿色半圆之大小，寻出左、右半圆相等的一对，左右半圆大小之比即为不等像的测量值。

3. 将小册子转至 90°，重复测验。

4. 记录所测结果。此测验所得值一般低于空间等像计的测量值。

六、不等像检测器

不等像检测器（aniseikonia inspection）为一电脑程序，由许多对红绿半圆或杆组成。当病人戴上红、绿滤片时，左、右各见其一半，比较各半的大小，寻出两半相等的一对，其比值大小即为不等像的测量值。这种直接比较不等像的方法虽然会低估不等像值，但精确度可达 0.5%，还可测量较大的不等像（高达 25%）。例如由单侧无晶状体眼、视网膜脱离和视网膜前膜所致的高度不等像。虽然此类病人经治疗而保持良好视力，却导致较高不等像。如此高的不等像不易由其他方法测量，如空间等像计仅测量最高至 5% 的不等像。因此不等像检测器是极为有用的临床测验法。其使用方法如下：

1. 病人坐在电脑屏幕前 50cm～1.5m 处。

2. 病人戴红绿滤片，观看电脑屏幕，双眼各见半边图像。

笔记

3.用键盘或鼠标改变一边半像之大小,直至两半边像大小看起来相等。

4.在垂直向、水平向和斜向上测量不等像,在各方位上从 −25% 和 +2.5% 起始各测一次。

5.两次测量的平均值为不等像量,电脑自动确定测量值。

6.电脑可模拟不等像矫正,以证实病人症状是否减轻,不等像矫正也可调整以使病人获得最满意的矫正。

七、空间等像计

应用空间等像计(space eikonometer)可以很精确地测量高达 5% 的两眼像之差异,也有助于给出不等像处方。这是一个有两条垂直线和两条斜交叉线组成视标的立体镜。不等像者看到交叉线会有旋转,而不在平行于眼的一个平面,或者其中的一条垂直线靠近观察者(图 3-7)。在各眼前置不同倍率无焦放大器,可以增加或减少放大率来中和视标的旋转。一旦旋转中和后,就可以计算两眼的放大率之差。这可用于设计矫正不等像的等像镜。

检查者有时不愿意给予屈光参差较大的处方,担心引起不等像。然而完全矫正较大的屈光参差未必引起严重的不等像。当疑有不等像时,应使用等像计来评估不等像大小。当病人戴矫正眼镜做等像计测量时,常出乎意料地发现仅有极少量不等像,甚至没有。由等像计评估病人对试戴矫正眼镜的反应也能使检查者调整屈光度,以将不等像减至最低。如果病人对不等像矫正处方在舒适度或费用(不等像矫正相当昂贵)上有疑问时,可以适当让病人牺牲少量视力和双眼视功能。

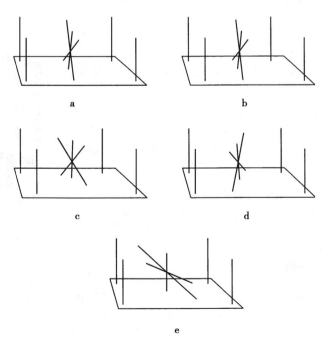

图 3-7　空间等像计测量

空间等像计极其精确,可能是临床双眼视功能测量中最精确的。此测量在生理光学上完全基于双眼单视和立体视。

(一)空间等像计的视标

空间等像计由 5 条直线组成:两条亮白色(或淡黄色)直线在后,两条暗绿色直线在前,其间为红色交叉线(图 3-8)。视标所见位置可由调控杆改变。右眼像大时,分别转动 ×90、×180 杆:

笔记

将等像计的×90杆移近左边外侧线；左眼像大时，将之移远；用×180杆将红色交叉线的右侧移近，而左眼像大时，将之移远。旋转轮将红色交叉线转向被测者为正值，转离被测者为负值。

用空间等像计检查时，被测者需报告调控杆改变相对放大率时线条的相对位置，当被测者报告各对线条位置相等时即完成该测量。

（二）安置空间等像计

让病人舒适地坐在等像计前，戴屈光矫正镜，调整仪器的瞳距，将所有调控杆置零，让病人观察并报告各线条位置。首先注意外侧线条，用×90调控轮移动之，直到病人视为等距，然后观察红色交叉线，用×180调控轮移动之，直至病人视为等距。

（三）确定像之大小

在检查完成后，不等像的矫正由3种放大率（×90、×180和斜位）得到。决定是否全部、部分或不矫正，基于测量结果和专业判断，即能否有矫正镜、费用及病人成功减轻症状的可能性。

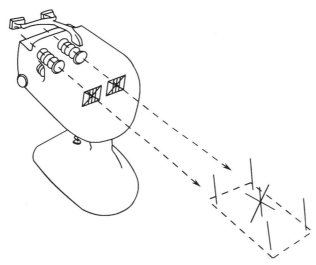

图3-8　空间等像计的视标

（四）不等像检查的困难之处

1. 单眼抑制　无足够立体视觉的病人在检查时，将报告视标均在同一平面上，若病人报告亮白（淡黄）色垂直线位于红色交叉线之前或暗绿垂直线在红色交叉线之后，则说明病人单眼抑制，因为病人是由线的亮度而不是由位置来估计视标的位置的。

若怀疑单眼抑制，可令病人用一眼观察视标，再用另一眼观察。右眼注视时，两右边垂直线比左边的靠近，左眼注视时，两左边垂直线比右边的靠近。于是，嘱病人两眼睁开，同时注视视标，询问病人右边或左边线条哪个更靠近，则可确定抑制眼。

2. 隐斜视　有些病人具有良好的融像功能和立体视视觉，空间等像计却显示少量的隐斜视（常为上隐斜）。即使未校正上隐斜低至0.5$^\triangle$，交叉线的一斜条长线常视为另一条之前（图3-9）。若出现此现象，注视视差检查应先做，以确定所需垂直棱镜，将注视视差减至零。将合适的棱镜至于试镜架，再继续等像计检查。

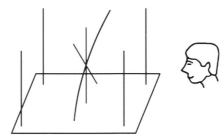

图3-9　上隐斜视病人在空间等像计检测中所见

笔记

第三节 不等像的临床问题分析

大约有 2%～3% 的人群存在不等像（aniseikonia），双眼视觉系统能耐受少量的两眼不等像。大约有 40% 的人至少有 8% 的中枢性两眼不等像。普遍认为 1%～2% 的放大率不等会出现临床症状。超过 5% 的两眼不等像会影响立体视阈值。如果程度严重，超过 20%，如无晶状体眼采用框架眼镜矫正时，可能引起单眼抑制，双眼视完全消失。根据一些特定的立体视检查方法可以确定不等像导致立体视下降的程度。临床上根据病人的症状、双眼的角膜曲率、屈光参差、眼轴长度以及不等像测量能作出正确的诊断。

一般而言，要确定某一病人是否有不等像并不困难。仔细询问病史和一些基本的临床测试足以作出初步诊断。在了解病人症状之后，考虑屈光状态和角膜曲率。如果还不能确诊，则诊断性遮盖一眼一段时期、或戴夹式不等像矫正镜，进一步支持诊断。

不等像的确诊应由仪器（如空间等像计）测量两眼像大小而定。若没有等像计，不等像矫正可由所需的屈光不正或两眼所见像大小的比较来估计而定。

一、病史

病人的症状对于不等像的诊断极为重要。不等像病人的症状与未矫正的屈光不正和隐斜有相似，不等像病人的症状及其发生率如下：

眼疲劳（asthenopia）	67%
头痛（headaches）	67%
畏光（photophobia）	27%
阅读困难（reading difficulty）	23%
恶心（nausea）	15%
眼动困难（motility difficulty）	11%
紧张（nervousness）	11%
眩晕（dizziness）	7%
全身疲惫（general fatigue）	7%
空间扭曲（ditortion of space）	6%

虽然局部视疲劳和头痛是不等像最常见的症状，但许多其他情况也可致相同的症状，因此要先考虑其他可能的病因并加以治疗，若无效再考虑不等像的矫正。

确定病人的主要症状及其持续时间和发生频率，对于引导检查至关重要。在采集病史时，开始就问"你双眼造成你最大的困扰是什么"，这样就能使病人正确陈述现有症状。

最重要的症状在于病人屈光矫正时，眼部症状可以方便地归因于视疲劳。典型的眼部症状包括与眼直接相关的头痛、灼热、眼痛、痒、牵拉感、疲倦等。这些症状也可以包括主觉观察，如视物模糊或复视，甚至平面的倾斜。这些视觉经历也可能伴有头痛、眼痛或其他不适，但常引起病人极大的关注。眼部症状常与用眼有关，常由未矫正的屈光不正、隐斜视或不等像所致。这些症状可由正确给予视力矫正而缓解。

相关症状包括眩晕、头痛、恶心和紧张，这些症状难以确定是否与用眼有关，若存有此类状态，屈光不正和不等像矫正不易使之缓解。这些症状常认为与眼部有关，促使病人求助于眼科专家，希望其头痛可能由眼部所致，而眼科医生能"治愈"之。然而仔细询问病史，头痛可能有其他病因，如过敏、鼻窦炎等。眼科医生的任务是要确定这些相关症状是眼部因素或建议病人求助于其他专家。

症状存在的时间也应考虑到。长期存在的症状，以前曾探索过而无成效，极有可能是

笔记

因为不等像之故。因为具有长时症状的病人已寻求过各种治疗,若所有以前的治疗无效,则可能排除其他病因,而不等像的可能性增加。

二、屈光状态

若病人无屈光不正或双眼屈光相等,则少有不等像及症状。许多病人存在单侧白内障摘除和人工晶状体植入,若术者忽视双眼像大小的平衡,则出现不等像。但若病人无屈光手术或白内障手术,则少有不等像,除非病人有屈光参差。一旦屈光参差被矫正,则极有可能导致不等像。在屈光参差不被矫正时,鲜有不等像的症状,因为一眼的图像模糊,而病人仅用另一眼视物。

三、角膜曲率

两眼角膜曲率不同,可确定屈光参差至少一部分为屈光性。当病人用框架眼镜矫正时,则导致两眼像之大小差异。散光绝大多数源于角膜,偶尔源于晶状体。无论何种起因,框架眼镜矫正将导致不等像。屈光性屈光参差由接触镜矫正将减少两眼像之大小差异,尤其在屈光参差不太高(低于 6.00D)而两角膜曲率之差与屈光参差量相当时。由接触镜矫正的另一优点是,减少眼向不同方向注视时的棱镜效果之差,从而减少动态不等像。

轴性屈光参差病人,两角膜曲率相同,根据 Knapp 法则,由框架眼镜矫正可消除静态不等像的问题。在给予框架眼镜处方时,应指定两眼镜片的基弧(前表面曲率)和中心厚度相同,以使两镜片的形状放大率相同。然而屈光性屈光参差不完全由角膜前面曲率所致,可伴有晶状体或角膜后表面之差异,故 Knapp 法则不完全符合。而且,由相等框架眼镜所致的动态不等像问题常导致严重的双眼视觉功能障碍。一般而言,建议由接触镜矫正为首选。

四、遮盖

遮盖可有助于不等像的诊断。若病人的症状在遮盖一眼时消除,则说明双眼视问题。一旦其他双眼视问题被治疗或排除,则不等像诊断成立。

五、夹式不等像矫正镜片

夹式不等像矫正镜片有助于不等像之诊断。此类镜片无屈光度,其设计原理基于镜片前表面曲率和中心厚度之不同所产生的形状放大率差异。当夹式镜片减轻症状时则不等像可能为问题所在。为进一步证实,可将夹式镜片置于另一眼前,若症状加剧,则诊断可确定。但是当夹式镜片无助减轻症状时,也不能排除不等像,因为症状可能由夹式镜片的重量和其表面的反光引起。

第四节　不等像的处理

不等像矫正的处方与屈光和隐斜视处方同样需要临床判断。所要考虑的因素包括病人的年龄、以前矫正的性质及病人对其的反应,病人的工作性质与爱好、病人对外观的关切程度、矫正镜的费用,尤其要考虑的是症状的性质和不等像矫正消除或缓解症状的可能性。

一、实际考虑

在设计等像处方时,解决光学问题是容易的,但要防止引起新的问题,光学上正确的处方,病人可能会不接受。在某些情况,宁可不给予完全的屈光矫正处方,稍微改变柱镜轴向或度数可能稍减视力,但矫正镜的外观和重量及费用可被病人接受。

笔记

二、镜片处方

对于不等像矫正,虽然无硬性和快捷规则,但建议下列情况作为考虑是否给予矫正。

建议不给予矫正的情况:

(1)在重复测量后不等像大小不确定

(2)深径觉察

(3)不等像和屈光参差的预期相反

(4)症状与用眼无关,或者屈光或隐斜矫正不能改善症状

(5)即使有高度不等像,病人仍感舒适

建议给予矫正的情况:

(1)不等像可测的敏感度低于所测值(假如 1.0%±0.5%,而不是 0.75%±1.5%)

(2)症状明确与用眼有关

(3)在排除有临床意义的水平或垂直隐斜视后,单眼遮盖能减轻症状

(4)在戴临时性夹式不等像矫正镜片 1～2 天,症状减轻

(5)屈光参差在完全矫正时引起不适感

(6)其他矫正不能减轻症状

(一)有关不等像的处方

在设计不等像矫正时,有两种稍有不同的观点:消除双眼之间全部的估计放大率之差异,或消除双眼之间全部的测量到的放大率之差异。两种理念都有临床价值,说明等像计的设计往往不是严格的科学,而常是一种临床处理的艺术。

1. 估计的放大率处方　这种方法常用于没有空间等像计时,仅凭双眼眼镜放大率之差异来估计处方。如将双眼屈光度差异控制在 1D 左右,看看是否有改善等等。

2. 测量的不等像处方　当不等像检测器或空间等像计测量所给的处方能消除两眼像放大率之差异时,考虑采用测量的不等像处方。测量通过病人最佳眼镜进行。根据病人原有的眼镜数据(顶点距离、前面曲率、中心厚度和材料折射率),通过改变这些数据来设计等像矫正,以达所测放大率之差为零。只要不等像能被测出,这种方法能同时满足远视性屈光参差和近视性屈光参差。基于此种理念所设计的处方,一般比由眼镜度数所计算的放大率要稍低。

(二)等像镜的设计

与屈光矫正结合设计矫正不等像的过程(称为转化 translation)并不复杂。检查者改变病人现有眼镜的数据(前表面曲率、中心厚度和顶点距离)就能获得理想的等像矫正。

在等像镜设计之后制作之前,先试两个有效步骤。第一步,尽可能给予接触镜处方,因其能消除动态不等像,并且当存在中度或高度静态不等像时,还能给予舒适的双眼视。当病人不愿或不能戴接触镜时,合理改变处方可以减少潜在问题。第二步,少许柱镜轴向和度数的改变,可减轻空间感知困难,对于年老病人更需如此。从眼镜放大率公式可知,改变顶点距离(d)、基弧(F_1,前表面曲率)、中心厚度(t)、材料折射率(r),可以改变放大率。但临床上,以改变前三种因素为主。其中改变顶点距离(例如:通过改变镜框距离和镜片安装斜截角)的方法方便、便宜,但可以改变的放大率有限。改变基弧和中心厚度的方法科学合理,理论上可以任意改变放大率,但这些改变也受到实际操作上的限制,例如中心厚度不能小于 1.5mm,否则导致该片强度不足。因此,在设计等像镜时应对所有的因素作些许改变,而不是对某一因素做大的变动。

1. 改变镜框距离和镜片安装斜截角位置的放大率

(1)镜框距离改变:临床上应用近似公式

笔记

$$m\% = F_v \times d / 10$$

式中，$m\%$ 为放大率的百分比，F_v 为镜片后顶点度数，d 为顶点距离（以 mm 为单位），一般为 15mm，故 1D 的 F_v 改变将引起 1.5% 放大率改变。

从上述公式可知，每 1D 及 1mm 顶点距离的改变，将改变 0.1% 放大率。例如某病人右眼屈光度数为 −6.00D，左眼为 −2.00D，需为右眼增加 1.2% 放大率，可将眼镜调近 3mm，这时右眼放大率增加 +1.8%，而左眼仅增加 0.6%，故右眼净增加 +1.20%。

（2）镜片安装斜截角改变：高度近视镜片的边缘厚度大，可将之安装斜截角位置做前后移动，从而改变顶点距离，以获得所需的放大率。大镜框的镜片边缘厚度大，故改变余地也大。

负镜片的边缘厚度 t_{em} 由下面的近似公式而定：

$$t_{em} = 2.1 - \frac{F_v \times h^2}{8000(n-1)}$$

式中，2.1 为一般的中心厚度，F_v 为镜片后顶点屈光度（D），h 为镜片的最短直径，即镜框的最短宽度（mm），n 为材料折射率。

由镜片边缘厚度可得出安装斜截角前移或后退的距离，再根据公式（$m\% = F_v \times d / 10$）可算出放大率之改变，负镜片后退将增加放大率，前移将减少放大率。

在高屈光不正状态下改变顶点距离时要相应改变镜片度数。

2. 改变基弧的放大率　对于正镜片（远视）增加前表面曲率更增加放大率，因为除了镜片形状放大因素增加之外，顶点增加更增大放大率。而负镜片（近视）大于 −2.50D 时在增加前表面曲率将减小放大率，因为顶点前移致负镜片的放大率减小，抵消了形状因素的增加。

计算的近似公式为：

$$\Delta m\% = \Delta F_1 \times (t/15 + 0.05 F_v)$$

式中，$\Delta m\%$ 为放大率改变的百分比，F_1 为镜片前表面曲率改变（单位为屈光度 D），t 为镜片中心厚度（单位为 mm），15 由材料平均折射率 1.5 而来，0.05 由前表面曲率改变引起顶点距离改变而来，F_v 为镜片后顶点度数（单位为屈光度 D）。

例如某病人现有眼镜为：

右：+3.00D，前表面曲率为 +7.50D，中心厚度为 3.38mm。

左：+5.00D，前表面曲率为 +9.50D，中心厚度为 4.5mm。

现需右眼增加 1.5% 的放大率，根据上述公式，将前表面曲率增加 4D 至 +11.50D，即可增加放大率 1.5%。

3. 改变镜片中心厚度的放大率　增加中心厚度将增加眼镜放大率的形状因素，因镜片前面一般为正值，其近似公式为：

$$\Delta m\% = \Delta t \times F_1 / 15 - \triangle t \times F_v / 20$$

式中，Δt 为中心厚度之改变（单位为 mm），F_1 为前表面曲率（单位为 D），15 由材料平均折射率 1.5 而来，F_v 为镜片后顶点度数（单位为 D）。

例如某病人现有眼镜为：

右：Plano/+6.25，前表面曲率 /2.1mm 中心厚度。

左：−2.00D/+4.50，前表面曲率 /2.1mm 中心厚度。

现需左眼增加 0.8% 放大率，根据上述公式，将镜片中心厚度增加 2mm，即可增加放大率 0.8%。

增加中心厚度相应等量增加边缘厚度，从而改变镜片安装斜截角位置来进一步改变放大率。

笔记

由于镜片厚度增加,镜片边缘的近似计算公式为:

负镜片边缘厚度

$$t_{em}=2.1-\frac{F_v h^2}{8000(n-1)}+\Delta t$$

正镜片边缘厚度

$$t_{ep}=2.1+\Delta t$$

2.1 为负镜片的原中心厚度,或正镜片的原边缘厚度,由玻璃和树脂(CR-39)的完全系数而定,若改为聚碳酸酯或高折射率材料,可定为 1.0mm。

(三)等像处方的几点考虑

增加 2.0mm 中心厚度和 +4D 前表面曲率将对镜片外形有很大的改变。因此,所有 3 种变量——顶点距离、前表面曲率和中心厚度,都应作较小改变以达理想的放大率的改变,并满足镜片外观需求。表 3-1 综述各种变量的效果。然而,为达到较大的放大率,有时需要给予处方很大的前表面曲率和很厚的中心厚度。为达到最佳的外观效果,应对镜片涂减反射膜和选最小的镜框大小。

表 3-1　镜片变量之改变对放大率的影响

	高度负镜片	低度负镜片	低度正镜片	高度正镜片
顶点距离移远	减小	微效	微效	增加
顶点距离移近	增加	微效	微效	减小
安装斜截角前移	增加	微效	微效	减小
安装斜截角后移	减小	微效	微效	增加
前表面曲率加陡	少量减小	增加	增加	增加
前表面曲率变平	少量增加	减小	减小	减小
中心厚度加厚	增加	增加	增加	增加
中心厚度变薄	减小	减小	减小	减小

1. 涂减反射膜和镜片边缘涂膜　前表面曲率加陡和中心厚度加大能引起较大的反射,使眼镜片看起来反光很大,有碍美观。镜片表面涂减反射膜和对边缘厚于 2.6mm 涂上与镜框相匹配的膜,将减小反射,使等像镜片的外观改进,易被接受。

2. 镜框大小和材料　仔细选择不等像处方的镜框极其重要。配戴稳定的厚实镜框将是好的选择,因为眼镜顶点距离的少许移动将对放大率有较大的影响,尤其是屈光参差的病人。为达到最薄镜片边缘厚度和最轻重量,尽可能选用小镜框。塑料镜框比无边镜框或金属镜框更能遮住不等像的厚边缘。

达到理想放大率的等像镜的设计过程是很复杂的,建议做下列的考虑程序:

(1)首先,最大程度地改变眼镜顶点距离,因其在外观上最易被接受。当不等像矫正和屈光参差所预计为同一方向时,尽可能减小顶点距离,9~10mm 是最小的使用距离。当不等像矫正和屈光参差所预计的为相反方向时,尽可能增加顶点距离。

(2)尽可能大地改变前表面曲率,但太陡或太平的前表面曲率有损外观,故维持在 +10.50D 至 +2.00D 之间。根据当地镜片制造商的供货情况来选择前表面曲率,将节省时间和费用。

(3)改变镜片中心厚度。

(4)改变镜片安装斜截角。

3. 双环曲面镜片(bitoric lenses)　双环曲面镜片在不同子午线上具有不同放大率。每一镜片的前后环曲面轴向必须严格对齐,少至 0.5° 偏差可能引起较大的度数误差。双环曲面镜片制作相当困难，仅有极少数制造商能加工。当定做双环曲面镜片时，最好简化订单使之明了易理解，例如采用图形（光学交叉线），指定前表面曲率、中心厚度和总度数。制造商将确定合适的后表面曲率。当收到加工好的镜片后，需要对屈光度数（应用镜片测度仪）、中心厚度和前表面曲率的度数和轴向作简单的检测。

4. 意外的不等像矫正　若病人在戴现有眼镜时没有不等像，则在设计新的眼镜时必须避免产生意外的不等像。在处方时，要指定前表面曲率和中心厚度与原镜片相同。如屈光矫正有大改变或首次屈光矫正，则以负柱面形式（即镜片后面为环曲面）给予相等的前表面曲率和中心厚度的镜片处方，来消除远视性屈光参差。当两侧镜片为负度数时，订购现成镜片一般已足够，不必定做相同前表面曲率镜片，因为现成负镜片几乎有相同的中心厚度。现成负镜片也有合适的前表面曲率，而且现成的较高负镜片前表面曲率较平坦，给予小量放大率。若此小量放大率达不到矫正要求，则应定做相等前表面曲率和中心厚度的镜片。

在给予新矫正镜片处方时，可能会由其他途径引入意外的不等像。这甚至可能发生于原处方极小改变，或相同处方而仅换新镜框。这些意外的不等像之发生，可能由于镜框大小改变，材料折射率差异（如原镜片为玻璃，新镜片为聚碳酸酯 PC 片）。

5. 镜框大小的改变　当所选的新镜框大小与原镜框大小有明显不同时，可能引起意外的不等像。这时，由于镜片大小所致的顶点距离改变，病人会感到放大率的变化。大镜片由于矢高增大而使之前移，从而改变放大率。大镜框的负镜片由于矢高增大，顶点距离增大，导致放大率减小，而正镜片的放大率增加。镜框大小改变时，镜片正负决定矢高的影响，对于负镜片，镜框最小径决定矢高的影响，而对于正镜片，最大径决定矢高的影响。

若病人因放大率改变而感不适，可将眼镜片顶点距离调小。

6. 材料折射率的改变　镜片材料折射率的改变也可导致意外的不等像，一般放大率变化较小。例如镜片材料由冕牌玻璃（$n=1.523$）改为聚碳酸酯 PC（$n=1.586$），放大率仅减少 0.05%。

改用高折射率材料的通常原因是使镜片外观变薄。虽然镜片放大率改变甚小，但是许多病人还有空间感知改变的不适。为了尽量减低空间感知改变，最好使新的负镜片的前表面曲率增加 0.50～1.00D，再将眼镜向眼调近。常将两镜片更沿面部弯曲（增加 face-form），并将两镜片的垂直向倾斜度（pantoscopic tilt）调至与原眼镜相同，也可以将意外不等像减至最低。

三、总结和结论

虽然不少病人有不等像症状，但并不常给予等像镜处方。仔细询问病史和临床检查将足以作出不等像的诊断。当有不等像时，建议首先给予接触镜或框架眼镜矫正，以确定简单的屈光矫正能否解决不等像问题。偶尔对于老年病人，稍许改变柱镜轴向或度数也可能缓解不等像症状而不需做不等像矫正。

当需要做不等像矫正时，下述 3 条一般规则改变病人眼镜以求矫正不等像：

1. 改变顶点距离以改变放大率。
2. 增加前表面曲率以增加放大率。
3. 增加中心厚度以增加放大率。

认识到这些因素，能使检查者决定改变何种镜片变量，并简化等像矫正之设计。

（王光霁）

二维码 3-1
扫一扫，获取更多案例分析

二维码 3-2
扫一扫，测一测

参 考 文 献

1. Remole A，Robertson K M. Aniseikonia and anisophoria: current concepts and clinical applications. Waterloo: Runestone，1996

笔记

2. Scheiman M，Wick B. Clinical management of binocular vision: heterophoric，accommodative，and eye movement disorder. Philadelphia: Lippincott Williams & Wilkins，2014.

3. Bennett AG，Rabbetts RB. Clinical visual optics. London: Butterworths，1989.

4. Fannin TE，Grosvenor T. Clinical optics. Boston: Butterworth-Heinemann，1996.

5. Goss DA，West RW. Introduction to the optics of the eye. Boston: Butterworth-Heinemann，2002.

6. Tunnacliffe AH. Introduction to visual optics. London: Association of Dispensing Opticians，1993.

笔记

第四章

双眼视觉异常的概念和检查

本章学习要点

- 掌握：调节和聚散的概念；调节和聚散的分类；调节与聚散的关系；双眼视觉异常的基本类型、临床表现；双眼视觉的测量评估步骤。
- 熟悉：分离性隐斜视的检测；正负融像性聚散的直接及间接检测；感觉融像的检测；调节异常的检测。
- 了解：双眼视觉的特殊测量方法：注视视差的检测、相关性隐斜视的检测、注视视差曲线的确定及应用。

关键词 调节 聚散 双眼视觉的测量方法

视觉系统要对外物保持清晰的双眼单视，必须将两眼视线对准该物（集合）和准确对焦（调节）。在不同距离位置上的外物对视觉系统有一定调节需求和聚散需求，视觉系统必须准确地满足这些需求，并且有足够储备和灵活性，方能看得清晰、舒适而持久。

第一节　双眼视觉异常的基本概念

非斜视性双眼视觉异常的发生，有许多因素在起作用，以调节和聚散因素为主或其中单一因素，或多种因素综合。

一、调节需求和聚散需求

处于特定距离上的外物会诱导眼睛做出调节来看清它，此时所需的调节量为调节需求，此时令双眼单视所需做出的聚散量为聚散需求。调节需求为眼主点至外物距离（以米为单位）的倒数，但临床上以眼镜平面（离眼前顶点 12mm）为起算点，其单位为屈光度（D）（图 4-1）。

聚散需求为两眼转动中心连线，即基线至外物距离（以米为单位）之倒数，单位为米角，与瞳距大小无关。聚散需求也有以棱镜度（△）为单位的，为瞳距（cm）/外物距离（m），与瞳距大小有关，对于相同距离外物，瞳距大者比瞳距小者的聚散需求要大一些，故棱镜度较为合理（图 4-1）。

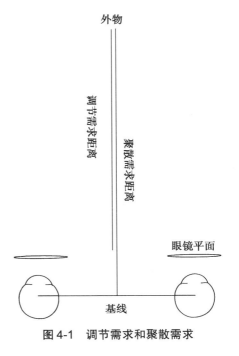

图 4-1　调节需求和聚散需求

由于计算调节需求和聚散需求的终止点相差2.7cm（眼球转动中心到角膜前表面15mm，角膜前表面到眼镜平面是12mm）。两者不呈线性相关，尤其看近时。如表4-1所示，是在不同的注视距离上调节需求和聚散需求的量的大小，聚散需求以棱镜度（△）为单位。

表4-1　调节需求和聚散需求

测量距离（m）	调节需求（D）	聚散需求（△）		
		（瞳距60mm）	（瞳距64mm）	（瞳距67mm）
6	0.17	1	1.1	1.1
4	0.25	1.5	1.6	1.7
1	1	5.8	6.2	6.5
0.5	2	11.4	12.1	12.7
0.4	2.5	14.1	15	15.7
0.333	3	16.7	17.8	18.6
0.25	4	21.7	23.1	24.2
0.2	5	26.4	28.2	29.5
0.167	6	30.9	33	34.5
0.143	7	35.3	37.6	39.4
0.125	8	39.5	42.1	44.1
0.111	9	43.5	46.4	48.6
0.1	10	47.2	50.4	52.8

眼镜对调节需求和聚散需求的影响：由于眼镜平面与主点之间存在顶点距离，故戴远用眼镜在看近时的眼调节需求有改变，近视者眼调节需求减小，远视者增大。看近时两眼视线向内通过眼镜内向偏心处，由于偏心棱镜效果，也改变了聚散需求，近视者减少，远视者增大。所以当近视者从戴眼镜改戴接触镜可能出现双眼视问题。

二、调节和聚散

（一）调节

调节（accommodation）为调整眼屈光力以看清外物。调节本身似乎与双眼视无关，但它与聚散联动，故广义而言，仍属双眼视范畴。调节分为4类：张力性调节、聚散性调节、近感知性调节和反应性调节。

张力性调节运用的是眼处于休息时的调节状态，大约在0.75～1.50D范围。夜间近视（night myopia）和空视野近视（empty-space myopia）因视觉刺激不足而出现，此时眼处于张力性调节的状态。

聚散性调节是指由于人眼聚散改变而导致的调节反应的变化，调节会引起调节性聚散，而聚散也会引起聚散性调节，调节与聚散之间形成互相影响的联动关系。

近感知性调节指由于感知近物引起的调节，近感知性调节又可称为器械性调节。

反应性调节的刺激为外在注视目标出现时所产生的视网膜模糊，反应性调节对中度空间频率（2～5周/度）的轻中度模糊刺激反应最明显。

反应性调节的动力学为"阶梯"反应，潜伏期为370毫秒，持续期为700毫秒，最大调节速度为每秒10D。

反应性调节的病理生理：如"一过性"和"持续性"反应性调节问题。一过性弱反应性调

笔记

节可导致低调节速度，即调节失灵；持续性弱反应性调节可致异常调节滞后和不稳定。视力差（如弱视）可影响反应性调节。低反应性调节易致近视加深和假性近视。反应性调节是调节反应中最重要的部分，而且其所占比例也最大，反应性调节可通过训练增强。

调节的目的在于看清外物，在视觉光学上视物模糊的程度（B）由下式确定：

$$B=A+AD+LP-K$$

上式中 AD 为调节需求，LP 为透镜度数，K 为屈光不正，三者总和为调节刺激，A 为调节反应，可从 0 至最大的调节幅度，但为持久而舒适计，须有一定量的调节储备，一般为调节幅度的一半。若调节反应不足或过强，与调节刺激之差超过了景深给予视觉系统的忍受度，则出现视物模糊。调节反应要足够准确，快速和持久，其中一项功能异常，并不等于其他功能同时出错，临床上须做全面评估。

（二）聚散

聚散（vergence）是为了调整两眼视线夹角对准外物，以达双眼单视，获得最佳立体视。聚散分为 4 类：张力性聚散、调节性聚散、近感知性聚散和融像性聚散。

张力性聚散分为：①非视觉张力即解剖和生理的休息位置；②适应性张力，即由已经完成的视觉活动所决定的调整神经支配的张力。

调节性聚散指当人眼调节改变时引起的聚散度的变化。近感知性聚散又称为自主性聚散或心理性聚散，多指感知注视物在近处而发生的集合现象。临床上，近感知性集合被认为是调节性集合的一部分。

融像性聚散的生理光学刺激为视网膜视差，故又称为视差性聚散（disparity vergence）。它对中小量视差反应最佳。至于立体视和复像，则不能刺激视差性聚散。

视差性聚散的动力学为"阶梯"反应，潜伏期为 150 毫秒，持续期为 500 毫秒，最大速度为每秒 $40°$，集合比散开稍快。聚散可出现不对称轨迹，如阅读时，聚散为扫视性聚散。

视差性聚散的病理生理：一过性弱神经支配可导致聚散不灵活（vergence infacility）、暂时性集合异常和散开异常，持续性弱神经支配可出现大的注视视差，导致聚散不足和融像不足。大而持久的视差性聚散可导致恒定性斜视。

聚散之目的在于维持两眼单视。是否出现复视及其程度（DP）可由下式确定：

$$DP=V+VD+PE+Ph$$

上式中 VD 为聚散需求，PE 为棱镜度数，底朝外为正值，朝内为负值。Ph 为隐斜视度数，内隐斜视为正值，外隐斜视为负值。三者总和为聚散刺激，V 为聚散反应，可从 0 至最大的聚散，但为了保证持久而舒适，须有一定量的聚散储备，其储备足够与否，由各种规则确定（在第五章节详述）。若聚散反应与聚散刺激之差超过 Panum 区的融像范围则出现复像。聚散反应要足够、准确、快速和持久。临床上应对其功能做全面评估。

以上四种聚散的分类多用于在水平方向的水平性聚散，在垂直方向的垂直性聚散与调节无关，不受近感知和意志影响，约为 $\pm 3^{\triangle}$。垂直性适应远慢于水平位，至少要 15 分钟。

屈光参差戴眼镜阅读时，因两眼镜偏心棱镜效果不同，可能引起垂直性棱镜失衡（prismatic imbalance）导致垂直性平衡失调。在配制双光镜和渐变镜时尤其应注意。

三、隐斜视

在无融像需求时，两眼视线不对准视标的眼位为隐斜视（phoria 或 heterophoria）。当存在融像需求时，隐斜和聚散需求之和称为运动融像，即聚散的刺激。

分离性隐斜：顾名思义，隐斜视应在无融像状态下所测的向量，即分离性隐斜视。分离方法有如下 4 类：①排除方法，如遮盖试验；②复像或分离方法，如 von Graefe 方法；③变形

笔记

方法，如 Maddox 杆；④非融像或独立视标，如立体镜隐斜测试卡。

相联性隐斜视是在双眼融像状态测出消除注视视差所需的棱镜量。临床上用该量的一半作棱镜处方，适合于绝大多数病人，因其在正常双眼状态下所测，更符合实际情况。

通常相联性隐斜视的量比相应的分离性隐斜视量小，两者高度相关。但是某些个体用两种方法所测的结果刚好相反，如分离性外隐斜视同时有相联性内隐斜视，这称为"悖理性注视视差"，最常见于一些接受视觉训练以增加融像性聚散幅度的病人。

四、调节与聚散的关系

调节与集合以及瞳孔收缩为三联动（triad）的关系。其优点为增加神经支配效益和同步性。它们之间的联系途径为调节性集合（AC）和集合性调节（CA）。前者由调节性集合量与调节量之比即 AC/A 比率作定量，后者由集合性调节量与集合量之比即 CA/C 比率作定量。AC/A 比率平均为 4/1，随年龄略增，在老视前期呈指数上升。CA/C 比率平均为 1/12，10 岁时最高，随年龄呈线性下降，至 40 岁后降为 0。临床上以 AC/A 比率作为诊断和处理双眼视异常的重要依据。

1. 刺激性 AC/A 比率和反应性 AC/A 比率　临床上以调节需求和测试镜度数之和为调节刺激，将所测调节性集合量与之比，即求得刺激性 AC/A 比率。但是真正调节反应量并不一定等于调节刺激量，通常调节滞后 +0.25～+0.50D，调节反应量可由客观电脑验光仪或动态检影确定，将所测调节性集合量与之比，即为反应性 AC/A 比率，在做科研时必须如此，因其真实严密，但在临床上为方便计，仅采用刺激性 AC/A 比率。

2. 计算性 AC/A 比率和梯度性 AC/A 比率

计算性 AC/A 比率的计算公式为：

AC/A＝（近距集合需求－远距隐斜视量＋近距隐斜视量）/ 近物调节需求

或　　　　　　AC/A＝瞳距＋近测距×（近距隐斜视量－远距隐斜视量）

式中，瞳距单位为 cm，近测距单位为 m。

梯度性 AC/A 比率的计算公式为：

AC/A＝（初始隐斜视量 #1－诱发隐斜视量 #2）/（调节刺激量 #1－调节刺激量 #2）

或　　　　AC/A＝[近距隐斜视量－（加 +1.00D 的近距隐斜视量）]/（+1.00D）

计算性 AC/A 比率在测隐斜视时有远、近之分，在测近时受近感知集合的影响而增大，而梯度性 AC/A 比率均在近处测，近感知集合相互抵消。因此，计算性 AC/A 比率在正常情况下较梯度性 AC/A 比率要大些。

在临床上 CA/C 比率尚未广泛应用，测量时要用无模糊视标高斯差（different of Gaussian，DOG）卡或针孔以排除模糊对调节的刺激，让受试者两眼在 4 个不同距离看视标，以检影法确定调节量，刺激性 CA/C 比率与反应性 CA/C 比率基本相同，无须区分。

五、双眼视觉异常的基本类型

Duane 描述了最常见的 4 种类型的双眼视综合征：集合不足、集合过度、散开不足、散开过度。但该分类有其局限性，临床上许多非斜视性双眼视异常并未包括其中。非斜视性双眼视异常大多由于调节与聚散的配合不默契所致，故临床上可以 AC/A 比率为纲，对非斜视性双眼视异常进行分类。AC/A 比率有低、正常和高之分，而隐斜视有内、外和正位之别，可组合成 9 类非斜视性双眼视异常，加上调节、眼运动等异常，共有如下 15 种基本类型：

1. 集合不足　低 AC/A 比率，看远正位，看近中高度外隐斜。

2. 集合不足　低 AC/A 比率，看远外隐斜，看近更高度外隐斜。

3. 散开不足　低 AC/A 比率，看远内隐斜，明显大于看近隐斜。

笔记

4. 融像性聚散障碍　正常 AC/A 比率,看远正位,看近正位,或看远、看近有低度内或外隐斜,主要障碍不在于隐斜,而在于融像性聚散幅度降低。

5. 单纯性外隐斜视　正常 AC/A 比率,看远外隐斜,看近外隐斜,两者基本相等。

6. 单纯性内隐斜视　正常 AC/A 比率,看远内隐斜,看近内隐斜,两者基本相等。

7. 集合过度　高 AC/A 比率,看远正位,看近高度内隐斜。

8. 集合过度　高 AC/A 比率,看远内隐斜,看近更高度内隐斜。

9. 散开过度　高 AC/A 比率,看远低中度外隐斜,看近隐斜明显小于看远。

10. 垂直位异常　右眼上隐斜等于左眼下隐斜,通常以上隐斜分类为右眼上隐斜或左眼上隐斜。

11. 调节不足

12. 调节不持久（ill-sustained accommodation）

13. 调节过度

14. 调节灵活度异常

15. 眼运动障碍

上述第 1、2 类均为集合不足,第 7、8 类均为集合过度,因临床治疗上有所不同,故仍将之归为不同类型。

在采集病史和确定屈光不正之后,下一步就要进行常规双眼视测量。双眼视觉测量由一系列的检测技术构成,遵循一定的检测流程,有关细节和流程在本书系列《眼视光学理论和方法》中有阐述,下面将阐述方法的概要、意义和注意点。

第二节　双眼视觉的基本测量方法

双眼视觉的测量评估分为如下 5 大步:

1. 测量调节功能　调节功能的检测包括调节幅度、调节灵活度、调节反应、正负相对调节等方面。

2. 测量集合幅度　一般指集合近点（NPC）的倒数,此测量对于集合不足的诊断极其重要,测量所用的视标类型和多次测量的结果是关键。

3. 测量感觉融像　包括抑制和立体视觉。一般而言,非斜视性双眼视觉异常的立体视觉在临床上测量并不受影响或受影响极微,而轻度抑制却常见。特殊测量如 Worth 4 点灯可测量抑制。

4. 测量在远、近距离上隐斜视的方向和幅度以及 AC/A 比率　基本测量方法包括遮盖试验,von Graefe 隐斜试验,Thorington 改良试验。

5. 测量正负融像性聚散　有平滑聚散(综合验光仪中用 Risley 可变棱镜)和阶梯聚散(用棱镜排杆)测量之分

双眼视的全面测量应包括上述所有 5 步,但最少应测量的数据包括调节和集合幅度、远、近距的遮盖试验和立体视觉。若病人有症状而所测量的数据不足时,则应加双眼视间接测量、灵活度测量和注视视差测量等。

在临床上为求方便,将所有需用综合验光仪（phoropter）的检测方法归为一组进行,将所有不需用综合验光仪检查的归为另一组进行。为了避免上一检测对下一检测的影响,应按以下顺序测量:①自由位测量（理论上此时无刺激或抑制,如测量隐斜视）；②抑制性测量,如底朝内棱镜（base in,BI）、负相对调节（negative relative accommodation,NRA）；③刺激性测量,如底朝外棱镜（base out,BO）、正相对调节（positive relative accommodation,PRA）。

一、调节功能的检测

调节功能检测应包括调节幅度、调节灵活度、调节反应和正负相对调节等方面,测量的正常值见表4-2。

表4-2 调节测量的正常值

检测项目	正常值	标准差
调节幅度		
推进幅度	18-1/3× 年龄	±2D
负透镜幅度	2D< 推进幅度	
单眼调节灵活度		
儿童		
(±2.00D 反转透镜,读出调节锁定卡上的字母或数字)		
6 岁	5.5 周 / 分	±2.5 周 / 分
7 岁	6.5 周 / 分	±2.0 周 / 分
8~12 岁	7.0 周 / 分	±2.5 周 / 分
成人		
(±2.00D 反转透镜,看清楚时报告)		
13~30 岁	11.0 周 / 分	±5.0 周 / 分
30~40 岁	无正常值	
双眼调节灵活度		
儿童		
(±2.00D 反转透镜,读出调节锁定卡上的字母或数字)		
6 岁	3.0 周 / 分	±2.5 周 / 分
7 岁	3.5 周 / 分	±2.5 周 / 分
8~12 岁	5.0 周 / 分	±2.5 周 / 分
成人(根据调节幅度确定反转透镜的大小)		
	10.0 周 / 分	±5.0 周 / 分
单眼估计检影法	+0.50D	±0.25D
融合交叉柱镜试验	+0.50D	±0.50D
负相对调节	+2.00D	±0.50D
正相对调节	−2.37D	±1.0D

(一)调节幅度的检测

1. 移近法(push-up method) 是在单眼状态下的主观测量值。当近点很近时误差较大,如 5cm 应为 +20D,若误为 6cm,则为 16.7D,若误为 4cm,则为 25D。改良的方法为在眼前加 −4.0D,使近点移远,测量后再加 +4.0D,则相对误差减小。

测量儿童时,应不停地让儿童读出视标,以确定模糊点。一种改良的方法是移远法(pull-away method),将视标尽可能贴近被检眼使之不能辨认,然后逐渐移远,直至受试者能读出视标,该距离为近点。

无论是移近法或移远法,视标所对的视角随距离而改变,从而移近法一般高估调节幅度。改进的方法是在不同距离改用不同大小的视标,以维持视标视角大致相同。

2. 负镜片法 在单眼前逐步递增 −0.25D 直至模糊,总负度数的正值加上工作距离的屈光度(2.5D)为调节幅度。该法为"阶梯"性,随着负度数的增加,视标像缩小,改进方法随着负度数的增大而选择稍大些的视标。

笔记

（二）调节灵活度的检测

调节灵活度是测量评估调节反应的耐力和动力。随着年龄增大，调节幅度下降，调节灵活性也随之下降。传统的测量用 ±2.00D（4D 调节改变量）反转透镜在 40cm 处用于任何年龄者时会出现比较大的结果差异。如 10 岁受试者具有 12D 调节，测量距离需求（2.5D）仅占其调节幅度的 21%（2.5/12），4D 调节改变量仅占其调节幅度的 33%（4/12）；而 40 岁受试者具有 5D 调节，测量距离需求已占其调节幅度 50%（2.5/5），而 4D 调节改变量已占其调节幅度的 80%（4/5）。因此，近来一些学者发现，对不同的调节幅度应采用不同的检查距离和反转透镜度数，更能鉴别有症状与无症状的儿童和成人。检查距离应为调节近点的 2.22 倍，如调节近点至鼻根 9cm，检查距离应为 20cm（9cm×2.22cm）；反转透镜度总量应为调节幅度的 30%，如调节幅度为 10D，反转透镜度为 ±1.50D（总量为 3.00D=10.00D×0.3）。

测量时的提示：告知受试者每当反转后能看清视标时，立即报告"看清"。但对于幼儿，嘱其正确读出字、数或画，以确定其能看清。

单眼和双眼测量：双眼测量不单纯测量调节灵活度，而是同时测量调节和聚散的相互关系。当在两眼前置正镜时，受试者放松调节以看清视标，同时调节性聚散下降使双眼向外转，这时受试者要运用正融像性聚散以维持双眼单视；当在两眼前置负镜时，刺激受试者调节以看清视标，同时调节性聚散使双眼向内转，这时受试者要运用负融像性聚散以维持双眼单视。因此，正镜同时评估放松调节和正融像性聚散功能；而负镜同时评估加大调节和负融像性聚散功能。其中任一功能障碍时，测量结果即较正常人差。若结果正常，则表明两种功能正常。若受试者不能通过双眼检测，则进行单眼检测以作鉴别诊断。若受试者不能同时通过双眼和单眼检测，则表明调节灵活度有问题；若受试者不能通过双眼检测而能通过单眼检测，则表明双眼聚散有问题。

双眼检测视标必须能控制抑制。视标须由三部分组成：一部分视标仅能被右眼所见，一部分仅能被左眼所见，一部分能被两眼同时所见。这可用偏振片结合偏振眼镜使视标分离。

（三）调节反应的检测

1. MEM（monocular estimation method）**动态检影法**　是一种客观方法，将刺激足够调节的视标置于检影镜同一平面附近，离受试者 40cm，在能读出视标时作检影，在被检眼前快速置入预估的不同度数透镜以达中和。透镜置于眼前的时间要尽量短，以免改变调节反应。受试者必须戴准确的远矫正镜，不能有过矫和欠矫。

虽然 MEM 检测调节方面，但同时也能评估双眼视功能。如被检眼需用低于正常值的正镜甚或负镜来中和，则可能是调节过度，或者高度外隐斜视伴正融像性聚散下降，后者运用调节性聚散以补充融像性聚散的不足，以维持双眼单视，尽管可能调节过度而视物模糊。同样，高正镜中和可能是由于调节不足或者高度内隐斜视伴负融像性聚散下降。

在进行 MEM 时，必须有正常室内照明，因暗照明会影响调节反应。检测结果为 +0.25D 至 +2.50D，若低于 0 或者高于 +0.75D 则有问题。

2. 融合交叉柱镜（FCC）**试验**　是一种主观方法，比 MEM 容易而且快速，但比 MEM 的重复性差，难以用于年龄小于 8、9 岁的儿童。检测结果为 +0.50D，标准差为 ±0.50D。

（四）负相对调节和正相对调节

当进行负相对调节（NRA）时，调节逐渐放松，需正融像性聚散才能维持双眼单视；当进行正相对调节（PRA）时，调节逐渐增加，需负融像性聚散才能维持双眼单视。因此负相对调节和正相对调节（NRA/PRA）同时评估调节和聚散，在测量时务必令受试者一直看清视标并单视，若有复视立即报告。

由于在 40cm 处进行检查，NRA 最大值应为 +2.50D，即调节完全放松，若大于 +2.50D

笔记

则说明在远距离验光时调节未完全放松,验光结果负值过大(over minus)。

二、集合幅度的检测

近来发现在检测集合幅度时,集合近点远离是诊断集合不足的最重要依据。视标可分调节性视标、笔灯、笔灯同时眼前加红滤片或红绿滤片。有学者建议应用各种视标进行检测,至少用调节性视标和笔灯同时眼前加红绿滤片各作一次,以发现不同结果。

通常集合近点仅作一次,对于集合不足者应重复做4～5次,甚至10次。可发现集合近点后退1.5cm以上。

笔灯同时一眼前加红滤片或两眼前加红绿滤片,若恢复点后退较大,则表示有集合问题。

对于集合不足病人,用调节视标所测的分裂点约9.3cm,而笔灯加红绿滤片所测为14.8cm,用调节视标所测的恢复点约12.2cm,而笔灯加红绿滤片所测为17.6cm。而正常者用两种视标所测值之差不明显,平均破裂点为2.4cm和2.9cm,平均恢复点为4.2cm和5cm。

在临床上比集合近点更能确定集合问题的一种方法为"跳跃集合"测量(jump convergence test),令受试者先注视6cm处视标,然后注视15cm处视标,再始而复之。正常者可达每分30周,而集合不足者仅每分23周。

三、感觉融像的检测

不同于斜视,非斜视性双眼视异常仅有轻度的感觉融像减退,大多数病人仅有轻度立体视下降,隐斜视者可有轻度抑制。在进行上述双眼视功能检测时,如集合近点、水平隐斜和融像性聚散等,病人可能因抑制而不能发觉复像。

(一)抑制的评估

Worth 4点试验是一种最准确地评估抑制存在与否及其大小的主观方法。①确定抑制范围的大小:先在33cm处进行,再逐渐移远至1m进行,距离越远才出现的抑制越小;②确定抑制的程度:在正常室内照明时才出现的抑制程度低,由于正常照明易诱发抑制,若在暗室中也出现的抑制程度高。

还有许多评价抑制的主客观方法,如Vectographic表,Bagolini线条镜,4$^\triangle$底朝外棱镜试验。

(二)立体视觉评估

临床上应用局部(轮廓)立体视和整体立体视两类。前者的缺点是无立体视觉的受试者根据单眼线索也能猜对答案。后者为随机点组成,无单眼提示。整体立体视的另一重大意义在于,其能筛选出恒定性斜视者,即使是对于大于660″的随机点视标,恒定性斜视者亦无法通过该检测。

四、分离性隐斜视的检测

(一)遮盖试验

是一种客观检测眼位的方法,由遮盖打断双眼融像,在双眼无融像状态下检测分离性隐斜视的向量。遮盖试验分为交替遮盖和遮盖-去遮盖试验两种,前者可判定是否正位和斜位及方向,后者可辨别隐斜视和斜视以及区分交替性斜视或恒定性斜视。先做远距遮盖试验,再做近距遮盖试验。正因为遮盖在无融像状态下进行,调节是控制聚散的最主要因素(除外近感知、意志和张力之外),故在做遮盖时必指令受试者持续看清视标,视标的空间频率必须足够刺激最佳调节,一般比最佳视力大一行;也可在移动遮盖板之的间隙,左右微移视标(1～3cm),以引起受试者注意,从而控制调节。若调节不受控制,则检测不可靠,缺乏重复性,调节不够将导致高估外斜位、低估内斜位,而调节过量则导致相反结果。

笔记

由于遮盖试验能区分隐斜视和斜视，所以在记录时应记录方位、性质和程度，如远遮盖试验（戴镜）：左眼上隐斜 $5^\triangle$，近遮盖试验（不戴镜）：右内斜 $20^\triangle$。

（二）von Graefe 法

是一种主观方法，在综合验光仪上进行，以棱镜将单个视标分离打断融像。先测远后测近，能确定眼位偏离（deviation）的方向和量，同样在测量时务必选出能刺激最佳调节的视标，并嘱咐受试者一直看清它，以控制调节。否则两分离视标之间位置在游移，检测结果不可靠。

（三）Thorington 改良法

是一种近测的主观方法，用马氏杆（Maddox 杆）分离两眼，它比其他检测方法（如遮盖试验、棱镜中和客观遮盖试验，棱镜中和主观遮盖试验和 von Graefe 法）更具可重复性。该法对于用综合验光仪难以进行者，如 7～8 岁及以下的儿童也能进行。

五、正负融像性聚散的检测

（一）平滑聚散检测

用综合验光仪进行，对远近距的正负融像性聚散幅度作评估。模糊点测量无调节改变时的融像性聚散值，破裂点表示融像性聚散和调节性聚散的总值，恢复点表示在复像发生后重获单视的能力，此能力在阅读从上行回扫到下行时，在闭目后重新睁眼时很重要，因为此瞬间两眼分离，需尽快融像。尽管正常聚散幅度提供运动融像的能力和储备，但仍可能有融像异常，故需要进一步检测融像灵活性。

（二）阶梯聚散检测

用棱镜排检测，可用于不能用综合验光仪检测的受试者，如 8～9 岁及以下的低龄儿童。由于用该法时可看到病人眼运动状况，除了受试者主观反应之外，还能客观观察，这优于平滑聚散检测的纯主观方法。所测结果可能与平滑聚散检测结果有差异（表 4-3）。

表 4-3　双眼视觉检查正常值

检测项目	正常值	标准差
遮盖试验		
远距	$1^\triangle$外隐斜	$\pm2^\triangle$
近距	$3^\triangle$外隐斜	$\pm3^\triangle$
远水平隐斜	$1^\triangle$外隐斜	$\pm2^\triangle$
近水平隐斜	$3^\triangle$外隐斜	$\pm3^\triangle$
AC/A 比	4：1	$\pm2^\triangle$
平滑聚散检测		
底朝外（远距）	模糊：9	±4
	破裂：19	±8
	恢复：10	±4
底朝内（远距）	破裂：7	±3
	恢复：4	±2
底朝外（近距）	模糊：17	±5
	破裂：21	±6
	恢复：11	±7

续表

检测项目	正常值		标准差
底朝内（近距）	模糊：13		±4
	破裂：21		±4
	恢复：13		±5
阶梯聚散检测			
7～12岁儿童			
底朝外（近距）	破裂：23		±8
	恢复：16		±6
底朝内（近距）	破裂：12		±5
	恢复：7		±4
成人			
底朝外（远距）	破裂：11		±7
	恢复：7		±2
底朝内（远距）	破裂：7		±3
	恢复：4		±2
底朝外（近距）	破裂：19		±9
	恢复：14		±7
底朝内（近距）	破裂：13		±6
	恢复：10		±5
聚散灵活度测量			
（12底朝外/3底朝内）			
聚散近点	15.0cpm		±3cpm
调节视标	破裂：5cm		±2.5cm
	恢复：7cm		±3cm
点光源/红-绿镜片	破裂：7cm		±4.0cm
	恢复：10cm		±5.0cm

（三）聚散灵活性检测

用底朝内、朝外棱镜反复置于眼前来评估融像性聚散系统在一段时间内的动态变化。临床上常快速改变棱镜可测量反应速度，也可保持一种朝向棱镜不变，以测聚散的持久力。临床上所用棱镜组有如下几种：① 16$^\triangle$底朝外和4$^\triangle$底朝内；② 8$^\triangle$底朝外和8$^\triangle$底朝内；③ 3$^\triangle$底朝内和12$^\triangle$底朝外。对于鉴别有症状和无症状者具高度意义，作近聚散灵活性检测时的可重复性达0.85，所用视标为纵列，大小为0.7（1.5分视角）。

六、眼运动的检测

眼运动检测包括3步：注视稳定性，扫视功能和跟随功能。临床上应用美国东北州立大学视光学院（NSUCO）所确定的方法（表4-4）。眼运动障碍可能反映出隐藏的严重中枢神经系统疾病或功能发育问题（表4-5）。临床上评估眼运动的目的是因为它与阅读关系密切。研究发现阅读能力低下者有小而密的注视和回扫运动。

笔记

表 4-4　重要的眼运动检测

注视稳定性	观察注视稳定性 10 秒
扫视功能	发育眼运动测验
	Visagraph Ⅱ
	NSUCO 眼球运动测试表
跟随功能	眼球运动测试表

NSUCO：美国东北州立大学视光学院

表 4-5　与眼运动障碍有关的病理状况

注视异常	
周边微震颤	先天性眼球震颤
眼部纤颤	隐性眼球震颤
阵发性眼痉挛	获得性眼球震颤
方波性快速跳动	点头式痉挛
眼肌痉挛	上斜肌颤搐
眼球浮动	

扫视运动异常	
先天性眼动失用症	进展性核上性麻痹
获得性眼动失用症	辨距障碍
Huntington 舞蹈病	扫视失共轭

跟随运动异常	
单侧跟随不全性麻痹	进展性核上性麻痹
齿轮状跟随运动	

（一）注视稳定性的检测

评估受试者对注视物维持稳定注视的能力。在常规检查时便可顺便评估注视稳定性，如遮盖试验时嘱受试者注视视标，便足以评估注视状况。多种注视障碍可能发生，表明各种器质或功能异常（见表 4-5）。

除了非常幼小的儿童、焦虑、多动症或注意力不集中者，所有受试者应能维持准确的注视达 10 秒，并不伴有可见的眼运动。

（二）扫视功能的检测

评估扫视功能的性质和准确性，有：直接观察测验；视觉 - 语言测验；客观眼运动记录等 3 种方法，各有其优缺点。

1. 直接观察测验　检查者位于受试者正前方，持两杆，一杆顶端有红色小圆球而另一杆顶端有绿色小圆球作为视标，距受试者 Harmon 距离（从受试者手肘至中指节距离），但不远于 40cm。各视标至中线各为 10cm。告知受试者："当我说'红'，你就看红色小球，当我说'绿'，就看绿色小球，记住在我说红或绿时你才看它"。切勿告知可否转动头和身体。接着检查者开始说红到绿各 5 次，受试者作 10 次扫视运动。检查者观察受试者扫视运动的状况，包括能力、准确性、头和身体运动等 4 方面作评估（表 4-6），正常值见表 4-7。该法具有可信性和可重复性，若受试者不能通过，则确定有眼运动障碍；但是受试者通过，并不能排除眼运动障碍，若病史仍疑有眼运动障碍，则须进一步作视觉 - 语言测验或客观眼运动记录。

表 4-6 NSUCO 扫视功能直接观察的记录标准

能力	观察
1	完成数低于两轮
2	完成数等于两轮
3	完成数等于三轮
4	完成数等于四轮
5	完成数等于五轮
精确度	受试者固视精确性和持续性的观察
1	一次以上很大程度的欠准确
2	一次以上中等度的欠准确
3	稳定但稍欠准确（>50% 时间）
4	间歇性稍欠准确（<50% 时间）
5	没有发现欠准确现象
头和体位运动	受试者在完成扫视时是否未伴头位等运动的观察
1	一直出现较大的头位和体位运动
2	一直出现头位和体位中等量运动
3	头位和体位少量运动（>50% 时间）
4	头位和体位少量运动（<50% 时间）
5	没有发现头位和体位运动

NSUCO：美国东北州立大学视光学院

表 4-7 NSUCO 扫视功能直接观察测验的正常分值

年龄	能力		精确度		头位运动		体位运动	
	男	女	男	女	男	女	男	女
5	5	5	3	3	2	2	3	4
6	5	5	3	3	2	3	3	4
7	5	5	3	3	3	3	3	4
8	5	5	3	3	3	3	4	4
9	5	5	3	3	3	3	4	4
10	5	5	3	3	3	4	4	4
11	5	5	3	3	3	4	4	5
12	5	5	3	3	3	4	4	5
13	5	5	3	3	3	4	5	5
14 或>	5	5	4	3	3	4	5	5

NSUCO：美国东北州立大学视光学院

2. 视觉 - 语言测验　一种新方法称为发育眼运动（developmental eye movement，DEM）测试，视标如图 4-2 所示，分为 A、B、C3 种卡，A、B 两卡各为纵向等距排列 40 个随机数字，共 80 个随机数字，C 卡为横向随机距排列 80 个数字，次序与 A、B 两卡相同。令病人尽可能快速并准确地读出 A、B 两卡中 80 个纵列数字，并记录所需时间。然后令病人尽可能快速并准确地读出 C 卡中 80 个横排数字，并记录所需时间。读纵列数字时，眼无扫视运动，而读横排数字时，眼作扫视运动。若无扫视运动障碍者，读 A、B 的速度应与 C 卡大致相同；若有扫视运动障碍者，读 C 的速度慢于 A、B。该法的优点是简便易用，无需昂贵仪器。缺点是当病人的语言能力差，难以进行；并且练习能提高速度，可重复性差。

3. 客观眼运动记录　临床上所用 Visagraph Ⅱ（图 4-3）由红外线监视眼镜和记录器构成，两者连接到电脑。它能客观检测，不依赖于检者的技能；记录精密，同时包括注视、回

笔记

扫、注视时间、阅读速度和效率等。缺点是仪器昂贵，难以作临床常规检测，难以用于注意力不集中、多动症或低注视能力者。

A卡		B卡	
3	4	6	7
7	5	3	9
5	2	2	3
9	1	9	9
8	7	1	2
2	5	7	1
5	3	4	4
7	7	6	7
4	4	5	6
6	8	2	3
1	7	5	2
4	4	3	5
7	6	7	7
6	5	4	4
3	2	8	6
7	9	4	3
9	2	5	7
3	3	2	5
9	6	1	9
2	4	7	8

C卡

```
3   7  5        9        8
2  5      7      4         6
1        4    7    6      3
7     9     3     9        2
4  5          2       1   7
5       3     7     4      8
7  4   6  5               2
9    2        3    6      4
6  3  2    9              1
7          4      6  5    2
5     3  7        4        
4       5     2       1   7
7  9  3        9          2
1       4        7    6   3
2     5     7        4     6
3  7     5        9        8
```

图 4-2　DEM 测试

（三）跟随功能的检测

评估受试者跟随功能的性质和准确性。临床上最常用的方法是 NSUCO 直接观察法。检查者位于受试者正前方，持一杆，杆顶端有一小红球作为视标，距受试者 Harmon 距离（从受试者手肘至中指节距离），但不远于 40cm。告知受试者："盯着小红球，一直跟着它看。"切勿告知可否转动头和身体。接着，检查者绕着受试者中线作顺、逆时针圆形运动各 2 次，直径小于 20cm。检查者观察受试者跟随运动状况，包括能力、准确性、头和身体运动等 4 个方面作评估（表 4-8）。正常值见表 4-9。

笔记

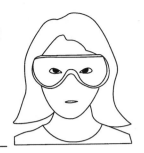

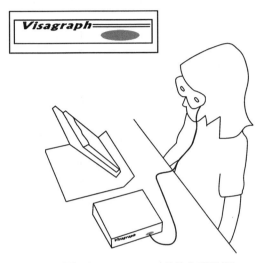

图 4-3   Visagraph II 的客观检测

表 4-8   NSUCO 跟随功能直接观察的记录标准

能力	观察
1	不能完成 1/2 轮（逆时钟或顺时针方向）
2	完成 1/2 轮（逆时钟方向或顺时针方向）
3	在其中一个方向完成一轮，但没有超过两轮
4	在其中一个方向完成两轮，但在另一方向低于两轮
5	在各方向完成两轮
精确度	**受试者固视精确性和持续性的观察**
1	没有跟随的企图，或被要求去跟随固视 10 次以上
2	重新跟随固视 5～10 次
3	重新跟随固视 3～4 次
4	重新跟随固视低于 2 次
5	没有出现重新跟随固视现象
头和体位运动	**受试者在完成跟随固视时是否未伴头位等运动的观察**
1	一直出现较大的头位和体位运动
2	一直出现头位和体位中等量运动
3	头位和体位少量运动（>50% 时间）
4	头位和体位少量运动（<50% 时间）
5	没有发现头位和体位运动

NSUCO：美国东北州立大学视光学院

笔记

表 4-9　NSUCO 跟随功能直接观察测验的正常分值

年龄	能力		精确度		头位运动		体位运动	
	男	女	男	女	男	女	男	女
5	4	5	2	3	2	3	3	4
6	4	5	2	3	2	3	3	4
7	5	5	3	3	3	3	3	4
8	5	5	3	3	3	3	4	4
9	5	5	3	4	3	3	4	4
10	5	5	4	4	4	4	4	5
11	5	5	4	4	4	4	4	5
12	5	5	4	4	4	4	5	5
13	5	5	4	4	4	4	5	5
14 或 >	5	5	5	4	4	4	5	5

NSUCO：美国东北州立大学视光学院

第三节　双眼视觉的特殊测量方法

一、注视视差的检测

双眼注视的物像并非精确成于两眼视网膜的对应点，但在 Panum 融像区域内，看起来仍为单个物像，这种情况称为注视视差。注视视差的存在说明在双眼视觉情况下的视线有微量的集合过度（注视内视差）或集合不足（注视外视差）。注视视差量是双眼视线与集合刺激线的偏离角的总和（图 4-4）。这种偏离的量非常小，通常用弧分（′）来表达，如果用棱镜度来表达，一般少于 $0.25^{\triangle}$，绝大多数低于 $0.75^{\triangle}$。

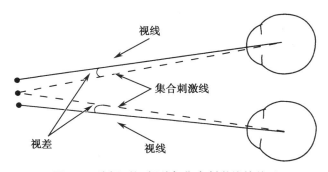

图 4-4　注视（外）视差与集合刺激线的关系

注视视差检测可评价在双眼融像状态下的双眼聚散的误差。临床上，一般不将它列为常规检查，只有在受试者有双眼视功能异常症状，而通常的隐斜 / 聚散检测分析不能找出原因时，才进行该项检测。

注视视差可在远近距离测量，所用视标由两部分组成：①双眼可见的细小视标，作为双眼融像锁（binocular fusion lock）；②仅单眼可见的配对游标线，由偏振光片分离，右眼仅见上游标线而左眼仅见下游标线。测量注视视差的常用设备为 Wesson 注视视差卡（Wesson disparity card），详见图 4-5 和 Sheedy 注视视差测量仪（Sheedy disparometer），详见图 4-6。若受试者有注视视差，则看到上下游标线不对齐。用 Wesson 注视视差卡时，看到下游标线对齐左边或右边的上线，标尺表示注视视差量和方向（下游标线对齐左边上线为注视内视差,下游标线对齐右边上线为注视外视差);用 Sheedy 注视视差测量仪时,逐个转入不同视差量的游标线,直至受试者看到对齐,从仪器背后视窗即可读出注视视差量和方向。

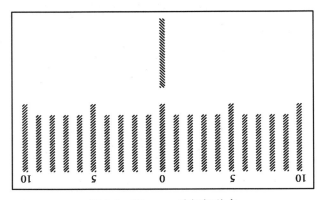

图 4-5　Wesson 注视视差卡

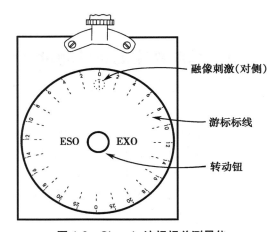

图 4-6　Sheedy 注视视差测量仪

临床上大于几分角的注视视差可能有双眼视觉问题,注视视差越大,病人越可能有症状。注视视差与隐斜相关,看近时更是如此。

二、相联性隐斜视的检测

当隐斜视完全被矫正时便成为矫正正位眼,这时,注视物对两眼无融像聚散需求,从而也无注视视差。消除注视视差所需的底朝内或朝外的棱镜度数,便是相联性隐斜视量。因测量时存在融像,两眼相联,故冠以"相联性"。水平位相联性隐斜视通常小于水平位分离性隐斜视。临床上认为在双眼状态下所测的结果作为棱镜处方的指征更为可靠。

许多临床上测量注视视差的仪器并不能真正检测注视视差的量,而只是检测注视视差的性质,即注视内视差或注视外视差,以及能确定将注视视差减少至零所需的棱镜度数,即检测相联性隐斜视量。这些仪器所用视标的设计原理同于注视视差检测,也由双眼融像锁和游标线两部分组成,只是游标线有一对上下对齐和一对左右对齐。游标线的上线和右线由右眼所见,而下线和左线由左眼所见。当被测者报告上、下线对齐,说明无相联性隐斜视;当被测者报告上线位于下线的右方,说明有注视内视差,报告上线位于下线的左方,则说明注视外视差。用朝内(base-in,BI)棱镜将注视内视差减少至零的量或朝外(base-out,BO)棱镜将注视外视差减少至零的量为水平相联性隐斜视量。一对左右对齐的游标线,用来检测垂直注视视差和垂直相联性隐斜视量。当受试者报告右线位于左线的下方,说明有右眼上隐斜视，反之，则说明有左眼上隐斜视，在上隐斜视眼加底朝下棱镜（BD）将垂直注视视差减少至零的量为垂直相联性隐斜视量。

测量远距相联性隐斜视的仪器有：美国光学（American optical，AO）偏振立体幻灯图（图4-7）、Bernell 灯式远点视标、Mallett 远点测量装置。AO 偏振立体幻灯图的设计采用 AO 投影系统，Bernell 测量灯通常是放在桌面上，Mallett 远点测量装置可以放在桌上或挂在墙上。

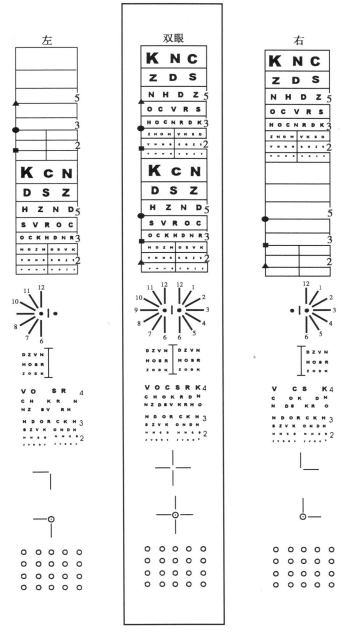

图 4-7 AO 偏振立体幻灯图

用于测量近距相联性隐斜视的仪器包括 Bernell 近距灯式视标、Mallett 近距装置和 Borish 卡（图4-8）。Bernell 测量灯有一个近距幻灯片，可与远距相联性隐斜幻灯片交换使用，如上所述该仪器一般放在桌面上使用，做近距测量时可以用手持。一种 Mallett 近距装置可以手持或放在桌上；另一种 Mallett 近距装置放置在阅读测试杆上。Borish 卡片可以手持，也可以装在综合验光仪的阅读杆上。

笔记

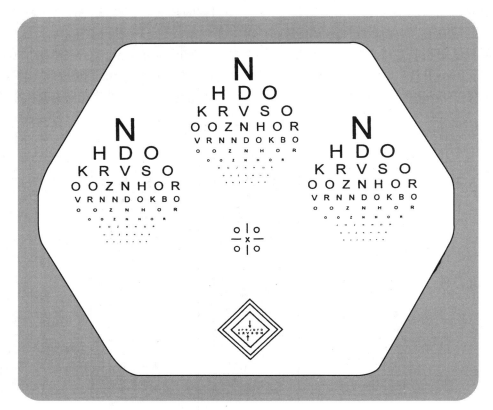

图 4-8 Borish 卡

通常，某一个体的相联性隐斜视的量比相应的分离性隐斜视量小，但高度相关。但是，某些个体在两种方法测试中所产生的棱镜的底朝向恰好相反，称为"悖理性注视视差"，在那些接受正位训练以增加融像性聚散幅度的病人中最为常见。典型的悖理性注视视差病人会表现出分离性外隐斜，同时伴有注视内视差。

三、注视视差曲线的确定及应用

注视视差检测在双眼融像状态下的双眼聚散的误差，而相联性隐斜视检测测量的是消除该误差的棱镜向量，都是检测单一的量，是静态的。注视视差曲线（fixation disparity curve，FDC）是在眼前置入不同向量的棱镜以改变聚散需求时所测的不同注视视差量与棱镜向量的函数，是动态地反映受试者双眼视觉系统对外界的反应能力。

（一）注视视差测量

使用 Sheedy 注视视差测量仪或 Wesson 注视视差仪，用综合验光仪上的旋转棱镜或使用试镜架棱镜，交替置入 0，3△BI，3△BO，6△BI，6△BO，9△BI，9△BO 等棱镜并测量注视视差量，直至 BI 和 BO 两侧分别出现复视为止，将测值标绘于注视视差曲线图上，如图 4-9 所示。坐标的 x 轴为棱镜量，单位为棱镜度；y 轴为注视视差量，单位为分角。

（二）注视视差曲线图分析

注视视差曲线图的一些重要的参数是：曲线的斜度（坡度）、y 截段、x 截段和对称中心，BI 和 BO 各约 3△的曲线段的坡度，y 截段是棱镜为零时的注视视差量，x 截段是将注视视差减少到零时的棱镜度数，即为相联性隐斜视量；对称中心为 FDC 上最平坦部分，换言之，对称中心为曲线上的坡度接近零的点。如果 FDC 有一段水平位部分（零坡度），则对称中心为曲线平坦部分的点，该点的棱镜度数为最小。

笔记

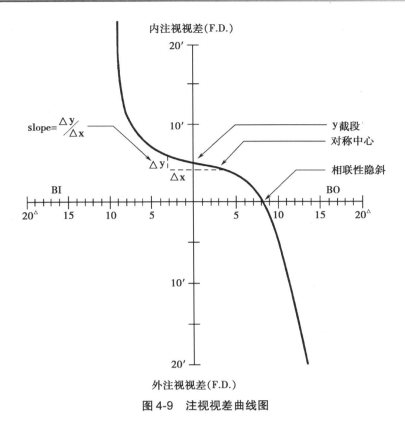

图 4-9　注视视差曲线图

注视视差曲线的形态、垂直位置、水平位置因人而异，Ogle 等根据其曲线形态将其分为 4 类，即"曲线类型"（图 4-10）。Ⅰ型为 S 曲线形态，在接近 BI 和 BO 融像界限均有一个陡峭的上升部分，大约 60% 的个体表现为Ⅰ型；Ⅱ型和Ⅲ型各在 BO 和 BI 侧分别有平坦部分，Ⅱ型约为 25%，Ⅲ型约为 10%。FDC 形态与棱镜适应有关，棱镜适应也称为"聚散适应"或"融像后效应"。棱镜适应被认为是使用融像性聚散后而发生的张力性聚散量的漂移。在戴棱镜之前和戴棱镜一段时间之后所测量的分离性隐斜视，可显示这种棱镜适应。戴 BO 棱镜注视后会引起隐斜朝内向位方向移动，而戴 BI 棱镜观看，则引起隐斜视朝外向位方向移动。棱镜适应因人而异。Schor 发现棱镜适应和注视视差呈反比关系，Ⅱ型或Ⅲ型曲线的人对集合和散开刺激的棱镜适应不对称。Ⅰ型曲线的 BO 棱镜适应较大，Ⅲ型的 BI 棱镜适应比较大，Ⅳ型曲线在曲线中央部分的注视视差随棱镜而改变，而向两侧融像界限部分基本不改变。Ⅳ型曲线约为 5%，Ⅳ型曲线说明可能存在感觉或运动融像功能缺陷。

（三）镜片所致的注视视差改变

将不同度数的镜片放在眼前，可以改变双眼注视条件下的调节和融像性聚散的相对量。由于注视视差与所用的融像性聚散量相关，所以注视视差随镜片度数和镜片符号改变而改变。添加正镜，减少了调节性集合，将增加正融像性集合，减少负融像性集合，所以正镜片会将 FDC 往左下移动。负镜对调节性集合的作用刚好相反，将曲线往右上移动。于是正镜可以将注视内视差减少至零；负镜可以将注视外视差减少至零。

（四）注视视差分析的临床意义

临床试验表明，使用完整的注视视差曲线可以极大地提高注视视差的诊断和处理价值，并可作为一种临床分析方法。具有Ⅰ型的人通常无症状，而具有Ⅱ、Ⅲ、Ⅳ型的人通常有症状。有视觉疲劳症状的Ⅰ型者通常其曲线的坡度高，通过视觉训练可以达到良好的效果。FDC 的坡度变平坦是视觉训练成功的标志。大部分Ⅱ型出现于内隐斜视者，对棱

笔记

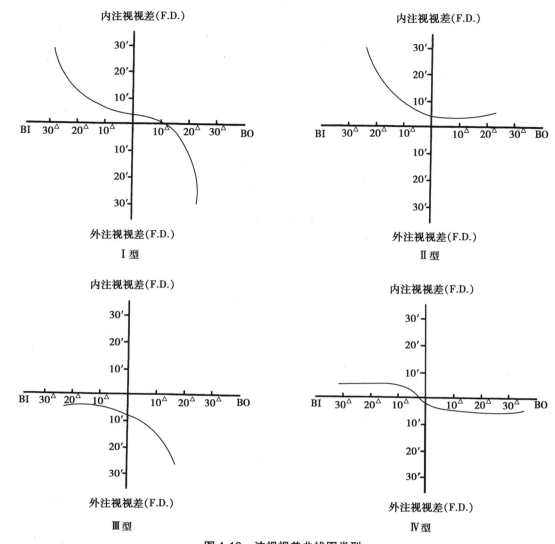

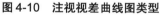

图 4-10　注视视差曲线图类型

镜和正镜附加的效果比视觉训练效果好；Ⅲ型往往与高度外隐斜视有关，可以应用棱镜处方或视觉训练，尽管视觉训练的成功可能性低于Ⅰ型者。对于具有Ⅳ型曲线的病人，用棱镜抑或视觉训练尚无一致的意见，Ⅳ型曲线可能表示感觉融像或运动融像不良，或两者兼而有之。

　　FDC 坡度较陡的病人大多会出现症状。较平坦的坡度与高度棱镜适应有关。y 轴截点值高也可能是眼部运动存在问题的信号。坡度和 y 轴截点有助于确定诊断和处理方案，但它们不能直接确定镜片或棱镜处方度数。

　　在注视视差测量过程中，有些被测者可能抱怨游标线条漂移不定，这样的测试结果可能会产生一个不规则形状的 FDC，不规则 FDC 可能是存在调节问题的指征。如果是调节问题的话，改进调节的视觉训练会使 FDC 变平滑。

（王光霁）

参考文献

1. Goss DA. Ocular accommodation, convergence, and fixation disparity: a manual of clinical analysis. New York: Professional Press, 1986.

二维码 4-1
扫一扫，获取更多案例分析

二维码 4-2
扫一扫，测一测

笔记

2. Carlson NB，Kurtz D. Clinical procedures for ocular examination. New York：McGraw-Hill，2004.

3. Scheiman M，Wick B. Clinical Management of Binocular Vision：Heterophoric，Accommodative，and Eye Movement Disorders. Philadelphia：Lippincott Williams & Wilkins，2014.

4. Griffin JR，Grisham JD，Ciuffreda KJ. Binocular anomalies：Diagnosis and vision therapy. Boston：Butterworth Heinemann，2002.

笔记

第五章

双眼视觉异常临床分析方法

本章学习要点

- 掌握：图表的组成结构；各种测量结果的绘制；双眼单视清晰区的概念和组成；Sheard 准则、1:1 规则和 Percival 准则的概念、图形表达和各自的使用条件；综合分析法的应用；双眼视觉异常的图形分析。
- 熟悉：调节滞后和近感知性聚散的图形表现；Morgan 分析法；视觉训练的分类和方式。
- 了解：图形分析法的优缺点。

关键词 图形分析法 双眼单视清晰区 Sheard 准则 Percival 准则 1:1 法则

对相关双眼视觉功能测量结果进行科学分析，是诊断和处理的基础，有关双眼异常的临床分析方法有多种，各具独特性，各有优缺点。本章将阐述有关分析方法，并结合各种分析方法的特点进行应用分析，以期通过该章的学习，建立合适的、系统的分析概念和分析方法。

第一节 图形分析法

图形分析法（graphics analytical method）将调节和聚散测量结果绘制在 x、y 轴坐标上，以确定病人是否具有清晰舒适的双眼单视或有双眼视觉问题。图形分析法可以应用于大部分双眼功能异常的病人，其优点有：

1. 容易评价调节和聚散的相互关系。
2. 各种不同的测量结果之间的相互依赖关系一目了然。
3. 可以预测检查所得结果之外的测量结果。
4. 能够发现可能存在的测量差错。
5. 眼镜和棱镜处方常用规则可以比较容易地应用于图形。
6. 作视轴矫正时，可以提供确定诊断、治疗和预后的指南。
7. 在病例报告时，一大堆的测量资料可以用形象的图形进行总结。
8. 可以提供有效的教学辅助方法。

但图形分析法也有其缺点：

1. 图形系统不能标绘出一些重要的数据，如调节灵活性、融像灵活性、注视视差和单眼估计检影法结果。这样上文所阐述的多种双眼视异常中的 5 种不能由图形分析法作鉴别诊断，如调节过度、调节失灵、调节持久不良、垂直融像性聚散障碍和眼运动障碍。

2. 图形分析法过于依赖一些准则，如 Sheard 准则和 Percival 准则，对于某些症状的病

笔记

76

人，这些准则不能确定适宜的处理方法。

3．图形分析法烦琐费时，只有很少数人在今后的工作中真正运用它，有经验的临床工作者并不需要绘图就能作诊断并得出处理方案。

一、图表的结构

最早的图表是由 Donders 在 19 世纪中期设计的，目前最常用的图表是经过 Glenn Fry 和 Henry Hofstetter 等先驱的努力而制成的。

如图 5-1 所示，x 轴表示聚散需求，单位为棱镜度，下边刻度以远聚散需求（6m）为 0 点，表示双眼视轴平行，上边刻度以近聚散需求（40cm）为 0 点，远近相差 15△，0 点左边为散开，棱镜底朝内（base-in，BI），右边为集合，棱镜底朝外（base-out，BO）；y 轴表示调节需求，单位为屈光度，左边刻度以远调节需求（6m）为 0 点，为光学无穷远，右边刻度表示近调节需求 +2.50D（40cm）与左边刻度之差，即在 40cm 处加上远矫正处方的球镜度数，以近调节需求（40cm）为 0 点，下方为正镜附加，上方为负镜附加。

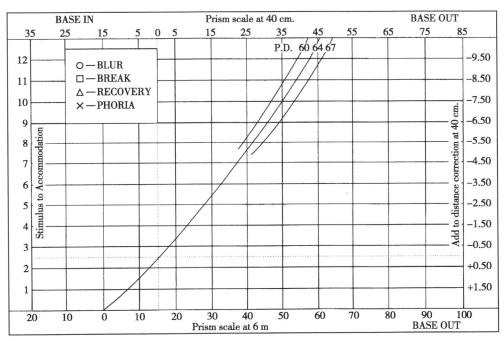

图 5-1　图形分析法的图表

图表中的一条斜线为 Donders 线或"需求线（demand line）"。由于聚散需求与调节需求近似呈线性关系，故需求线是接近于直线的曲线，只是在极近处（需求线的顶部位置）才稍有弯曲。在极近处双眼瞳距对聚散需求的影响较大，故在需求线的顶部的主线（人均瞳距 64mm）的左、右侧各标出瞳距各为 60mm 和 67mm 的需求线。

在图表的左上角列出绘制项测量结果的标志：隐斜视×、模糊点○、破裂点□、恢复点△。

二、测量结果的绘制

图形分析所需的测量结果能在图形上绘制的有如下 5 项（图 5-2）。

1．调节幅度　根据调节幅度值（例如 7.00D）通过左侧纵坐标刻度位置画一条水平线，表示双眼单视清晰区的上限。

2．集合近点　根据集合近点（例如 60△）通过下侧横坐标位置画一条垂直线。

笔记

3. 远（6m）近（40cm）分离性隐斜（例如远 1△内隐斜、近 4△外隐斜）　以"×"标志在图表上标出远、近分离性隐斜，通过远、近分离性隐斜的连线为"隐斜线（phoria line）"，其斜率的倒数（Δx/Δy）就是刺激性计算性 AC/A 比率（此例为 4:1），隐斜线越平坦表示 AC/A 比率越高。

4. 远（6m）近（40cm）BI 和 BO 至模糊、破裂和恢复　以"○"标志模糊点、"□"标志破裂点、"△"标志恢复点（例如远 BI：X/9/4，BO：15/20/11；近 BI：14/18/9，BO：10/15/6）在图表上标出。通过远、近 BO 模糊点的连线为 BO 模糊线，界定在某一调节水平的"正相对集合（PRC）"，其值等于该线至需求线的水平距离，也就是外隐斜视的"正融像性储备集合（PFRC）"；该线至隐斜线的水平距离则为"正融像性集合（PFC）"。通过远近 BI 模糊点的连线为 BI 模糊线，界定在某一调节水平的"负相对集合（NRC）"，其值等于该线至需求线的水平距离，也就是内隐斜的"负融像性储备集合（NFRC）"；该线至隐斜线的水平距离则为"负融像性集合（NFC）"。BO 模糊线、BI 模糊线与调节幅度水平线及远距水平线（即下边 x 轴）所成的平行四边形便是双眼单视清晰区（zone of clear single binocular vision, ZCSBV），理论上双眼视觉系统均能满足该区内的任何调节需求和聚散需求，而维持清晰的双眼单视。通过远、近 BI 破裂点的连线（BI 破裂线）与通过 BI 模糊线所界定的区，以及通过远、近 BO 破裂点的连线（BO 破裂线）与通过 BO 模糊线所界定的区，表达双眼视觉系统对该区内的任何调节需求和聚散需求能双眼单视但不清晰，这表明调节性聚散扩大了融像范围，在 BO 侧，调节增加引起集合，在 BI 侧调节下降，引起散开，但由于调节的变化超过景深，导致视力模糊。

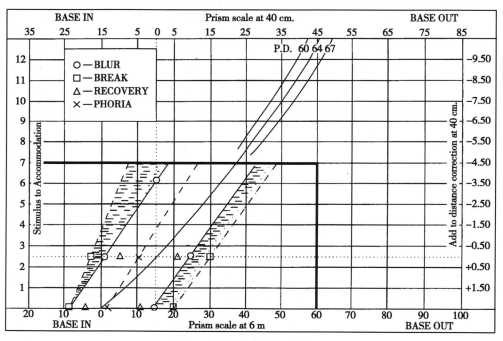

图 5-2　测量测试结果的绘制

5. 加正镜至模糊（NRA）和加负镜至模糊（PRA）　以"○"标志（例如 NRA+2.50D，PRA-3.50D）在图表上标出，NRA 标于需求线的下方，PRA 标于需求线的上方。

上述 1、2 项测量在初检时完成，后 3 项在双眼视功能测量时完成，通常 3、4 项分别在 6m 和 40cm 进行，5 项在 40cm 进行，但是在任何距离测量都可以，只是 x 轴和 y 轴的 0 点要与该距离测量相对应。各项测量值高度相关，隐斜线、模糊线和破裂线近乎为一条直线，在顶部可能有一段稍有弯曲，模糊线应该与隐斜线平行，ZCSBV 应该接近平行四边形。若个别检测结果与预计的图形偏离太大，则怀疑是否有错误。

三、调节滞后和近感知性集合的图形表现

（一）调节滞后的图形表现

临床上由于焦深的原因，获得清晰视觉的调节反应并非精确地等于调节刺激，通常调节反应趋向少于调节刺激，这就成为"调节滞后（accommodative lag）"。临床上根据测量距离和测试镜片得知调节刺激，我们通常不测量调节反应，因此所得出的 AC/A 比率实际上为调节性聚散量与相应调节刺激改变量的比率（称为"刺激性 AC/A 比率"），与根据调节反应（用客观验光仪或检影镜测量确定）得知的真实的反应性 AC/A 比率相比，有所差异。如果在较高调节刺激的情况下有较大的调节滞后，则刺激性 AC/A 比率的计算值将会比真实的要低，可能误认为"假性集合不足"。如图 5-3 所示，隐斜线的斜率比 BI 和 BO 较陡（说明 AC/A 比率较低）。

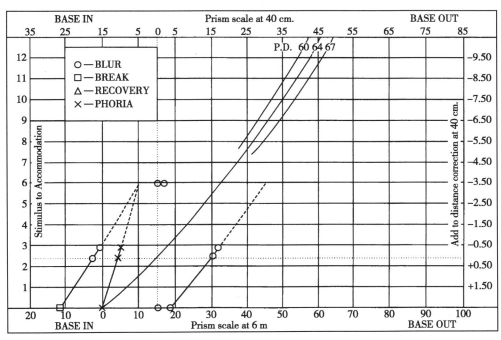

图 5-3　调节滞后的图形表现

（二）近感知性集合的图形表现

近感知性集合（proximal convergence）是由于感知视标在近处而发生的集合，导致各项测量结果向 BI 方偏大，图形表现向右移，距离越近越明显。由于近感知性集合对 BO 产生的影响最大，对 BI 几乎无影响，而对隐斜的影响居中，所以，近感知性集合大时的图形表现为双眼单视清晰区（ZCSBV）呈扇形（图 5-4）。

四、Sheard 准则、1:1 法则及 Percival 准则的图形表达

在双眼视觉的临床诊断中，有几个必须掌握的法则，法则在对个体的双眼视觉是否出现异常的评判中有一定的意义，而且这几个准则是对视功能检测结果的部分数据做计算，个体是否符合准则也可以在图形上做出判断。

（一）Sheard 准则

评价水平位均衡与否有许多方法，最常用的是 Sheard 准则（Sheard's criterion），准则要求融像储备至少应为隐斜视量的两倍，所以，正融像储备聚散至少是外隐斜视量的两倍或

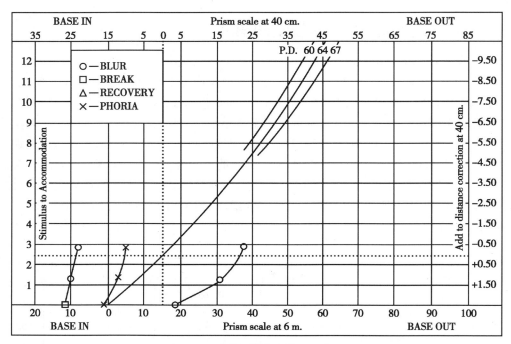

图 5-4　近感知性集合的图形表现

以上，负融像储备聚散至少是内隐斜视量的两倍或以上，用数学方式来表达，即 $R \geq 2D$，这里 R 表示储备量，D 代表隐斜视量。Sheard 准则的图形表达如图 5-5 所示，在需求线的左边作一线，其量值等于 1/2BO 模糊线，若外隐斜线在该线之右，则符合 Sheard 准则（如图 5-5 中 1），若外隐斜线在该线之左，则不符合 Sheard 准则（如图 5-5 中 3），若外隐斜线跨越该线，则部分符合 Sheard 准则而另一部分不符合（如图 5-5 中 2）；同样，在需求线的右边作一线，其量值等于 1/2BI 模糊线，若内隐斜线在该线之左，则符合 Sheard 准则（如图 5-5 中 4），若外隐斜线在该线之右，则不符合 Sheard 准则（如图 5-5 中 6），若外隐斜线跨越该线，则部分符合 Sheard 准则而另一部分不符合（如图 5-5 中 5）。

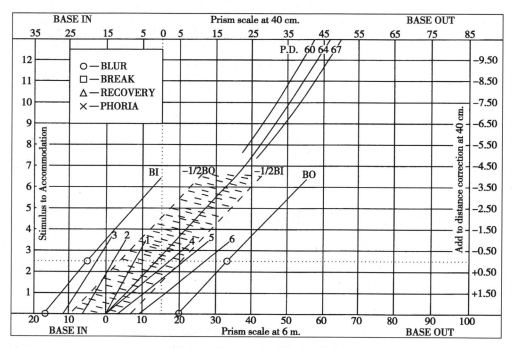

图 5-5　Sheard 准则的图形表达

笔记

为了确定在某特定检测距离所需的棱镜恰能符合 Sheard 准则，有三种方法：①调整棱镜量至 $R=2D$；②观测图形而获得；③应用公式 $P=2/3D-1/3R$，这里 P 表示所需的棱镜（在此公式中无论内隐斜视或外隐斜视 D 总是正值；无论外隐斜视时应用 PRC 或内隐斜视时应用 NRC，R 也总是正值）；当 P 为零或负值时，说明不用棱镜已经符合 Sheard 准则；如果 P 为正值，说明需要加该棱镜量值以符合 Sheard 准则，外隐斜视个体采用 BI 棱镜，内隐斜视个体采用 BO 棱镜。

除了使用棱镜矫正外，还可以通过改变原球镜处方来达到符合 Sheard 准则，远距主觉验光的球镜度数必要改变的量是通过公式 $S=P/A$ 获得，这里 S 表示球镜度数改变量，A 代表 AC/A 比率，P 代表上述公式中算出来所需的棱镜度。在该公式中如果需要 BI 棱镜来符合 Sheard 准则，则公式中 P 采用负值，所计算获得的球镜度数改变值也为负值，表示减少正度数或增加负度数以增加调节，从而增加调节性集合，适合外隐斜视的矫正；如果需要 BO，则公式中 P 采用正值，所算得的球性度数改变值也为正值，表示增加正度数或减少负度数以放松调节，从而减少调节性集合，适合内隐斜视的矫正。在某一距离符合 Sheard 准则，而在其他距离不符合准则时，用双光镜片可能有效。

对于不符合 Sheard 准则的外隐斜视，建议可以通过正位视觉训练扩大区域（即双眼单视清晰区）的右侧范围，而内隐斜视的双眼单视清晰区域的左侧需要扩大，只要将隐斜量乘以 2，就可以计算获得所需的储备量。

（二）1:1 法则

Sheard 准则确实是一个有效的诊断协助方法，特别是对于外隐斜视。对内隐斜视，Saladin 推荐了"1:1 法则"，要求 BI 恢复值至少应同内隐斜量一样大。1:1 法则的图形表达如图 5-6 所示，在需求线的右边作一线，其量值等于 BI 恢复线，若内隐斜线在该线之左，则符合 1:1 法则（如图 5-6 中 1），若内隐斜线在该线之右，则不符合 1:1 法则（如图 5-6 中 3），若内隐斜线跨越该线，则部分符合 1:1 法则而另一部分不符合（如图 5-6 中 2）。

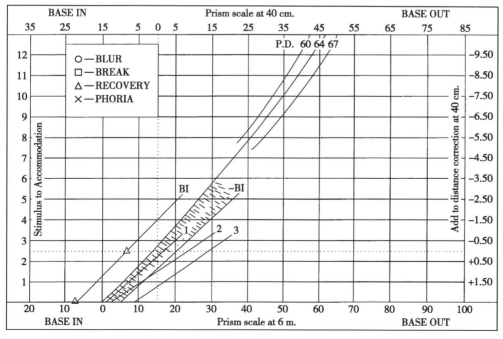

图 5-6　1:1 法则的图形表达

符合 1:1 法则所需的矫正棱镜度的计算公式如下：

$$BO 棱镜 =（内隐斜量 - BI 恢复值）/2$$

治疗和处理的其他选择方法有：①加正镜用于近内隐斜视，可用公式计算球镜度数改变量，计算公式同 Sheard 准则的球镜计算公式；②视觉训练增加负融像性聚散使得 BI 恢复值等于或超过内隐斜视的量。

（三）Percival 准则

Percival 准则（Percival criterion）是另一个应用于水平位双眼平衡失调的分析准则，Percival 认为双眼单视清晰区域的右侧和左侧边界与需求线的相对位置很重要。如同 Sheard 准则一样，Percival 准则要对不同距离分别进行评估和计算，但 Percival 准则的不同之处就是不考虑隐斜视量。

Percival 准则的图形表达如图 5-7 所示，将双眼单视清晰区的中间 1/3 宽度与调节刺激在 0 至 3D 之间的范围确定为舒适区，需求线应落在舒适区，否则就不符合 Percival 准则，需要棱镜、球镜改变或视觉训练。

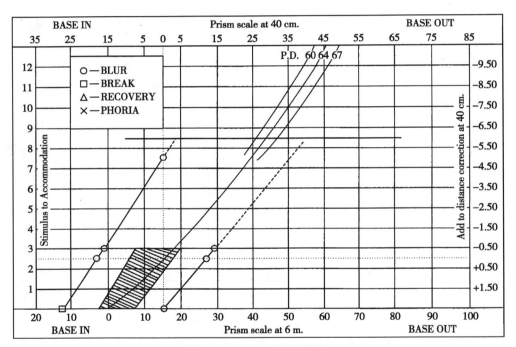

图 5-7   Percival 的图形表达

确定是否符合 Percival 准则最简便的方法就是观察聚散范围较少的部分（BI 或 BO 致模糊）是否有聚散较大部分（BO 或 BI 致模糊）的一半或以上，若有，则符合 Percival 准则；若无，则不符合。

根据 Percival 准则的棱镜处方，可由棱镜调整法、图表观测法或公式获得，棱镜底的方向朝向 ZCSBV 水平界限宽度中较宽的一方。

采用反复调整法时，将不同量的水平方向棱镜加至 ZCSBV 水平界限宽度中较窄的一侧（BI 或 BO），直至等于或稍大于总范围的 1/3，所加的棱镜的量即为调整的棱镜处方。

采用图表观测法时，可以看出需求点与舒适区的相对位置，棱镜处方就是图表中从需求点至舒适区边界的距离（以棱镜度为单位）。

所用的公式是：

$$P = 1/3G - 2/3L$$

式中，P 代表所需要的棱镜处方，G 代表水平两侧界限宽度中大的一侧（BI 侧或 BO 侧），L 代表水平两侧界限宽度中小的一侧，如果 P 等于零或为负值，说明符合 Percival 准

笔记

则，无须使用棱镜矫正。

一旦获得棱镜度数，即可以计算改变主觉验光矫正处方的球镜来达到 Percival 准则，其计算同 Sheard 准则，即：

$$S=P/A$$

式中，S 代表球镜改变量；P 代表棱镜处方；A 代表 AC/A 比率。

为了确定视觉训练是否达到 Percival 准则，则将水平范围的较大值（正相对聚散或负相对聚散）除以 2 与该水平范围的较小值进行比较，例如 BI 至模糊为 24$^{\triangle}$，BO 至模糊为 8$^{\triangle}$，那么 BO 侧的范围应该增加至 12$^{\triangle}$，才算达到 Percival 准则。

五、双眼视觉异常的图形分析

第四章中所述的 15 类双眼视异常有 10 类双眼视异常可应用图形分析法（图 5-8），前 8 类需分析隐斜线。

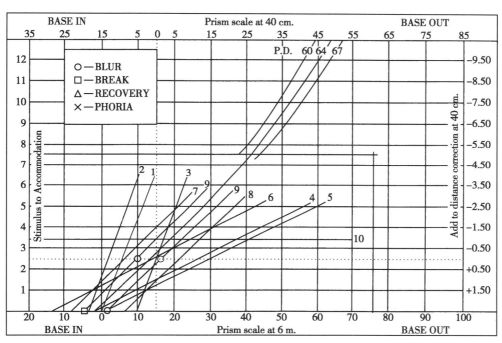

图 5-8　双眼视觉异常的图形分析

1. **集合不足**　看远正位，看近外隐斜，低 AC/A 比率（图 5-8 中 1）。

2. **集合不足**　看远外隐斜，看近更高度外隐斜，低 AC/A 比率（图 5-8 中 2）。

3. **散开不足**　看远内隐斜，看近正位或不显著隐斜，低 AC/A 比率（图 5-8 中 3）。

4. **集合过度**　看远正位，看近高度内隐斜，高 AC/A 比率（图 5-8 中 4）。

5. **集合过度**　看远内隐斜，看近更高度内隐斜，高 AC/A 比率（图 5-8 中 5）。

6. **散开过度**　看远外隐斜，看近正位或不显著隐斜，高 AC/A 比率（图 5-8 中 6）。

7. **单纯性外隐斜视**　看远和看近均外隐斜，两者基本相等，正常 AC/A 比率（图 5-8 中 7）。

8. **单纯性内隐斜视**　看远和看近均内隐斜，两者基本相等，正常 AC/A 比率（图 5-8 中 8）。

9. **融像性聚散降低**　正常 AC/A 比率，看远和看近均正位，或看远和看近有低度内或外隐斜，主要障碍不在于隐斜，而在于融像性聚散幅度降低（图 5-8 中 9）。

10. **调节不足**　调节幅度线即双眼单视清晰区的上限低（图 5-8 中 10）。

笔记

第二节　标准值分组分析法

一、Morgan分析法

Morgan在1940年创立Morgan标准值分析法（Morgan analytical method），Morgan对未经选择的800名非老视者的临床测试资料作统计学分析，制定了一套标准值（表5-1）。表中的Morgan平均值与其他研究报道相似，至今仍被广泛应用。Morgan还计算出每一种测试与其他测试的相关系数，由此分辨各种测试之间的关系，根据相关系数的幅度和符号，Morgan将每一种测试归到3组测试中的一组，将这3组分别标记以A、B、C（表5-2），根据图表分析研究，就不难理解它们是怎样被分组的，例如，A组的测试均在双眼单视清晰区（ZCSBV）的左侧或顶部；B组在右侧或底部；C组测量值则与隐斜线的坡度和隐斜线上的点有关。Morgan认为根据单一测量结果很难确诊，只有分析一组检测结果才能确定诊断。

表5-1　由Morgan制定的各种不同临床测试的平均值、标准差和正常值范围

检测	正常值	标准差	正常范围
远距水平位隐斜视	$1^\triangle$外隐斜视	$+/-2^\triangle$	$0\sim2^\triangle$外隐斜视
40cm水平位隐斜视	$3^\triangle$外隐斜视	$+/-3^\triangle$	$0\sim6^\triangle$外隐斜视
梯度性AC/A比率	$4^\triangle$/D	$+/-2$	$3^\triangle\sim5^\triangle$
远距BI范围			
模糊	X		
破裂	$7^\triangle$	$+/-3^\triangle$	$5^\triangle\sim9^\triangle$
恢复	$4^\triangle$	$+/-2^\triangle$	$3^\triangle\sim5^\triangle$
远距BO范围			
模糊	$9^\triangle$	$+/-4^\triangle$	$7^\triangle\sim11^\triangle$
破裂	$19^\triangle$	$+/-8^\triangle$	$15^\triangle\sim23^\triangle$
恢复	$10^\triangle$	$+/-4^\triangle$	$8^\triangle\sim12^\triangle$
40cm BI范围			
模糊	$13^\triangle$	$+/-4^\triangle$	$11^\triangle\sim15^\triangle$或无模糊
破裂	$21^\triangle$	$+/-4^\triangle$	$19^\triangle\sim23^\triangle$
恢复	$13^\triangle$	$+/-5^\triangle$	$10^\triangle\sim16^\triangle$
40cm BO范围			
模糊	$17^\triangle$	$+/-5^\triangle$	$14^\triangle\sim$破裂或无模糊
破裂	$21^\triangle$	$+/-6^\triangle$	$18^\triangle\sim24^\triangle$
恢复	$11^\triangle$	$+/-7^\triangle$	$7^\triangle\sim15^\triangle$
调节幅度	$15.0-(0.25)X$（年龄）	$+/-2D$	$+/-1D$
融合交叉柱镜	$+0.50D$	$+/-0.50D$	$0\sim+1.00D$
40cm加正镜至模糊（NRA）	$+2.00D$	$+/-0.50D$	$+1.75\sim2.25D$
40cm加负镜至模糊（PRA）	$-2.37D$	$+/-1D$	$-1.75\sim-3.00D$

笔记

表 5-2　Morgan 设计的分组方法

A 组

6m 处负融像性储备集合 -BI 破裂和恢复

40cm 处负融像性储备集合的 BI 至模糊、破裂和恢复

40cm 处加负镜至模糊

调节幅度

B 组

6m 处正融像性储备集合 -BO 至模糊、破裂和恢复

40cm 处正融像性储备集合 -BO 至模糊、破裂和恢复

40cm 处加正镜至模糊

双眼交叉柱镜

单眼交叉柱镜

近检影度数

NRA

C 组

梯度性 AC/A 比率

6m 处隐斜

40cm 处隐斜

计算性 AC/A 比率

大部分人均属于这 3 种类型中的一种：① A 组和 B 组检测结果均正常；② A 组结果低，B 组值高，为调节疲劳；③ A 组值高，B 组值低，为集合问题。Morgan 建议，当个体出现症状并伴有 A 组值低时，治疗的选择为附加正镜、BO 棱镜或视觉训练；当出现视觉疲劳并伴有 B 组值低时，可选择的治疗方法为使用附加负镜、BI 棱镜或视觉训练。Morgan 还进一步提出，到底选用哪一种方法，还取决于 C 组的测试结果、病人的年龄以及专业经验判断。根据与标准进行比较的临床分析方法，被称为"标准值分析"。所以，Morgan 分析系统被认为是"准则值"分析方式的一种。但是 Morgan 强调，将孤立的一个测试结果与准则值进行比较需要特别小心，同一个体各种测试结果也要进行相互比较。

Morgan 分析法的优点：注重一组检测结果，单一检测结果不正常并不表示有问题。Morgan 强调所谓正常值是统计学数据，并不一定适用于个体。与图形分析法和其他分析法相比，它具有灵活性和运用性。

Morgan 分析法的缺点：在 1940 年创立后尚未经过修订升级，并未包括近来眼视光的重要检测方法，如调节灵活性、融像灵活性、注视视差、MEM 检影法和眼运动等检测结果。

二、视光学扩展项目分析法

视光学扩展项目（optometric extension program, OEP）是一个组织，成立于 20 世纪 20 年代，该分析法由 Skeffington 和同事共同创立，对调节和聚散障碍建立了理念性设想，其中之一认为临床测量结果异常是由近点紧张引起的，而且随着时间的推移而加重；其二，视觉问题能被预防，棱镜不是 OEP 分析法的治疗选择，因为棱镜被认为是治疗症状，而不是治疗根本。

OEP 分析法与 Morgan 标准值分析法相似，也制定了各种临床测试的标准值，并对各种临床测试编码（表 5-3），其期望值与 Morgan 平均值基本相等。

笔记

表 5-3　视光学扩展项目测量号码和期望值

试验号	试验名称	期望值
1	检眼镜法	
2	角膜曲率计	
3	习惯性远水平隐斜视	0.5$^\triangle$外隐斜
3A	习惯性近水平隐斜视	6$^\triangle$外隐斜
4	远距检影法	
5	20 英寸（50cm）检影法	
6	40 英寸（1m）检影法	
7	主觉验光：最大正片矫正至最佳远视力 1.0	
7A	最大正片矫正至最佳远视力	
8	戴 #7 测量结果处方的远水平隐斜视	0.5$^\triangle$外隐斜
9	底朝外至视远首次模糊	7$^\triangle$～9$^\triangle$
10	底朝外至视远破裂和恢复	19$^\triangle$/10$^\triangle$最小
11	底朝内至视远破裂和恢复	9$^\triangle$/5$^\triangle$最小
12	视远垂直隐斜和融合性聚散范围	正位，范围相等
13B	戴 #7 测量结果处方的近水平隐斜视	6$^\triangle$外隐斜
14A	无融合（单视眼）交叉柱镜	
15A	戴 #14A 测量结果处方的视近水平隐斜视	
14B	融合（双视眼）交叉柱镜	
15B	戴 #14B 测量结果处方的视近水平隐斜视	
16A	底朝外至视近模糊破裂	15$^\triangle$
16B	底朝外至视近破裂和恢复	21$^\triangle$/15$^\triangle$最小
17A	底朝内至视近模糊破裂	14$^\triangle$
17B	底朝内至视近破裂和恢复	22$^\triangle$/18$^\triangle$最小
18	视近垂直隐斜视和融合性聚散范围	正位，范围相等
19	分析幅度［负片至 0.62m 视标模糊或卡片置于 13 英寸（32.5cm）J4 视标模糊］	
20	负镜片至模糊破裂	−2.25～−2.50D
21	正镜片至模糊破裂	+1.75～+2.00D

近测量距离为 40cm，19 号测量例外

　　分析步骤首先是确定病例类型，病例类型定为：A，B1，B2 或 C，该确定步骤称为："核对、串联、分类"，具体是：①核对，将测量结果与期望值比较，确定偏高或偏低；②串联，根据测试号码，将测量结果偏高的排在水平线上面，偏低的排在水平线下面；③分类，使用从核对和串联获得的"信息排序"来确定病例类型。

高低测量结果的特点形态按以下排列：

A 型：

4-11-13B-17B

B1 型：

5

9-11-16B

B2 型：

5

9-11-17B

笔记

C 型：

15A

5-10-16B

绝大多数病例为 B1 为 B2，集合不足、假性集合不足和单纯外斜视病例一般都属于 B1 病例，集合过度为 B2 病例，在资料排序的其他测试项目用以鉴别七种 B 型亚类型或者"退化型"。

OEP 所使用的专业术语难于理解，分析方法过于呆板教条，故难以推广，现少被应用。

第三节　综合分析法

综合分析法（comprehensive analysis method）是为了"扬其他分析法之长而避其短"而创立，由以下 3 步组成：①将单一检测结果与正常值相比较；②将偏离正常值的各结果分组；③根据上两步确定诊断。

在作病例综合分析法之前，关键是要确定病人症状与用眼是否有关，如症状在长时间用眼之后、下午、晚上和疲劳时是否更严重。若不能确定，则须考虑其他病因；若能确定，则进行病例综合分析法。

双眼视觉异常的症状大致如下：

（1）眨眼频繁。

（2）视疲劳于阅读或近距工作有关。

（3）眼烧灼感和流泪。

（4）头痛与近距工作有关。

（5）不能持久近距工作和阅读。

（6）注意力不集中。

（7）间歇性复视。

（8）字看起来在移动。

（9）对光敏感。

（10）近或远视力模糊。

（11）从看近转换看远或从看远转换近看时出现模糊。

（12）缩短阅读和近工作距离。

（13）遮住或闭上一眼。

（14）迷失方位。

（15）阅读时跳行。

（16）阅读缓慢。

（17）阅读领悟差。

（18）头歪斜或脸转位。

综合分析法可按流程图（图 5-9）进行。在确定矫正视力正常和眼健康正常而无器质性病变之后，检测是否存在远近隐斜及其性质，有 4 种可能：①外隐斜视；②内隐斜视；③垂直（上）隐斜视；④无隐斜视。根据各种可能，再作各组检测分析如下：

1. 外隐斜视　检测分析正融像性聚散（PFV）组的数据，包括正融像性的平滑检测和阶梯检测的 BO 部分、融像性聚散灵活度检测的 BO 部分、集合近点、NRA、双眼调节灵活度正透镜测量的部分、MEM 检测和融像交叉柱镜正值。由于抵偿外隐斜量，这些数据均低。然后，评估 AC/A 比率并比较远近隐斜量。若 AC/A 比率高而远隐斜量大于近隐斜量，则为散开过度；若 AC/A 比率正常而远近隐斜量相等，则为单纯性外隐斜视；若 AC/A 比率低而近隐斜量大于远隐斜量，则为集合不足，可根据内外斜或正位再分为两类。

笔记

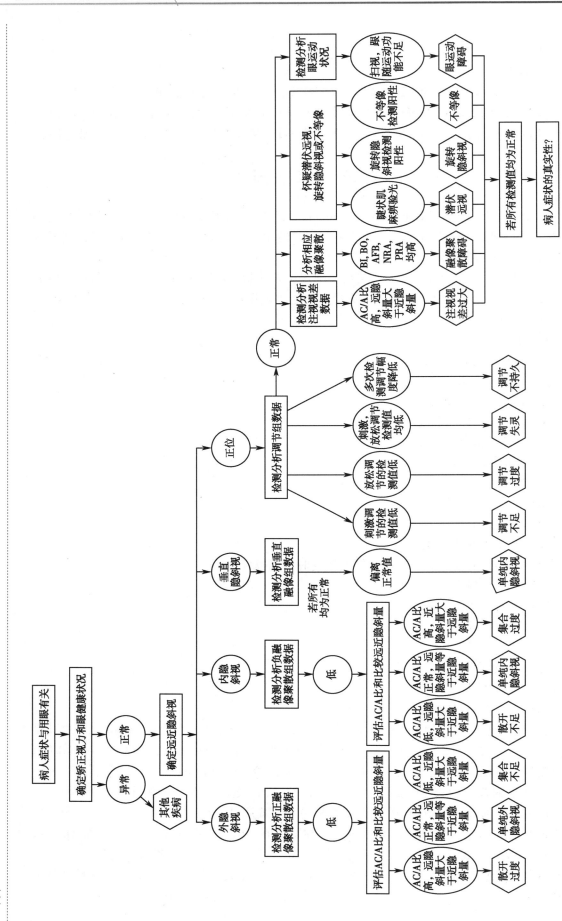

图 5-9 综合分析法流程图

2. 内隐斜视　检测分析负融像性聚散（NFV）组的数据，包括负融像性的平滑检测和阶梯检测的 BI 部分、融像性聚散灵活度检测的 BI 部分、PRA、双眼调节灵活度负透镜测的部分、MEM 检测和融像交叉柱镜低正值。由于抵偿内隐斜量，这些数据均低。然后，评估 AC/A 比率并比较远近隐斜量。若 AC/A 比率低而远隐斜量大于近隐斜量，则为散开不足；若 AC/A 比率正常而远近隐斜量相等，则为单纯性外隐斜视；若 AC/A 比率高而近隐斜量大于远隐斜量，则为集合过度，可根据内外斜或正位再分为两类。

3. 垂直（上）隐斜视　检测分析垂直融像聚散能力（vertical fusional vergence ability）组数据，包括上、下聚散能力和垂直视差量，若偏离正常值，则为（右或左）上隐斜。

4. 无隐斜视　检测分析调节系统组的数据，包括单眼调节幅度、单眼调节灵活度、MEM 检影法、融像交叉柱镜、NRA/PRA、双眼调节灵活度和幅度。若刺激调节的检测数据低，则为调节不足；若放松调节的检测数据低，则为调节过度；若两者均低，则为调节失灵；若刺激调节的检测再重复 3～4 次，或在整个检查结束后再重测时，测量值下降较大，则为调节持久不良；若数据均正常，则表明病人无明显隐斜视又无明显的调节异常，则须作进一步检测分析。检测分析注视视差数据，若异常则为注视视差过大；分析融像聚散功能，若 BI、BO、双眼调节灵活度、NRA 和 PRA 均低，则为融像聚散障碍；若怀疑潜伏性注视、旋转垂直肌隐斜视或不等像，则作睫状肌麻痹验光、旋转隐斜视检测或不等像检测来确定；检测分析眼运动组数据，包括注视状况、扫视运动、跟随运动、DEM 和 Visagraph 客观眼运动记录等，以确定眼运动障碍。若所有检测值均为正常，则病人症状的真实性值得怀疑。

（徐　丹　王光霁）

二维码 5-1
扫一扫，获取更多案例分析

二维码 5-2
扫一扫，测一测

参 考 文 献

1. Scott B，Barbara A，Ralph P. Foundations of Binocular Vision：a clinical perspective. New York：McGraw-Hill，2000.

2. Griffin JR，Grisham JD，Ciuffreda KJ. Binocular anomalies：Diagnosis and vision therapy. Boston：Butterworth Heinemann，2002.

3. Nancy B，Dan K. Clinical Procedures for Ocular Examination. 3rd ed. New York：McGraw-Hill，2003.

4. David S，Robert M. Normal Binocular Vision：Theory，Investigation and Practical Aspects. Dxford：Wiley-Blackwell，2010.

5. Scheiman M，Wick B. Clinical Management of Binocular Vision：Heterophoric，Accomodative，and Eye Movement Disorders. 4th ed. Philadelphia：Lippincott Williams & Wilkins，2014.

笔记

第 六 章

常见双眼视觉异常的临床分析

本章学习要点

- 掌握：非斜视性双眼视觉异常调节功能和聚散功能的测量方法；能结合临床表现判断常见的双眼视觉异常的种类，并可进行相应处理。
- 熟悉：调节功能和聚散功能异常的处理原则；老视的表现和处理原则。
- 了解：垂直位双眼平衡失调的测量方法和处理方法。

关键词 调节障碍 聚散系统障碍 老视

正常的双眼单视是指两眼同时注视一物体时两眼的视线相交于注视点上，注视视标像落在双眼黄斑中心凹，两眼视网膜处于完全对应的状态。这个功能是由视中枢的平衡作用支配的，当平衡功能受到某种因素的损坏时，双眼单视的完整性就会发生障碍，即双眼视觉异常。在这一章中我们将重点介绍非斜视性的双眼视觉异常的临床问题和处理，并进行系统分析。

第一节 非老视性调节障碍

非老视者的调节障碍，指在年龄上未达到老视标准，但已出现了调节问题，会出现与近距离工作有关的视力模糊、头痛、眼部不适等症状。在非老视者中调节功能失调相当多见，对于这种调节失调，通过临床的检测发现问题的实质并对其分析做出诊断，设计有效的处理方法。处理的方法有：屈光矫正、正镜附加、视觉训练等。

一、调节功能的测量

对调节问题的认识首先是在了解病人主诉和症状的基础上，进行相关调节参数的测量。调节功能的临床测量可以分为 4 类：包括调节幅度、调节灵活度、调节反应直接或间接测量和正负相对调节。

以上内容的测量在本书第二、四章和本教材系列《眼视光学理论和方法》中有详细阐述。参数测量和数据的综合分析，是双眼视觉异常的诊断依据。

二、调节异常诊断及其处理原则

调节异常在症状上基本表现为阅读不清、视物模糊、头痛眼酸等非特异性症状。根据调节的特性，将其分类为：调节不足、调节灵活度异常、调节不持久和调节过度。

（一）调节不足

表现为视觉疲劳、远距和近距视物模糊、偶尔有畏光流泪等，并可伴一系列非特异性全

笔记

身症状，如头痛、脖子僵硬、全身乏力等。临床检查结果为：调节幅度低于相应年龄所应具备的水平，调节灵活度测量在负镜片面时速度减慢，即负相对调节正常，正相对调节减低，有时表现为假性集合不足。

处理的主要目的是消除疲劳症状，改进调节能力。

推进法测量出来的调节幅度与 Hofstetter 年龄公式的调节幅度范围进行比较，如果推进法测量的调节幅度少于最小期望值，则需要给予正镜附加；如果未发现任何影响调节的器质性病变因素，则需要做视觉训练以期改进调节功能；如果调节幅度在重复测量过程中下降，需要视觉训练或者再给予正镜附加。

（二）调节灵活度异常

调节灵活度异常的最常见临床症状为看近物后出现短时性远距视力模糊或看远后出现短时性近距视力模糊。调节功能检查结果：调节幅度和调节反应正常，但调节灵活度明显下降，表现为正镜片面或负镜片面速度减慢，NRA 或 PRA 降低。

调节灵活度不足的治疗方法为视觉训练以改进灵活度，该方法常称为"调节转动法"，调节摆动训练能有效地改进灵活度的速率，进而改进调节潜力和速度，缓解眼部症状。

（三）调节不持久

病人表现为阅读初期视力正常，随着时间延长，视力下降，阅读变模糊。调节检查发现：调节幅度和调节灵活度在开始测量时正常，重复测量过程中逐步下降，调节滞后量开始正常，持续近距离工作后增高，PRA 正常或偏低。

处理方法为视觉训练或正镜附加。

（四）调节过度

病人表现为阅读时常常出现双重像、模糊像和视觉疲劳，并伴一些眼部或全身的非特异性症状如头痛。临床检查发现：调节幅度正常，调节灵活度在正镜片面时速度减慢，调节超前，NRA 正常或偏低，有时表现为高度外隐斜视。

如果出现高度外隐斜视可以通过视觉训练放松调节及改进正融像性聚散能力。

通过对调节测量、分析、诊断和分类，将有助于处理方法的选择，并预知处理方法的效果。表 6-1 总结了各种调节功能异常的类型及特征。

表 6-1　调节功能异常类型及检查结果

	调节幅度	调节灵活度	调节滞后	相对调节
调节不足	低于年龄所具备	在负镜片面时速度减慢	高	NRA 正常，PRA 低
调节灵活度异常	正常	下降	正常	NRA 和 PRA 可能均低
调节不持久	开始正常，重复测量后下降	开始正常，持续近距工作后下降	开始正常，持续近距工作后增高	PRA 正常或偏低
调节过度	正常	在正镜片面时速度减慢	调节超前	NRA 正常或偏低

三、实例分析

（一）实例一

A 病人，女性，21 岁，大学生。主诉：阅读后远距视力模糊和头痛。原眼镜已丢失。

检查：裸眼视力：远距：右眼、左眼、双眼：0.8，近距：右眼、左眼、双眼：1.0，遮盖试验远距为正位，近距为外隐斜，主觉验光：OD：−0.50DS=5.1（1.2）；OS：−0.50DS/−0.25DC×180=

5.1（1.2）。图 6-1 和表 6-2 列举了部分测量。

分析：隐斜测量结果提示有集合不足，但是，隐斜线没有同 ZCSBV 的左右侧一致地向右侧倾斜，则提示是假性集合不足。此外，与其年龄相比稍有过低的调节集合和较高的融像性交叉柱镜（fused cross cylinder, FCC）正镜值提示调节不足。其他测量结果证实了是调节不足之假性集合不足形式：

1. 在各眼前附加 +0.50D 镜片后，集合近点从原来的 9cm 改进至 7cm（作重复测量时，集合近点未加透镜时为 9.5cm，加 +0.50D 透镜后为 7cm）。

2. 无镜片附加情况下，采用 Nott 检影法测得调节滞后为 0.94D。病人报告在试镜架上加 −0.50D 镜片改进了远距视力，加 +0.50D 镜片后阅读杂志上印刷体更容易。

处理：该病人的处方为：OD：−0.50D，OS：−0.50DS−0.25DC×180，近附加 +1.00D，使用渐变镜片。

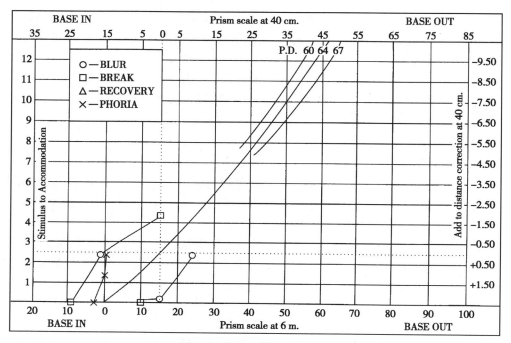

图 6-1　A 病人的 ZCSBV 图

表 6-2　A 病人的测量数据

检测距离	隐斜视	BI	BO	加正镜至模糊	加负镜至模糊
6m	2 exo	x/9/4	x/10/4		
40cm	14 exo	16/24/16	10/12/4	+2.25	−2.00（破裂）
40cm+1.00	15 exo				

调节幅度 =9D；FCC=+1.50D

（二）实例二

B 病人，男性，21 岁，大学生。主诉：近距工作后视远模糊，偶尔视近距也模糊，已戴镜 1 年半，度数为 OD：−0.50DS−0.50DC×150；OS：−0.50DS−0.50DC×60。

检查：戴镜后的矫正视力：远距：右眼、左眼、双眼：1.0，近距：右眼、左眼、双眼：1.0。戴现有眼镜作遮盖试验：远距正位，近距少量外隐斜视。主觉验光处方：OD：−0.75DS/

笔记

−0.50DC×105=5.1（1.2），OS：−0.75DS/−0.50DC×75=5.1（1.2），部分检查结果和 ZCSBV 用图 6-2 和表 6-3 来表达。

分析：病人的主诉提示调节灵活度异常，用反转拍测试证明了这一点，无论 +2.00D 或 −2.00D 均不能看清。用 +1.50D/−1.50D 反转拍，每分钟仅 6 转。

处理和随访情况：让病人每天在家里做调节灵活度练习，每周随访一次并做附加训练。训练 4 周以后，NRA 和 PRA 分别增加至 +2.50D 和 −3.00D，用 +2.00/−2.00D 反转拍测得双眼调节灵活度为 10 周 / 分。此后该病人报告不再有视力模糊，能持续阅读两小时以上而不出现眼睛疲劳。

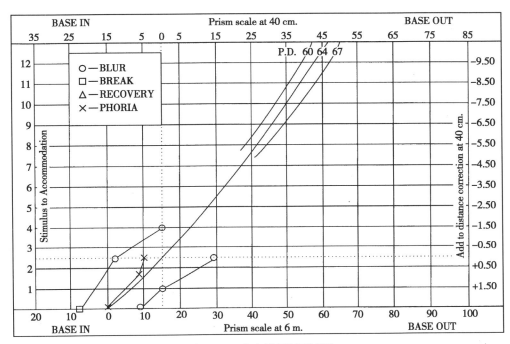

图 6-2　B 病人的 ZCSBV 图

表 6-3　B 病人的检测数据

检测距离	隐斜视	BI	BO	加正镜至模糊	加负镜至模糊
6m	1 exo	x/7/4	8/14/12		
40 cm	4 exo	12/14/9	14/18/10	+1.50	−1.50
40 cm+1.00	7 exo				

PD（瞳距）= 64mm

第二节　聚散系统障碍

处理有聚散（集合和散开）问题的病人，第一步就是要确定其聚散障碍的病例类型，并确定相关的测量数据。因为聚散障碍的处理和疗效与具体的测量数据有关，如与 AC/A 比率和隐斜视方向而异。当 AC/A 比率高时，正镜附加最有效，低中度的 AC/A 比率可能需要加棱镜。应用视觉训练，正融像性聚散比负融像性聚散容易增加，所以视觉训练更多用于外隐斜视而非内隐斜视病人。

笔记

一、聚散功能的检测

聚散包括集合和散开，基本检查内容有集合幅度、隐斜测量和聚散力测量。

以上内容的测量程序和细节请参阅本书第四章和本教材系列《眼视光学理论和方法》。

二、聚散障碍类型及其处理原则

聚散障碍病例的类型有：集合不足、集合过度、散开不足、散开过度、单纯外隐斜视、单纯内隐斜视、融像性聚散障碍和假性集合不足。集合过度和散开过度者 AC/A 比率高，集合不足和散开不足者的 AC/A 比率低，单纯外隐斜视、单纯内隐斜视和融像性聚散障碍的病例类型其 AC/A 比率正常。假性集合不足是一种调节问题，病人表现出分离性隐斜视，以及某些与集合不足相似的其他测量结果。

（一）聚散障碍类型的处理原则

我们可以应用上述的分类方法和前几章所获得的知识，来全面进行聚散障碍的分析，该分析系统的步骤如下：

1. 应用 Morgan 正常范围值确定近距和远距分离性隐斜视是否在正常范围（远距：正位至 2△内隐斜；近距：正位至 6△外隐斜），根据的隐斜量预测病例类型。

2. 应用双眼单视清晰区的图形来评价图形与结果的一致性。

3. 应用病例分类作为优选处理方法指南。

4. 应用适合病例类型的分析方法作为指南，来确定处方和设计处理方案。

以下病例具体说明每一种病例类型的应用系统。

（二）集合不足

集合不足的特征是远距隐斜视检查正常而近距高度外隐斜视。有近距正相对聚散（PRC）低，集合近点（NPC）后退。集合不足的 NPC 值尚不确定，但是一般的指征是 NPC 大于 10～12cm，集合不足时 AC/A 比率低，调节测量结果正常。集合不足的常见症状有：阅读和其他近距工作时眼部不适、头疼、复像、视力模糊以及疲劳。有些病人因为他们避免近距离工作并没有表现出视觉疲劳。

集合不足的首选治疗是通过视觉训练改进正融像性聚散功能，视觉训练对缓解集合不足症状方面成功率很高。Grisham 总结了几项研究结果后报告，通过视觉训练后，大约 72% 的病人"痊愈"，91% 病人"痊愈"或改进。集合不足病人经视觉训练成功后出现 PRC 增加、NPC 减低、注视视差曲线变平坦。近距高度外隐斜的集合不足也可以在近距工作时选择给予棱镜处方，但这种方法一般在视觉训练后仍存在眼部不适时，根据 Sheard 准则附加 BI 棱镜处方。

图 6-3 和表 6-4 是集合不足的病例。我们应用以上步骤分析该病例：

远距隐斜视在 Morgan 正常值范围内，近距隐斜视比 Morgan 正常值更向外位，可以初步将其定为集合不足病例。同时注意到 PRC 低、NPC 后退，AC/A 比率低：计算性 AC/A 比率 =1.6，梯度性 AC/A 比率 =1。该病例可确定为集合不足。

当我们检查 ZCSBV 图形时（图 6-3），可以看出测量结果相互间一致，因而能观察到的 ZCSBV 的双平行四方形的形状。同时可以注意到 PRC 低、NPC 后退、AC/A 比率低，计算性 AC/A 比率为 1.6，梯度性 AC/A 比率为 1。该病例可确定为集合不足。

集合不足病例的治疗首选为视觉训练。对于外隐斜视，根据 Sheard 准则，PRC 的幅度应该是外隐斜视幅度的两倍，该病例没有达到这样的准则，所以视觉训练的目的就是将 BO 范围增加至 24△，即等于外隐斜视的两倍。如果病人不愿意或无法做视觉训练，根据相联性隐斜视或注视视差曲线的对称中心来确定棱镜处方用于阅读或近距离活动。

笔记

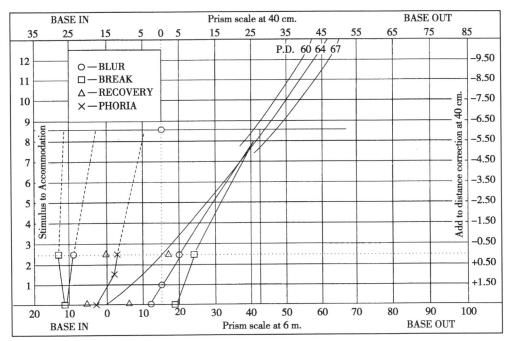

图 6-3　集合不足的 ZCSBV

表 6-4　集合不足的举例，相关测量结果

检测距离	隐斜视	BI	BO	加正镜至模糊	加负镜至模糊
6m	1exo	x/12/4	12/18/8		
40cm	12exo	24/28/16	6/10/2	+1.75	−6.00
40cm+1.00	13exo				

（三）集合过度

集合过度的特征是远距隐斜视正常，近距内隐斜视，计算性 AC/A 比率高（大于 6）。负相对聚散（NRC）低是集合过度的典型指征，因为调节与负融像性聚散相关，故正相对调节（PRA）也经常低。集合过度的常见症状有：短时间阅读后出现眼部不适和头疼、与近距工作有关的视力模糊或复像等。

集合过度治疗的首选方法是：远距工作使用病人的主觉验光处方，近距正镜附加。正镜附加有特别的效果是由于 AC/A 比率高。其次治疗方法为视觉训练以改进负融像性聚散功能。虽然比改进正融像性聚散困难得多，还是有临床报告表明视觉训练对增进负相对融像性聚散范围具有一定的成功率。

正镜附加度数可以根据近距分离性隐斜视和梯度性 AC/A 比率来获得处方。正镜附加的量能将隐斜视移向正位或少量的外隐斜位（即移到正常范围）。正镜附加可以根据下面的公式计算，然后将计算值靠向下个 0.25D。

正镜附加 = 内隐斜量 /（梯度性 AC/A 比率）。

例如，近距隐斜视为 $7^{\triangle}$ 内隐斜视，梯度性 AC/A 比率 8，其附加度数为 +1.00D。因为近距隐斜和 AC/A 比率是协变性的，所以正镜附加的量不要变化太大，集合过度的阅读附加一般都在 +1.00D 或 1.25D 附近。

另一个获得正镜附加处方的方法就是应用注视视差曲线，附加的度数为将注视内视差减至零的最小正度数。

如果进行视觉训练，1:1 法则或 Percival 准则（详见第七章）可以用于评价训练的效果，

笔记

负融像性聚散功能得到改进至达到这些大致标准。

　　图6-4和表6-5为集合过度的一个例子。远距隐斜视正常，近距隐斜视为内隐斜视，这种内隐斜视合并高AC/A比率的ZCSBV图形提示为集合过度。首选治疗方法为正镜附加，通过主觉验光处方的近距隐斜视为12$^\triangle$内隐斜视，梯度性AC/A比率为11，所以正镜附加为+1.25D。如进行视觉训练，1:1法则提示近距BI恢复点应该增加到至少12$^\triangle$（等于内隐斜视的量）。Percival准则提示视觉训练的目的应该是增加BI至模糊达到至少16$^\triangle$（BO至模糊的一半量）。

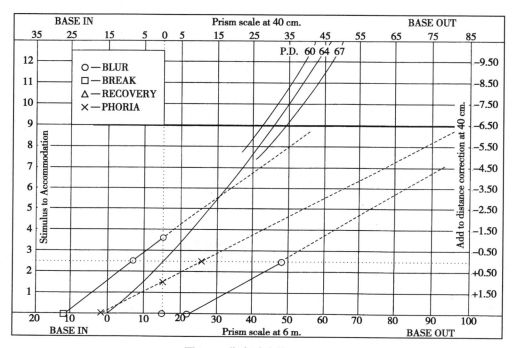

图6-4　集合过度的ZCSBV

表6-5　集合过度的例子，相关测量结果

检测距离	隐斜视	BI	BO	正镜至模糊	负镜至模糊
6m	1 exo	x/12/6	22/28/16		
40 cm	12 eso	6/14/8	32/38/24	+2.50	−1.00
40cm+1.00	1 eso				

调节幅度 =9.00D；PD（瞳距）=66mm

（四）散开不足

　　散开不足的特征是远距内隐斜而近距眼位在正常范围，AC/A比率低（计算性AC/A比率低于3）。散开不足的常见症状有远距复像、头疼和眼部不适。

　　散开不足首选治疗方法为使用BO棱镜，另一个方法就是通过视觉训练来增进负融像性聚散功能，BO棱镜可仅用于远距亦可或用于全时配戴。如果病人的正融像性聚散能力足以对付因近距而增加的集合刺激，棱镜全日配戴就不会有问题；如果不是，建议在使用棱镜处方的同时，进行视觉训练，以同时改进正融像性聚散和负融像性聚散。棱镜处方可根据远距相联性隐斜视度数。

　　无论AC/A比率高或低，改变球镜度数对远距内隐斜视并不可取，因为在远距通过主觉验光处方的调节水平应是最低的，所以在主觉验光处方基础上增加正镜或减少负镜，不会

笔记

减少调节或调节性集合。但是当矫正屈光不正时，矫正处方应该是达最佳视力的最高度数正镜片。

图 6-5 和表 6-6 为散开不足的病例。远距隐斜为高度内隐斜视，近距眼位在正常范围。计算性 AC/A 比率为 1.6，梯度性 AC/A 比率为 1，ZCSBV 的倾斜度与低 AC/A 比率相一致。对于散开不足病例，首选治疗方法为 BO 棱镜，以远距相联性隐斜视提示棱镜处方为 $3^{\triangle}$BO。根据 1：1 法则也建议棱镜处方为 $3^{\triangle}$BO。

如果 $3^{\triangle}$BO 棱镜全时配戴，可能不会诱发近距问题，此推测是根据以下原因：通过主觉验光矫正处方的近距隐斜视是 $2^{\triangle}$外隐斜视，这代表正融像性集合刺激为 $2^{\triangle}$，现在增加了 $3^{\triangle}$BO 棱镜，则正融像性集合刺激为 $5^{\triangle}$，在近距，负融像性储备集合为 $16^{\triangle}$（40cm 处通过主觉验光处方的 BO 至模糊）。$3^{\triangle}$BO 棱镜将储备减少 $3^{\triangle}$，即减至 $13^{\triangle}$，此时需求为 $5^{\triangle}$，储备为 $13^{\triangle}$，仍然符合 Sheard 准则。如果进行视觉训练，其目的就是增加在 6m 处的 BI 恢复点，至少达到 $9^{\triangle}$，以满足 1：1 法则；或者增加 6m 处的 BI 破裂点至少达 $13^{\triangle}$以符合 Percival 准则。

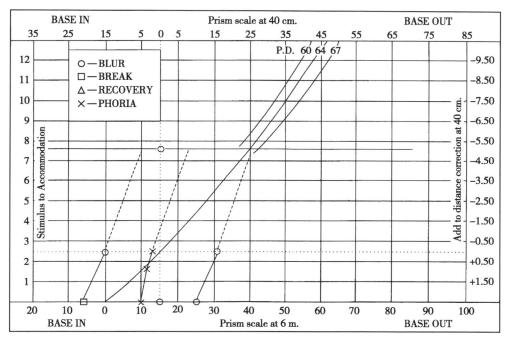

图 6-5　散开不足的 ZCSBV

表 6-6　散开不足举例，相关测量结果

检测距离	隐斜视	BI	BO	加正镜至模糊	加负镜至模糊
6m	9 eso	x/5/3	26/32/24		
40cm	2 exo	15/20/12	16/24/12	+2.50	−5.00
40cm+1.00	3 exo				

调节幅度 =7.50D，远距相联性隐斜视 =$3^{\triangle}$BO；PD（瞳距）=62mm

（五）散开过度

散开过度的特征是远距高度外隐斜视、近距隐斜视在正常范围，刺激性 AC/A 比率高，症状可有远距复视和视觉疲劳。

视觉训练对散开过度相当成功，可以作为首选治疗方法，远距使用 BI 棱镜和近距球镜度数附加也是有效的选择方法。BI 棱镜处方可以根据远距相联性隐斜视的量确定，由于

AC/A 比率高,减少正度数或增加负度数可以有效地减少远距外隐斜视。应注意,增加负镜的度数会使得近距隐斜视和远距隐斜视都更加集合。如果增加负镜引起近距内隐斜视,可以建议使用双光镜。

图 6-6 和表 6-7 为散开过度的病例。远距隐斜视为高度外隐斜视,近距隐斜视在正常范围。隐斜线和 ZCSBV 向右侧倾斜,说明 AC/A 比率高,隐斜视和 ZCSBV 图形都指明散开过度,计算性 AC/A 比率为 8.8,梯度性 AC/A 比率为 8。

在 40cm 处符合 Sheard 准则,但在 6m 处不符合。治疗选择可有远距 BO 视觉训练、远距 BI 棱镜处方和增加远距负镜等。Sheard 准则建议视觉训练的目的是将 BO 融像性聚散范围增加至少为 18$^\triangle$。在 6m 时应用 Sheard 准则,建议远距棱镜处方大约为 3$^\triangle$BI。远距相联性隐斜视同样为 3$^\triangle$BI。3$^\triangle$除以梯度性 AC/A 比率 8,指示镜片大约增加 -0.37D。因为镜片的增率一般为 0.25D,所以增加 -0.50D。

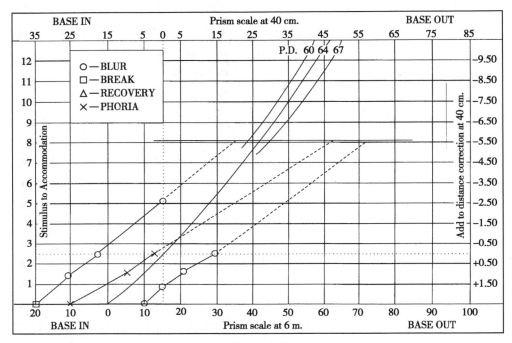

图 6-6　散开过度的 ZCSBV

表 6-7　散开过度病例,相关测量结果

检测距离	隐斜视	BI	BO	加正镜至模糊	加负镜至模糊
6m	9exo	x/20/12	10/16/6		
40cm	2exo	18/24/12	14/22/9		
40cm+1.00	10exo	26/30/18	6/14/2		

调节幅度 =8.25D,远距相联性隐斜视 =3$^\triangle$BI;PD(瞳距)=64mm

(六)单纯性外隐斜视

单纯性外隐斜视的特征是在远距和近距外隐斜视均大于正常范围,刺激性 AC/A 比率大约在正常值范围。BO 融像性聚散范围可能比正常低,NRA 的测量结果可能低,其症状有与近距工作有关的眼部紧张或头疼,单纯外隐斜病人还可能有与远距或近距工作有关的视力模糊或复像等。

单纯外隐斜视的视觉训练成功率高,是首选方法。如果相联性隐斜视在远距和近距基本相等,相联性隐斜视的量作为 BI 棱镜处方是治疗的第二选择方法,如果不伴有调节问题,增加负度数以使远距矫正不足,可能有帮助。

图 6-7 和表 6-8 为单纯外隐斜视的病例,其远距和近距分离性隐斜视比正常范围要大(Morgan 正常范围值)。计算性 AC/A 比率为 4.8,梯度性 AC/A 比率为 4,ZCSBV 的倾斜度正常,但是区域上向左侧移位。这些测量结果都表明该病例为单纯性外隐斜视。在 6m 和 40cm 处均未符合 Sheard 准则。视觉训练是首选治疗方法,其目的是增加正融像性聚散。改进 BO 融像性聚散范围,将 6m 处至少达到 14$^\triangle$,40cm 处达到 20$^\triangle$,以符合 Sheard 准则。根据 Sheard 准则的棱镜处方应该是:

$$6m: P=2/3(7)-1/3(8)=2^\triangle BI$$
$$40cm: P=2/3(10)-1/3(6)=14/3^\triangle BI$$

上述结果非常接近远距的相联性隐斜视 3$^\triangle$BI 和近距的相联性隐斜视 4$^\triangle$BI。如果病人不愿做视觉训练,则可以使用约 3$^\triangle$BI 棱镜处方做全时配戴。

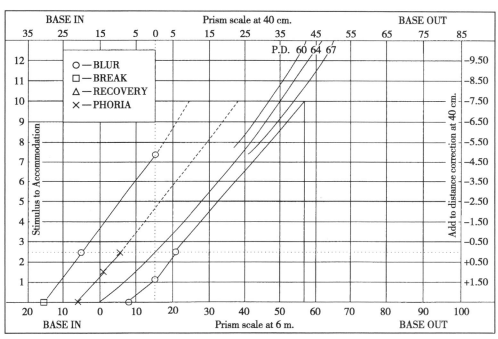

图 6-7　单纯性外隐斜视的 ZCSBV

表 6-8　单纯性外隐斜视举例,相关测量结果

检测距离	隐斜视	BI	BO	加正镜至模糊	加负镜至模糊
6m	7exo	x/14/9	8/18/4		
40cm	10 exo	20/28/14	6/20/2	+1.25	−5.00
40cm+1.00	14 exo				

(七)单纯性内隐斜视

单纯性内隐斜视的特征是远距和近距均有内隐斜视,AC/A 比率大致正常。BI 融像性范围比正常低,PRA 测量结果低,近点视疲劳为单纯性内隐斜视最常见的症状。症状还包括远距或近距偶尔视力模糊或复像等。

单纯内隐斜视首选的治疗方法是使用 BO 棱镜。棱镜处方度数参考远距和近距所测量出来的相联性隐斜视度数。如果远距和近距相联性隐斜视度数不相等,将较低度数作为棱镜处方。另一种方法是视觉训练,改进负融像性聚散。同时,远视性屈光不正需要完全矫正。

笔记

如果近距内隐斜视明显大于远距内隐斜视,可以将正镜近阅读附加结合 BO 棱镜处方或者结合 BI 视觉训练,这种情况同时综合治疗单纯性内隐斜视和集合过度(因为 AC/A 比率较高)。

图 6-8 和表 6-9 为单纯内隐斜视的病例。远距和近距分离性隐斜视大致相等,BI 融像性聚散范围和 PRA 比正常值稍低,计算性 AC/A 比率为 6.3,梯度性 AC/A 比率为 6,ZCSBV 倾斜度与需求线大致相同,但是比正常向右移,这些测量结果指明该病例为单纯性内隐斜视。

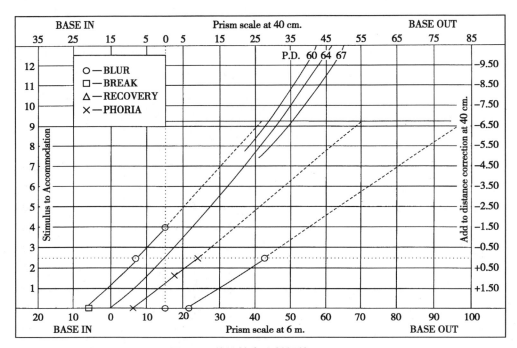

图 6-8   单纯性内隐斜视的 ZCSBV

表 6-9   单纯性内隐斜视的例子,相关测量结果

检测距离	隐斜视	BI	BO	加正镜至模糊	加负镜至模糊
6m	7eso	x/5/2	22/34/14		
40cm	8eso	8/14/4	28/38/17	+2.50	−1.50
40cm+1.00	2eso				

调节幅度 =9.50D;PD(瞳距)=63mm,远距相联性隐斜视 =3△BO;近距相联性隐斜视 =3△BO

处理单纯性内隐斜视的方法之一是使用 BO 棱镜,根据 Percival 准则,棱镜应该为:

$$6m:P=1/3(22)-2/3(5)=4^{\triangle}BO$$
$$40cm:P=1/3(28)-2/3(8)=4^{\triangle}BO$$

根据 1:1 法则,棱镜应该为:

$$6m:P=(7-2)/2=2.5^{\triangle}BO$$
$$40cm:P=(8-4)/2=2^{\triangle}BO$$

这些棱镜度数都接近远距相联性隐斜视(3△BO)和近距相联性隐斜视(3△BO),处方大约可为 3△BO。

单纯性内隐斜视的另一个治疗方法是视觉训练,以改进负融像性聚散功能,Percival 准则建议训练的目标为:将 6m 处 BI 融像性聚散范围至少增加至 11△,在 40cm 处至少达到 14△。1:1 法则提示视觉训练的目标要将 6m 处 BI 恢复点至少增加至 7△,40cm 处至少为 8△。

笔记

（八）融像性聚散障碍

亦称"缩减性融像聚散"，在此类病例类型中，其远距和近距分离性隐斜视均在正常范围之内，AC/A 比率正常，但是 BI 和 BO 融像性聚散范围均低于正常，调节幅度和调节滞后正常，视觉疲劳症状常常与阅读或近距工作有关。

融像性聚散障碍的治疗包括视觉训练以增加融像性聚散的两方向至正常范围。缩减性融像性聚散功能可能继发于感觉融像障碍，如屈光不正未矫正、不等像、抑制、或继发于未矫正的垂直偏斜等。治疗方法应包括矫正任何伴随的屈光问题或垂直偏斜。

图 6-9 和表 6-10 为融像性聚散障碍病例的测量结果。远距和近距分离性隐斜视均正常，计算性 AC/A 比率为 5.6，梯度性 AC/A 比率为 4。ZCSBV 倾斜度看起来正常，但是区域非常狭窄。BI 融像性聚散范围、BO 融像性聚散范围、负相对调节（NRA）和正相对调节（PRA）均低。测量结果和 ZCSBV 图形指明该病例为融像性聚散障碍。

融像性聚散障碍的治疗方法为视觉训练，以改进负融像性聚散和正融像性聚散功能，其意图是增加 BI 和 BO 融像性聚散范围至它们等于或超过 Morgan 的平均值。

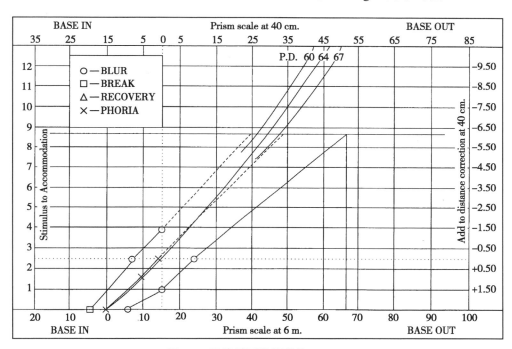

图 6-9　融像性聚散障碍的 ZCSBV

表 6-10　缩减性融像聚散的病例，相关测量结果

检测距离	隐斜	BI	BO	加正镜至模糊	加负镜至模糊
6m	1eso	x/4/2/	6/12/4		
40cm	2 exo	7/12/4	8/14/3	+1.25	−1.25
40cm+1.00	6exo				

调节幅度 =8.75D；PD（瞳距）= 64mm，集合近点 =7cm

（九）假性集合不足

假性集合不足的隐斜测量结果与集合不足很相似：远距正常，近距高度外隐斜视，正相对聚散可能低或正常，调节幅度低，调节滞后异常高。

该类型的发生是因为调节减少，因此在测量近距隐斜视时其调节性聚散也减少。AC/A 比率显得低，是因为当做近距隐斜视测量时调节滞后异常高，NPC 后退。假性集合不足所出现的一个有趣现象是,通过正镜附加可以改进 NPC。这个悖理性的测量结果被认为是由于正镜附加增加调节的准确性,使得视标移近受试者时增加调节和调节性集合。假性集合不足实际上是一种调节不足,而不是"真"的集合不足。因此,治疗是针对调节问题进行处理,一般采用近点正镜附加来处理高度调节滞后;其次可以通过视觉训练改进调节功能。

表 6-11 总结了各类聚散异常及其主要检测参数。

表 6-11　各类型聚散异常病例的总结

病例类型	视远隐斜视	视近隐斜视	AC/A 比率	其他重要结果
集合不足	正常	高度外隐斜视	低	NPC 减退,调节正常
集合过度	正常	内隐斜视	高	视近 NRC 低,PRA 低
散开不足	内隐斜视	正常	低	视远低 NRC
散开过度	高度外隐斜视	正常	高	视远低 PRC
单纯外隐斜视	高度外隐斜视	高度外隐斜视	中等	视近、视远低 PRC
单纯内隐斜视	内隐斜视	内隐斜视	中等	视近、视远低 NRC
融像性聚散障碍	正常	正常	正常	融像聚散范围小;聚散灵活度低;NRA 和 PRA 低
假性集合不足	正常	高度外隐斜视	因调节反应差显得较低	NPC 减退;正附加提高 NPC;调节幅度低;调节滞后高

三、实例分析

(一)实例一

C 病人,11 岁男孩,主诉为近距视力模糊。他说阅读时字母叠在一起,没有戴过眼镜。

检查:裸眼视力远距为:右眼 1.0,左眼 1.0,双眼 1.0;近距:右眼 1.0,左眼 1.0。遮盖试验:远距正位,近距有少量的内隐斜视,集合近点到鼻。主觉验光双眼为平光。图 6-10 和表 6-12 为其检查结果。

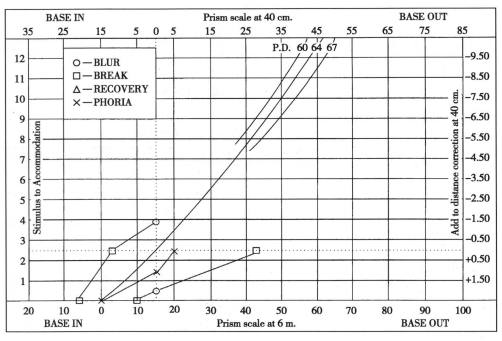

图 6-10　C 病人的 ZCSBV 图

表 6-12　C 病人的相关检测资料

检测距离	隐斜视	BI	BO	加正镜至模糊	加负镜至模糊
6m	正位	x/8/4	x/10/0		
40cm	5 eso	x/10/2	x/28/20	+2.00	−1.25
40cm+1.00	正位				

PD（瞳距）=59mm，40cm 处两眼戴平光镜时注视内视差，+1.00 镜片附加后注视视差为零

分析和处理：隐斜测量结果和高 AC/A 比率提示为集合过度，近距 BI 测量结果低、低 PRA 和 ZCSBV 倾斜向右侧更证实了这一点。发现在 40cm 处不符合 1:1 法则，附加 +1.00D 后就将近距内隐斜视移向正位。没有镜片情况下发现有注视内视差，附加 +1.00D 镜片后注视视差下降至零。让该病人配戴 +1.00D 镜片阅读杂志，他说能阅读细小的字母，但也发现戴镜后远距视力模糊。对该病人及其家人解释，解决问题的方法有：单光阅读镜、双光镜和渐变镜。他们选择了单光阅读镜。镜片处方为 +1.00D，该病人在以后随访中说明配戴眼镜后阅读比以前容易多了。

（二）实例二

D 病人，28 岁，女性，大学研究生，主诉为下午后出现头疼，眼部周围疲惫，眼球周围有牵拉感。已有一副配戴 1 年左右的用于远距的眼镜，全时配戴。

检查：眼镜度数为 OD：−2.25DS−0.50DC×175，OS：−2.25DS−0.25DC×10，戴镜时的远距视力为右眼 1.2，左眼 1.2，双眼 1.2，戴镜近距视力双眼均为 1.0。戴镜时遮盖试验远距为正位，近距为相当大的外隐斜视。NPC 为 9cm，主觉验光为 OD：−2.50DS/−0.25DC×170=5.1（1.2），OS：−2.25DS/−0.25DC×15=5.1（1.2），图 6-11 和表 6-13 为该病人的 ZCSBV 图形和相关检测参数。

分析和处理：隐斜量、后退的 NPC、低 PRC、低 NRA 等均说明集合不足。在 40cm 处不符合 Sheard 准则。该病人开始视觉训练，训练内容包括 Brock 线、Tranaglyphs 等，每日家庭训练和每周一次的门诊复查以附加训练。4 周后，病人报告头痛和眼部紧张的发生率大为减少，40cm 处的 BO 融像聚散范围改进至 20/27/8，NRA 改进为 +2.00D，NPC 为 4.5cm。

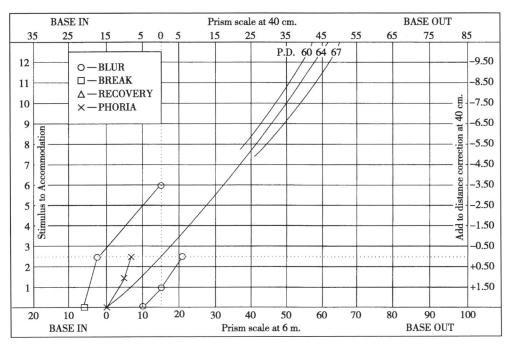

图 6-11　D 病人的 ZCSBV 图

表 6-13　D 病人的相关检测资料

检测距离	隐斜	BI	BO	加正镜至模糊	加负镜至模糊
6m	正位	x/8/4	10/18/6		
40cm	9exo	18/22/12	6/18/0	+1.50	−3.50
40cm+1.00	11exo				

PD（瞳距）=62mm，调节幅度=10.00

第三节　老　视

随着年龄的增长，调节能力减低，需要正镜附加才能舒适地看近物，有时候将调节近点缩退至 20cm 之外定义为老视。老视的最初症状是近距视物模糊或者阅读细小文字有困难，老视者经常报告将阅读物持远些可以增进阅读物的清晰度，老视者还常感觉阅读时有眼球牵拉感或紧张感。老视就是调节幅度的减少。

一、老视者的调节幅度

调节幅度是"是相对于镜架平面，调节远点和调节近点的屈光力之差异"。一般情况下，调节幅度的测量是从所配戴的矫正屈光不正的眼镜平面测量至调节近点的距离，分别用左、右单眼和双眼推进测量方法测量调节近点，如果被测者在测试过程中所配戴的眼镜不是准确的主觉验光处方眼镜，则需对其结果进行调整：如果正镜不足则需增加；如果负镜不足则需减少。

人眼能运用调节看清楚调节远点与近点间的任何距离上的物体，此范围也称调节范围。调节幅度（屈光度）的公式如下：

$$调节幅度 =100/NPA+（RE-L）$$

式中，NPA 代表调节近点（通常用 cm 来表示），RE 代表被测者的屈光不正（屈光度），L 代表在测量过程中所配戴的眼镜的度数。

一个人一生的调节幅度逐步下降是可预测的，有各种表格描绘某年龄段的调节幅度正常值，也有与年龄变化有关的调节幅度的公式可采用，Hofstetter 根据 Donders、Duane 和 Kaufman 的资料归纳以下公式：

$$最大幅度 =25-0.4× 年龄$$
$$平均幅度 =18.5-0.3× 年龄$$
$$最小幅度 =15-0.25× 年龄$$

这些公式可适用于 60 岁以下病人，大约到了 60 岁成为绝对老视，即调节能力已经完全丧失，60 岁以上者调节幅度的正常范围约为 0～1.00D，绝对老视的人经常也有调节幅度达 1.00D，这是因为眼睛焦深的关系。

二、验配老视附加镜的规则和测量

考虑到老视者的需求、爱好和以前的处方，同时有许多大致的规则可以确定附加镜片的度数，规则之一就是保留一半的幅度作储备。换言之，不要使用一半以上的调节幅度来进行视觉工作，应用该规则就应该精确确定老视者个人的习惯性工作距离，该规则可用以下公式来表达：

$$附加度数 =工作距离的调节刺激 - 调节幅度 /2$$

举例，如果一老视者工作距离为 40cm，调节幅度为 1.50D，根据上述公式计算：

$$附加度数 =100/40cm-1.50D/2=2.50D-0.75D=1.75D$$

笔记

确定阅读附加镜片度数的第二个规则是将加正镜至模糊（负相对调节，NRA）和加负镜至模糊（正相对调节，PRA）的测量结果平衡，该规则说明合适的附加度数可以使得 NRA 和 PRA 相等，如果通过附加（增率为 0.25D）不能达到相等，NRA 应该比 PRA 大 0.25D，因为附加度数的增率为 0.25D。该规则适合个体常用的工作距离。只要图形中 PRA 点和 NRA 点各落在 ZCSBV 顶部（调节幅度线）和底部，而不是各落在 ZCSBV 的左右侧，则这一刻所确定的阅读附加也与保留一半幅度储备的规则所确定的相同，该规则举例如下：

工作距离 =40cm

在 40cm 处加 +2.00D 时的 NRA = +0.50D

在 40cm 处加 +2.00D 时的 PRA = −1.00D

建议阅读附加 =2.00+（0.50−1.00）/2=1.75D

如果使用了 +1.75D 的阅读附加，正好使 NRA 与 PRA 所测数值均为 0.75D。

第三个规则是使用融像性交叉柱镜（FCC）试验获得使视网膜与视标共轭的镜片度数。有些验配医师使用 FCC 试验获得老视附加初始度数，然后进一步的测试，如 NRA、PRA 和调节范围测量等来精确之。就 FCC 本身而言，它可能会给予初始老视者过高的阅读附加，但对于年长老视者，差别不大。

最后一个有用的方法就是加正镜法，测量开始时用远距主觉验光处方，然后注视 40cm 处或习惯近工作距离的 1.0 视标或被测者最佳视力的视标，以 0.25D 的增率逐步增加正镜，请被测者报告何时视标开始可读，记录该附加度数，然后再以 0.25D 增率逐加正镜，被测者报告何时是最清晰的，通过其他的附加度数测试，如 NRA、PRA、调节范围等可以进一步准确确定阅读附加度数。最后的处方一般比加正镜法的"初始可阅读正镜附加水平"多 0.50D 左右。

三、老视者的双眼单视清晰区

老视者 ZCSBV 的 5 个基本变量可能都保持不变，而仅仅图形的高度下降，以下常规临床测量结果的几种明显变化，直接或间接与调节幅度下降有关：

1. 近距离测量时外隐斜视增加或内隐斜视下降，这是由于正镜附加替代了调节，所以调节性集合量减少。

2. 同样也由于正镜附加减少了调节性集合，使得近距离 BI 模糊、破裂和恢复增加，以及 BO 模糊、破裂和恢复减少。

3. BO 可能不出现模糊就出现了破裂，这是因为老视者无法在该测量时作出足够的调节而获得模糊像。

4. 由于调节幅度的下降直接减低了 PRA 的测量值。

5. ZCSBV 右上角可能有朝右扩层，形成尾状或尖峰状，它仅仅出现于在某些个体，而且只有在调节刺激水平等于或者接近个体的调节幅度时，测量 BO 融像性聚散范围才出现该尾状形，其可能的解释是由于调节反应等于或接近调节幅度，对调节的神经刺激增加，从而出现了更大的调节性聚散。

由于老视的调节幅度低、BI、隐斜视和 BO 线相对比较短，使得 ZCSBV 的高度下降，结果微小的测量误差就会引起相对明显的 ZCSBV 坡度变形，防止这种变形的方法就是通过配戴多个处方度数的附加镜，以及避免让老视者戴几乎竭尽调节幅度的附加镜片。

四、老视者的外隐斜视

与老视正镜附加相关的近距离大度数外隐斜视可能有也可能无任何复视或视觉疲劳症状。高度数近距离外隐斜视的老视者比同等量外隐斜视的非老视者症状少。解释的理论为

笔记

老视者在近距使用更多的调节性集合而获得融像,并且他们比年轻人和儿童将所视物体手持的距离更远些。

（一）外隐斜视造成视觉疲劳的矫正方法

当外隐斜视造成视觉疲劳时,矫正的方法有以下 3 种:

1. 将子片偏移,造成 BI 棱镜效果（可能需要用较宽的子片,以防止偏移后病人会从子片边缘看）。

2. 另配处方用于近距工作,并具有 BI 棱镜或偏心,以产生棱镜效果。

3. 正融像范围视觉训练　通过正位训练增加正融像性范围在老视者中有很高的成功率。

Sheedy 强调,当出现高度近距外隐斜视时应该评价注视视差,如果没有注视外视差异常,不必做矫正。

（二）举例:

例 1: 如图 6-12 和表 6-14 所示,工作距离为 40cm,调节幅度为 3.50D,如果一半的调节幅度用于储备,合适的附加度数将为:

$$附加度数 =100/40cm-3.50D/2=2.50D-1.75D=+0.75D$$

附加 +0.75D 后,使得 NRA 的测量结果等于 PRA 的测量结果,如果我们在图形上确定好 +0.75D,可以推测隐斜视量约为 $9^{\triangle}$ 外隐斜,BO 储备将约为 $11^{\triangle}$,这样的附加不能满足 Sheard 准则。如果注视视差或者有症状存在证明这一点,则上述所讨论的老视外隐斜视的矫正方法可以应用。

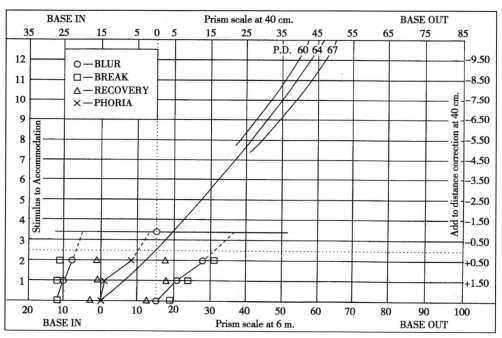

图 6-12　老视测量结果举例 1

表 6-14　老视测量结果举例 1

检测距离	隐斜	BI	BO	加正镜至模糊	加负镜至模糊
6m	1 exo	x/12/4	x/18/12		
40 cm + 0.50	8 exo	22/26/16	12/16/4	+2.00	-1.50
40cm + 1.50	13 exo	25/28/16	6/10/2		

调节幅度 = 3.50D;工作距离 = 40cm

笔记

例2：图 6-13 和表 6-15 为第二个病例，该病例工作距离为 33cm，调节幅度 2.00D，储备一半幅度，则所需阅读附加为 +2.00D：

附加度数 =100/33cm−2.00D/2 ≈ 3.00D−1.00D=+2.00D

当附加为 +1.75D 时，NRA 和 PRA 的测量结果相等，所以根据病人的原先处方和症状情况，所选用的阅读附加为 +1.75D 或 +2.00D，由于 AC/A 比率高，通过 +2.00D 的外隐斜视比通过 +1.75D 时约高 $2^{\triangle}$。基于这种情况可能选择较低度数的附加镜片为佳。但是即使是使用了低度数附加镜片，仍然未符合 Sheard 准则，所以，如果病人有症状的话，有必要采用一些矫正方法。虽然此时在近距通过阅读附加有高度外隐斜视，但这些病人在未达到老视年龄时可能在近距为内隐斜视。将隐斜线延长到调节幅度之上，我们可以看出这一点，这样一来，隐斜线将穿过 2.50D 的调节刺激水平，比如，往需求线右侧，即 $5^{\triangle}$ 内隐斜。

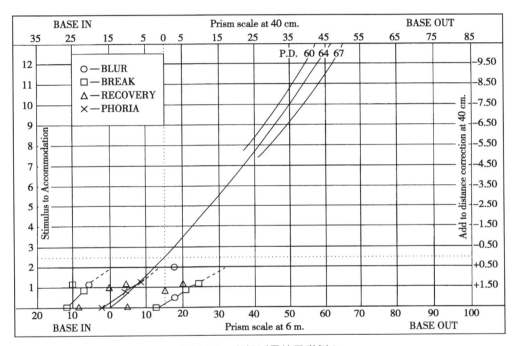

图 6-13　老视测量结果举例 2

表 6-15　老视测量结果举例 2

检测距离	隐斜视	BI	BO	加正镜至模糊	加负镜至模糊
6m	2 exo	x/12/8	x/12/14		
40 cm + 1.75	12 exo	x/22/16	x/6/0		
40cm + 1.75	11 exo	24/28/14	x/8/2	+0.75	−0.75

调节幅度 = 2.00D；工作距离 = 33cm

五、实例分析

（一）实例一

E 病人，48 岁，男性，大学教授。主诉：近距视物模糊，戴着眼镜阅读时需要将阅读物拿开很远，不戴眼镜时又得将阅读物离得很近才能看清，他所喜欢的阅读距离为 40cm。他现用眼镜已有 4 年之久，处方为：OD：−2.25DS−0.50DC×5，OS：−3.00DS−0.25DC×175，附加 +1.00D。

笔记

检查：戴镜视力为远距：右眼、左眼、双眼：1.2；近距：右眼、左眼、双眼：0.6。戴现用眼镜时的遮盖测试：远距正位，近距为轻度外隐斜视；主觉验光：OD：−2.50DS/−0.25DC×165=5.1（1.2），OS：−3.00DS/−0.50DC×160=5.1（1.2）。通过该镜片的远距分离性隐斜为 1$^\triangle$外隐斜视，远距融像性聚散范围为 BI：x/8/2，BO：8/24/12，近距 FCC 测量附加为 +1.50D，在附加基础上 NRA 和 PRA 分别为 +0.75D，−0.75D。

分析和处理：通过 +1.50D 附加镜片，在 40cm 处的分离性隐斜视为零。病人原无远距视觉症状，将其远距处方稍微改变后也无症状出现（将原配戴处方改为现主觉验光处方，等量球性变化为 −0.12D）。

该病例的病史和测量结果表明需要增加正镜阅读附加，NRA 和 PRA 平衡结果说明需要 +1.50D 附加，与原处方比较，近点等量球性度数改变为 +0.37D。病人试戴后表示远距清晰，+1.50D 附加后近距阅读清晰舒适。根据该度数定做多焦点渐变镜。

（二）实例二

F 病人，43 岁，女护士，主诉：看细小印刷品有些困难，几年前配了 1 副眼镜，但仅在开车时候戴，眼镜处方：右眼：−0.50D，左眼：−1.00D。

检查：裸眼视力：远距：右眼：1.0，左眼：0.8，双眼：1.0；近距：右眼：0.5，左眼：0.6，双眼：0.6。不戴镜时遮盖测试：远距和近距均为正位。主觉验光：OD：Plano=5.0（1.0）；OS：−0.50DS=5.0（1.0），通过这些透镜时远距分离性隐斜为 1$^\triangle$内隐斜，远距融像性聚散范围为：BI x/12/4，BO 18/24/4。

分析和处理：正镜添加测量表明正镜至少为 +0.75D（40cm 处视力：1.0）；FCC 测量结果为 +1.50D 附加，通过 +1.50D 附加后在 40cm 处的分离性隐斜和融像性聚散范围为 4$^\triangle$外隐斜；BI：16/20/14，BO：10/16/4，NRA 和 PRA 分别为 +1.00D，−1.25D，NRA 和 PRA 平衡后，正镜附加为 +1.25D。近距镜片总度数为：右眼：+1.25D，左眼：+0.75D，试戴该处方镜片阅读杂志，该病人报告印刷字体很容易阅读。

定做了渐变镜片：右眼平光，左眼 −0.50D 球镜，+1.25D 附加。

第四节　垂直位双眼平衡失调

垂直位平衡失调同水平位平衡失调一样，也可能是引起视觉问题的原因。垂直位平衡失调的人可能会抱怨有牵拉感、头痛、视觉疲劳、阅读时跳行或漏失位置、复视，尤其上下重叠复视等。如果遇到病人有上述症状但无其他原因时，应该检测垂直位的情况。

一、垂直位双眼平衡的测量方法

许多方法可以发现垂直位的平衡异常，如遮盖试验时眼球垂直移动、分离性垂直隐斜测量、von Graefe 方法、Maddox 杆、立体镜和其他方法。临床上可采用一种以上的方法验证其测量结果。不同仪器或不同距离所测量的垂直分离性隐斜通常无明显差异，如果分离性垂直隐斜不等于零，则应该检查相联性垂直隐斜视（将垂直注视视差减少至零的垂直棱镜）。因为调节性聚散不影响垂直隐斜视，所以球性镜片附加不用于治疗原发性垂直平衡失调。

对于高度屈光不正病例，要确保验光过程中综合验光仪的镜头或眼镜无倾斜，以避免镜片诱发的垂直隐斜视。在综合验光仪中解决这个问题的方法是调整病人的位置，使其只能通过针孔注视视标，然后重复隐斜视测量。

二、处理方法

笔记

垂直平衡失调的治疗选择为垂直棱镜，一般视觉训练效果较差。

垂直融像幅度可以用于核查分离性垂直隐斜，Borish 建议使用以下公式：

$$（BD 至破裂 - BU 至破裂）/2 = 矫正棱镜$$

如果矫正棱镜值为正，说明需要 BD 棱镜；如果为负，则需要 BU 棱镜。Borish 建议当隐斜视所指明的垂直平衡失调与垂直融像幅度所指明的平衡失调不一致时，应根据上述公式，棱镜处方值应该等于融像性幅度。正如这两类测试所获得的水平融像的水平聚散度有差异结果一样。

一些临床医师建议对垂直隐斜视的病人进行视觉训练以期待改善双眼视觉的舒适度，虽然视觉训练后可能仍然需要棱镜处方。Wick 和 Scheiman 描述了一种垂直隐斜视的视觉训练，该训练将水平聚散训练、垂直聚散训练和脱抑制训练结合在一起。

很多研究者描述了垂直棱镜适应现象。具有有效的棱镜适应的病人往往无症状，一般来讲，对无症状的病人不应给予垂直棱镜处方。

虽然垂直注视视差曲线不如水平曲线那么常用，但也可以用注视视差测量仪进行绘制。也可以将 Wesson 注视视差卡旋转 90° 用于确定垂直注视视差，如此一来，两条注视视差线成为水平方向。大部分垂直注视视差曲线符合一条直线垂直视差隐斜视等于将垂直注视视差降到零时的垂直度数。Mallet 装置、Bernell 灯式隐斜装置、AO 偏振立体幻灯或 Borish 卡片等均可以用于测量垂直注视视差的量。垂直注视视差曲线的 x 截段是相联性隐斜视。相联性垂直隐斜视是垂直棱镜处方的最佳方法，这似乎已达成共识。如果相联性垂直隐斜视为零，不配棱镜处方。棱镜处方应该等于相联性隐斜视。这样的棱镜处方，即使只有 $1^\triangle$ 或者 $0.5^\triangle$，也能缓解垂直隐斜视的临床症状。建议在验配垂直棱镜处时，一定要测量远距和近距在直视和下视时的相联性隐斜视。

Borish 报道了一种评价垂直棱镜接受性的主观方法，该方法是将所配的棱镜放在试镜架上，让病人看远距和近距最佳视力的视标，要求病人说明视力是否有所改进，或者主觉是否有症状缓解。然后旋转棱镜至其他方向，重复上述步骤，来检验棱镜是否仅有安慰效果。如果病人主觉上所认定的棱镜底的方向与原测量的一致，则给予这样的处方。

总之，当检查出垂直平衡失调同时伴有明显的眼部症状，多种测量结果恒定，分离性垂直隐斜视与垂直注视视差方向相同并且无明显的棱镜不适应时应使用棱镜，采用相联性隐斜视作为验配垂直棱镜度数处方的参考值。

（张　缨）

二维码 6-1
扫一扫，测一测

参 考 文 献

1. Pang Y, Gabriel H, Frantz KA, et al. A prospective study of different test targets for the near point of convergence. Ophthalmic Physiol Opt, 2010, 30(3): 298-303.

2. Fukuda K, Wilcox LM, Allison RS, et al. A reevaluation of the tolerance to vertical misalignment in stereopsis. J Vis, 2009, 9(2): 1.1-8.

3. Scheiman M, Cotter S, Kulp MT, et al. Treatment of accommodative dysfunction in children: results from a randomized clinical trial. Optom Vis Sci, 2011, 88(11): 1343-1352.

4. Vision therapy. Information for Health Care and Other Allied Professionals. A Joint Organizational Policy Statement of the American Academy of Optometry and the American Optometric Association. J Am Optom Assoc, 1999, 70(7): 428-430.

5. Mitchell Scheiman, Bruce Wick. Clinical Management of Binocular Vision: Heterophoric, Accommodative, and Eye Movement Disorders. Philadelphia, : Lippincott Williams & Wilkins, 2014.

笔记

第七章

非斜视眼双眼视觉异常的处理

本章学习要点

- 掌握：非斜视眼双眼视觉异常的处理方式、选择原则、各种处理方式的适应证。
- 熟悉：视觉训练的方式以及注意事项，熟悉各种调节功能训练、聚散功能训练方法。
- 了解：视觉训练发展历史以及不同视觉训练方法的具体操作。

关键词　屈光矫正　球性附加镜　棱镜　视觉训练

双眼视觉功能异常临床处理方法有多种，以非手术治疗为主，基本方法有：①屈光矫正；②正或负球性附加镜；③棱镜；④视觉训练。治疗目的是缓解症状和改进双眼视觉功能，以病例类型的诊断和调节和（或）聚散功能检测参数作为治疗方法选择的依据。

第一节　屈　光　矫　正

当确诊为双眼视觉异常后，首先考虑的处理方法是矫正屈光不正，临床上常见的调节性视觉疲劳与多种屈光不正因素有关：远视、各种不同类型和不同程度的散光、屈光参差和近视均会诱发视觉疲劳，近视配戴框架眼镜后初期，阅读时出现视觉疲劳也很常见，屈光未矫正出现的各种隐斜视也会出现相关眼部症状。

合理屈光矫正可以克服由于屈光不正问题造成的双眼视觉不平衡导致的调节和聚散异常。

一、屈光不正所产生的影响

在临床上或在病人中常常有误解，认为低度的屈光不正只要能看得清，并不一定需要屈光不正的矫正。实际上一定量的低度屈光不正若不进行合理矫正，亦会产生双眼视觉相关的问题或症状。Orinda 研究将可能产生临床问题的屈光不正量的标准总结如表 7-1。

表 7-1　临床有显著意义的屈光不正量

屈光不正类型	有临床意义的量
远视	≥+1.50D
近视	≥−1.00D
散光	≥1.00D
屈光参差	≥1.00D

屈光不正未矫正或残余屈光不正可能会诱发以下问题：

1. 欠矫或过矫导致调节功能失常。

笔记

110

2. 诱发高量隐斜视，产生负融像或正融像聚散的异常需求。

3. 造成双眼不平衡，引起感觉性融像异常。

4. 造成视网膜像模糊，减低融像能力。

屈光矫正时，在考虑常规矫正规则的同时应考虑以下几点：

1. 屈光不正与调节和聚散功能异常之间的关系。含隐斜视的屈光不正病人中，内隐斜视多见于高度远视病人，外隐斜视多见于近视病人，在确定处方的时候，必须考虑尽量减少潜在眼位异常。

2. 了解病人的 AC/A 比率，了解病人聚散情况，考虑和理解屈光矫正对聚散的影响。如给予内隐斜视病人最大可接受正镜、给予外隐斜视病人最大可接受负镜可以解决相应的问题。屈光矫正亦可对双眼视觉产生影响，如一个外隐斜视远视病人（+2.00D），现给予全矫，则有可能出现视觉疲劳或重影，再如一内隐斜视远视病人（+4.00D），全矫后可能会诱发外斜视，临床上处理这些病人相对比较复杂，需要多一些思考。

3. 若双眼视觉功能异常病人有明显的屈光不正，需进行对症矫正处理，并指导病人配戴眼镜 4~6 周后进行调节和聚散功能的评估检测，一般能解决原功能性异常。若调节、聚散功能异常一直存在，需要增加一些处理方式，如阅读附加、棱镜等。

二、睫状肌麻痹验光

静态检影加自然状态下的主觉验光基本可以确定和解决大部分的屈光不正病例，当怀疑有内隐斜视或隐性远视时，应该采用睫状肌麻痹验光，在确定最终处方前，必须考虑以下问题：

1. 睫状肌存在张力　若达到睫状肌完全麻痹，则正常的睫状肌张力也被松弛，诱发出更多的正度数，在给予处方时应考虑将这部分排除。

2. 双眼状态　若存在内隐斜视或间歇性内斜视，则尽量采用最大正度数的处方。

3. 非显著性屈光不正量

若病人的屈光不正量低于表 7-1 所提示的矫正需求，如何处理，对此的看法在临床上不是特别统一。如一病人有以下屈光不正，伴有阅读时视疲劳的病史：

OD: +0.25DS/−0.50DC×90

OS: +0.25DS/−0.50DC×90

从数字上看，该屈光不正不一定需要矫正，但该病人有症状，首先需判断屈光不正是否是引起病人症状的原因，回答这个问题需要进行一些特殊测量，并对所测的调节和聚散资料进行分析。如检查结果可以解释目前症状，则建议给予屈光矫正，若不能解释，则应该做进一步检测以及详细病史询问，分析病人出现症状的原因。

假设该病人集合近点为 15cm/30cm，远距正位，近距 12$^\triangle$ 外隐斜，正融像性聚散下降，这些测量数据提示，对该病人少量的屈光不正矫正显得非常有意义和必要，其矫正可以增进视网膜像的清晰度，从而改进融像功能，减少症状。

根据作者的经验，低度屈光不正伴有眼部视觉功能问题时，该低度屈光不正通常与该症状有关，一般给予矫正。

第二节　正或负球性附加镜

处理调节和聚散功能异常的另一种方法就是给予正或负球性附加镜，其原理是改变调节或聚散系统的需求。将临床上提示使用附加镜的重要参数列在表 7-2 和表 7-3 中，表 7-2 阐述了使用球性正镜片（简称：正附加镜）的 8 个重要指标，表 7-3 阐述了使用球性负镜片

笔记

（简称：负附加镜）的指标。

确定使用球性附加镜是否有效的重要参数是 AC/A 比率。AC/A 比率高时，使用附加镜的效果通常比较好，高 AC/A 比率提示小量的附加镜可以对双眼协同产生比较大的改变，低 AC/A 比率提示球镜附加镜使用的效果会比较差，当 AC/A 比率处于正常值（3/1～7/1）时，必须根据表 7-2 和表 7-3 中的其他因素对球镜的使用进行综合考虑，同时了解正镜或负镜对这些参数的影响。

表 7-2　提示使用正附加镜

测试	使用正附加镜	不宜使用正附加镜
AC/A 比率	高	低
屈光不正	远视	近视
近隐斜视	内隐斜视	外隐斜视
负相对调节（NRA）		低 NRA
正相对调节（PRA）	低 PRA	
近距 BO	正常～高	低
调节反应	高	低
调节幅度	低	高
调节灵活度	负符号不通过	正符号不通过

表 7-3　提示使用负附加镜

测试	使用负附加镜	不宜使用负附加镜
AC/A 比率	高	低
CA/C 比率	高	低
隐斜视	外隐斜视	内隐斜视
近距 BI	正常～高	低
调节幅度	正常	低
调节灵活度	正符号不通过	负符号不通过
年龄	低于 6 岁	大于 9 岁

使用球镜效果比较好的典型例子就是集合过度，病人通常在远距无明显的隐斜视，但在近距表现出中或高度内隐斜视，负融像性测量值低，AC/A 比率通常很高，提示近距阅读附加会改善大量的内隐斜视，若该病人有 12△ 内隐斜视（近距），BI 4/6/2，AC/A 比率为 10:1，此时给予 +1.00D 阅读附加，将近距内隐斜视减少了 10△，仅剩 2△ 内隐斜视，BI 范围增大，会极大改善病人的症状。

与上述相反的另一个例子就是集合不足，病人通常表现为远距无明显隐斜视，在近距有较高外隐斜视，AC/A 比率低，集合近点减低，正融像性测量值也低，这类病人若采用球性镜片附加，则几乎达不到效果。若病人有 12△ 外隐斜视（近距），AC/A 比率为 2:1，BO 为 2/4/-2，若给予 -1.00D 近距阅读附加，则仅减少近距隐斜视 2△，即近距尚有 10△，不可能达到改善效果。

将使用球性附加镜能改善的临床问题罗列在表 7-4。在使用正附加镜时，可以考虑使用双光镜，低于 10 岁的儿童，双光镜的子片高度应该参考瞳孔下缘，保证子片为阅读区，建议采用 Flat-top-20mm；对于成人，子片高度参考点为眼睑下缘。

负附加镜在临床也常常被应用，主要用于高度外隐斜视或外斜视，目的是利用调节性集合减少偏向角，增进融像性聚散能力。负附加镜片可仅作为训练用，亦可一直配戴。若

笔记

用于训练，附加值应该大些，对于外斜视者，甚至可用高达 -6.00D 附加镜；若用于一直配戴，则选用的处方应该以病人能达到融像的最小负值为标准。

表 7-4　适合选择附加镜的病例

正附加镜	负附加镜
集合过度	高度外隐斜视
单纯内隐斜视	散开过度
调节不足	
调节不持久	

第三节　棱　镜

棱镜解决双眼视觉功能方面的许多问题，临床上棱镜使用情况分四类，并证实有良好的效果：

1．水平缓解棱镜。

2．垂直缓解棱镜。

3．棱镜作为视觉训练的起始。

4．无法使用视觉训练或训练失败后使用棱镜。

一、水平缓解棱镜

对于水平隐斜视比较大的或出现间歇性斜视者，使用棱镜可以减少融像性聚散的需求，远距高张力性聚散或内隐斜视伴正常或低 AC/A 比率的病人使用棱镜比较有效。棱镜可以作为训练方法，也可以作为处方直接消除病人的症状。虽然经典的理论一直推荐棱镜用于治疗隐斜视，但证明棱镜有效性的研究文章不多。棱镜的处方一般根据以下几种方法确定：

（一）Sheard 准则

Sheard 认为，融像储备必须为需求的两倍以上，才能达到舒服的感觉。若临床检测达不到该准则，需使用棱镜，此准则对于外隐斜视比较有效。Sheard 准则棱镜处方的公式为：

$$所需棱镜（P）=2/3×隐斜视 -1/3×融像储备$$

例1：病人为 $10^{\triangle}$ 外隐斜视，BO 至模糊为 $10^{\triangle}$，则所需棱镜为：

$$P=2/3×10^{\triangle}-1/3×10^{\triangle}=3.34^{\triangle}$$

即为了达到符合 Sheard 准则，给予 $3^{\triangle}$ BI 的棱镜处方。

（二）Percival 准则

Percival 准则认为工作中的融像性状态必须居于融像范围当中，才能感觉比较舒服，该准则不必考虑隐斜视情况。若达不到以上条件，可以通过棱镜处方获得，所需棱镜公式为：

$$所需棱镜（P）=1/3G-2/3L$$

式中，G 为水平融像范围界限宽度大的一侧（BI 或 BO 侧），L 为水平融像范围界限宽度小的一侧（BI 或 BO 侧），如果 P 为零或负值，说明符合 Percival 准则，不必使用棱镜；若为正值，该 P 值就是棱镜处方。

例2：病人 $12^{\triangle}$ 外隐斜视，BO 6/9/6，BI 18/24/21

$$P=1/3G-2/3L$$
$$P=1/3（18）-2/3（6）=4^{\triangle}$$

即不符合 Percival 准则，给予 $4^{\triangle}$ BI 棱镜。

有关 Sheard 准则和 Percival 准则的详细阐述见本教材第五章。

笔记

表 7-5 总结使用棱镜比较有效的病例类型。由于有关棱镜使用的临床效果的研究资料并不十分乐观，因此临床上一般处理原则是，先采用视觉训练。在视觉训练未能达到效果或不宜采用视觉训练者，才使用棱镜。

表 7-5　根据诊断而建议的治疗方法

诊断	首选方法	次选方法
眼动异常	视觉训练	正附加
调节不足	正附加	视觉训练
调节过度	视觉训练	
调节不持久	视觉训练	
低 AC/A 比率		
集合不足	视觉训练	棱镜
散开不足	棱镜	视觉训练
高 AC/A 比率		
集合过度	附加镜	视觉训练
散开过度	视觉训练	附加镜
正常 AC/A 比率		
单纯内隐斜视	视觉训练和附加镜	棱镜
单纯外隐斜视	视觉训练	附加镜和棱镜
融像性聚散异常		
垂直异常	视觉训练	
垂直隐斜视	棱镜	视觉训练

二、垂直缓解棱镜

London 和 Wick 发现矫正垂直注视视差的时候同时也对水平性的偏斜产生了矫正效果，根据他们的研究资料建议，若发现病人既有水平性偏斜，又有垂直性偏斜时，应首先考虑对垂直性偏斜进行矫正。

确定矫正垂直性偏斜的棱镜处方是根据相联性隐斜视测量结果，该测量利用了注视视差的测量设备。对于垂直性隐斜视，棱镜处方应该将注视视差降低到零。另一确定棱镜处方的方法是 Sheard 准则，即达到垂直融像是垂直隐斜视的两倍。

三、棱镜作为视觉训练的起始

高度隐斜视或间歇性斜视出现时，棱镜在视觉训练的初期使用很有协助效果。棱镜减少了这些病例类型对双眼功能系统的总需求，如使用 BO 棱镜可减少对负融像性聚散的需求，有助于临床医师更容易地开始视觉训练工作。

四、无法使用视觉训练或训练失败后使用棱镜

虽然视觉训练有效并实用，但有诸多因素影响了视觉训练的预后，包括依从性、病人年龄、经济情况和时间问题等，若低龄儿童无法合作、高龄老人无法或不愿意进行视觉训练等，棱镜都是较好的选择。

笔记

第四节　视　觉　训　练

一、视觉训练的概述

（一）视觉训练的历史

视觉训练的历史要追溯到法国著名的眼科学医生 Javal 教授,被认为是"正位视之父"。正位视传统意思是"眼位正",是消除斜视和其他双眼视、双眼运动异常的视觉训练过程。Javal 的父亲是一位内斜视病人,虽早期行手术治疗,不幸的是仍出现大角度连续性外斜视。因为他不想同样的结果发生在内斜视的妹妹身上,就发明了一种替代手术的方法,即通过训练感觉和运动融像使双眼保持正位。Javal 最大的贡献是通过眼镜矫正屈光不正,再用遮盖消除弱视和治疗抑制。Javal 的第二大贡献是对斜视中抑制的认识,他用可变的有抑制线索的立体图和立体镜做抑制训练。他提出对于不同类型和大小的斜视应该使用不同的立体镜做视觉训练,刚开始行视觉训练时要用大的周边视标,然后逐渐应用小视标来打破抑制。Javal 的许多病人在经 3～5 年训练后治愈,许多病例也有很大的改善,包括他的妹妹,后来他创立了正位视诊所。

继 Javal 之后的著名的训练师是 Remy 和 Cantonnet。Remy 改良了 Javal 的脱抑制训练方法,并研发了 Remy 分离镜(用于内斜视的散开训练)。Cantonnet 采用了"精神法"的概念。他的脱抑制方法包括手调技术和家庭训练立体镜,并有效运用了红绿视标。"精神法"在斜视治疗中是一个重要因素,有助于内斜视病人散开运动,当对内斜视病人进行训练时,让病人假想看着远方地平线上的物体,当对外斜视病人进行训练时,让病人假想注视下方注视眼位的物体。"精神法"代表了一种精神上的努力,病人主动去感知和融合双眼视网膜的像。因此,视觉训练不是一个被动过程,而是需要病人通过精神努力,随着不断重复,融像过程逐渐变为自动的和反射性的,这才达到了视觉训练的目标。

英国眼科医生 Worth 提出,斜视是由于感觉融像功能低下引起的,他提出双眼视要么在早期可塑年龄内得到发育,要么就根本不发育,而且正常的双眼视所必需的融像功能在 6 岁前发育完全,在该年龄后的融像功能训练作用微乎其微。根据他的这个理论,出现斜视的病例应尽早开始融像训练,这也强调了早期检查和治疗斜视的重要性。Worth 曾提到:"在那些一出现偏斜表现就进行有效治疗的斜视病例中,只有一小部分需要手术。"他建议,如果孩子合作的话,可以在 3～5 岁或更小时进行治疗。Worth 的一项著名发明就是同视机,他当时的首要用途就是使用同视机进行融像功能训练。Worth 承认一些斜视时间较长的年长病人在矫正斜视后可以获得双眼视,但他仍然认为新发展出的融像并不是真的新融像,而是在偏斜变为显斜视之前就存在了,只是这种融像实在太弱了,无法防止偏斜变为显斜视,这种重建融像的概念今天仍然被广泛接受。

Chavasse 强调需要用正位视以外的其他方法来清除融像障碍,即光学和手术的方法,结果导致他的许多追随者对斜视的融像性训练方法不感兴趣。尽管这一点影响是负面的,Chavasse 产生的总的影响还是正面的,尤其是他提出的双眼视发育理论。关于治疗,Chavasse 强调光学和手术的方法,而 Worth 强调感觉运动融像训练,其实这两种方法在斜视视觉治疗的整个领域内是互补的,双眼发育和治疗的 Worth-Chavasse 模式在今天也是适用的。

另一位英国眼科医师 Maddox 将斜视的手术和正位视治疗结合在一起,他发明了好几种双眼检查和训练仪器,包括改良后实体镜,并把他的女儿 Mary Maddox 训练成为一名视觉训练师,他和女儿一起创建了最早的一间提供手术前后视觉训练的正位视诊所。Mary

笔记

Maddox 成为英国正位视协会的第一任主席，而英国正位视协会正是帮助眼科医师处理斜视的正位师的专业协会。直到今天，在大部分英语国家包括美国都有正位师的协会或组织，这些组织还发行一些期刊来强调如何用手术及非手术方法诊断和治疗斜视。

在 20 世纪初期的美国，视光师在矫正视力方面被认为是无可取代的，他们确定屈光不正并开具镜片处方来消除视物模糊；20 世纪 20 年代，俄亥俄州大学视光学院的生理学家 Charles Sheard 设计了 19 步视觉检查和使用综合验光仪的双眼病例分析方法。他的双眼视理念与 Helmholtz、Donders、Javal、Worth 及 Chavasse 的科学传统方法是一致的，Sheard 的贡献是在理论视光学中为舒适的双眼单视清晰区建立了概念框架和测量的平台。

视光医师的兴趣集中在评估和处理非斜视的双眼视觉异常上，在继 Javal、Worth 和 Maddox 的视觉训练技术之后，20 世纪 40 年代 Fry、Morgan 和 Hoffstetter 等对调节、斜视及聚散功能失常的病例做了总结和研究，Ogle 在五六十年代就注视视差仪做了大量的补充。从 30 年代开始，临床医师如 Brock 和 Vodnoy 设计了许多开放环境下工作的训练仪器和技术来改善调节和聚散功能，这种被称为经典视光学病例分析和处理方法。

视觉治疗的医学模式随着时间的推移不断演变，正位视作为一种斜视的康复训练正在眼科学中不断发展，它与一般神经肌肉异常的物理治疗有许多共同之处，起先视觉训练技术被设计为在斜视病人中重建双眼视，但视光师进一步发展了双眼视觉训练，视觉治疗通常包括视觉训练及其他矫正或加强所有视觉技术的方法（如光学，手术及保健方法）。当严格进行视觉治疗以矫正双眼异常时，其特定术语为双眼视觉治疗，而其中的双眼视觉训练是视觉治疗中最重要的一部分。

（二）视觉训练的方式

1. 家庭训练和医院训练　多数斜视及隐斜视的视觉训练计划需要医院训练与家庭训练相结合，但训练的目的不同，差异也很大，因此无法形成统一的标准或模式。一般来说，斜视越严重，越需要医院训练，医院训练直接由医生或视觉训练师监测，比在家里训练更有效、更有动力，效率往往也高一些，而且在医院训练时，如果一种方法训练无效或效果不佳时，可立即更换另一种方法。多数有斜视或弱视的病人在医院训练进步更快，理想的训练方式是每周到医院训练 2～3 次，再配合家庭训练。

多数隐斜视、调节失常或轻微的双眼视异常病人，经过家庭训练加上每周几次的医院训练就可以痊愈了。训练是否成功，关键在于病人的配合程度，要求病人至少能主动完成每周五次家庭训练，当然如果能坚持每周 7 次更为理想，持续、频繁、重复的训练效果更佳。如果病人年龄小于 6 岁，建议增加医院训练次数，每周尽量做到两次以上。学龄儿童的视觉训练仍需要成人监视，通常是父母，也可以是亲戚、朋友或者指导老师。家庭训练的监视者最好要了解训练的方法和特点，尽量要多参与医院训练的监视工作。家庭监视者必须能很好地和孩子交流，保持孩子训练的主动性和依从性。大一些的孩子若缺乏自律性和成人监督，也建议进行医院训练确保获得成功的视觉治疗效果。

每周通常安排 3 个不同的家庭训练项目，项目过少容易厌倦，过多又容易混淆，另外至少每周要变一个项目来增加花样和趣味性，提高训练积极性。训练早期建议安排一些比较容易的项目使病人尽早获得一点成功。在家庭训练开始前，必须教会病人正确操作每个训练技术，达到医生或训练师的要求。在临床工作中，医生或训练师会给病人写好一份操作指南，这样有助于病人完成各项训练。

家庭训练中，建议每天安排 20 分钟的训练，如果按照 3 个项目计算，每个项目完成需要 7 分钟。对聚散失常的病例，最好在每天不同时间段分 2～3 次短时间训练，这比集中一次长时间训练效果更好。对于主动性较高且喜欢训练的儿童可增加训练时间，可超过 20 分钟。一些斜视病人的训练时间要相对长，刚开始常规训练每天要达 2 小时，持续 3 个月。家

笔记

庭训练开始前，病人需要预先了解下周的计划，安排所需的时间。如果出现困难无法完成家庭训练的话，则安排每周2～3次医院训练比较好。

2. 开放环境和仪器训练　在视觉训练过程中，治疗师应尽可能安排开放环境的训练方法，不要局限在封闭式仪器训练。封闭式的训练仪器如同视机、Brewster立体镜、实体镜等都有些本质缺点，这些仪器都会刺激假性的调节和聚散反应，而且仪器训练中学会的视觉技能很难转换到开放环境中去。比如，用简单的集合训练技术在近距离训练外斜视病人的融像功能，往往比用同视机训练聚散范围更加有效。

但同视机或Brewster立体镜在视觉训练中也有有利的一面，其对异常视网膜对应病人打破抑制，建立正常视网膜对应及扩大融像性聚散范围特别有效。内斜视和弱视病例的视觉训练常涉及同视机或其他闭合式仪器。但多数其他的双眼视觉异常应用开放式环境，如电视训练、棱镜反转拍等。

（三）视觉训练的注意事项

1. 病人的主动性　视觉训练是否成功，病人的主动性是非常重要的。病人如果没有成功的信念，视觉训练往往会失败。

成年人：许多接受过良好教育的成年人，只要知道视觉训练能克服他们的双眼视觉异常或改善视觉症状，就会主动按照医生或者训练师的要求完成任务。而另一些不喜欢视觉训练、害怕训练过程的艰难，或者没有足够时间的成年人，可采用透镜或棱镜的方式来治疗。在确定训练方式前，医生应向病人解释其目前的状况，可以选择的处理方式，最后让病人自己或者家属作出决定。

学龄前及小学儿童：常会遵守训练计划，训练过程中医生友好的态度也是成功的关键。在和孩子一起训练的过程中，医生应该尊重并关心自己的病人，并通过个人知识和幽默感与儿童建立良好的关系。

建立主动性的关键因素是有效的交流，和孩子们一起训练时，医生必须牢记他在跟孩子讲话时，所用的语言也应该符合这个年龄段。视觉功能训练的技术和说明也应该和病人的认知水平、理解力相匹配。例如开放环境的融像训练对小于7岁的儿童往往无法完成，而3点集合卡常常是可以的。

病人或家属须清楚每个训练项目的目标，比如将训练目标定为以时间为目标，训练效果很好，如设置跳跃聚散技术的目标是记录1分钟完成跳跃的次数，目标是最少1分钟6次，病人往往很快就能达到这一目标。随着训练逐渐变成习惯或者次数的增加，最好给病人一份指南以确保该训练技术能在家里完成。视觉治疗师也须留意病人的态度和表现，必要时更换训练方法和仪器。

儿童主动性建立的另一个重要方面是奖励，视觉训练活动本身也是奖励。儿童想去完成这个任务，是因为这个任务具有挑战性。有奖励就会更加快乐。但有些儿童会发现某些视觉训练太过挑战性了，枯燥乏味，医生就要用一些必要的奖励增加他们的能动性，比如把孩子喜欢的活动或游戏融入训练项目中。斜视病人最需要此类方法，不管是采用光学矫正还是主动训练，尽量让病人在开放环境中保持融像，哪怕是部分时间也好。如病人是隐斜视，则相对会容易一些，可通过电视、可爱的玩具、令人兴奋的故事、寓言书或电脑游戏建立调节和聚散的训练方法，当儿童参与这些活动时，可以将适合的反转棱镜和透镜融入上述活动中，其实不少游戏和有趣的活动本身对弱视治疗也有效，总之，临床医生应尽可能找机会将奖励活动、游戏融入训练项目中。

在用标准的训练仪器和视标时，可用指示棒点触视标来减少训练时的无聊，也可以经常更换训练方法或训练仪器，以保持训练新鲜感。医生或家长也可以使用口头表扬和奖品等提高孩子的积极性。

笔记

表 7-6 列出了几种对儿童奖励的方法，可增加视觉训练的积极性，很多儿童会认为视觉训练很困难、很苛刻，所以父母或治疗师的鼓励并且认可孩子的努力、毅力和自律性确实是非常重要的。

表 7-6 视觉训练中的奖励方法

1. 不定期地给表现好的儿童奖励一些小玩意：贴贴纸、小玩具、小珠子、小奖卡等

2. 奖励看录像的时间，实际上播放的是视觉训练相关的录像

3. 对在医院训练完成良好的儿童奖励奖章，如果这些孩子在家庭训练中也表现良好的话，可再奖励 1 枚，最好是向孩子强调这是他努力的结果，建议他把奖章送给他的朋友

4. 给孩子表演一个魔术或者戏法，然后在孩子完全完成家庭训练后，教其学会这个方法并表演给其他人看

5. 奖励一些儿童喜欢的优惠券，比如快餐、冰激凌之类的优惠券或者代金券

6. 叫家长给孩子买一些喜欢的礼物，或者让孩子收集医院发的奖励卡，集到一定数量后，家长购买一个孩子向往的奖品

7. 制作完成训练的荣誉证书，贴在医院或者家中

现在市场上也逐渐出现了许多电脑训练软件，这些训练系统设计了打破抑制、增加融像、聚散范围和灵活度的方法。有的设计可用于提高调节能力、眼球运动技能和增加感知技能等。把训练任务融入互动的游戏中，很受儿童的喜爱。不少家长认为电脑游戏容易成瘾，但医生或者训练师大多鼓励儿童使用，笔者在临床上经常要求家长把电脑视觉训练游戏当作奖励给儿童做训练，增加那些儿童的家庭训练依从性。

因此，一个成功的视觉训练医生或者训练师除具备扎实的专业知识外，还须具备高亲和力、沟通能力和观察能力，会应用各种技巧鼓励患儿来提高他们的训练积极性。

2. 监测训练计划 视觉治疗的一个重要原则是要让病人或者家属知道他目前的视觉状况和每个阶段的训练进展，要告诉病人视觉训练中所用的部分视标可监测感觉和运动融像的状态，比如后像或海丁格（Haidinger）刷是用于注视准确性的视觉反馈标志，蜂鸣器可检测正确或错误反应的听觉反馈，有些电脑视觉训练软件也包含有听觉和视觉反馈标志。

医生必须掌握病人的家庭训练进展情况，其中监测家庭训练的方法有多种途径。首先每次到医院复诊的时候，必须认真询问病人有何症状、对训练是否满意、训练时的依从性、完成情况、困难程度，病人每天要做训练笔记，并且在每次随访时交给医生或训练师以便分析。在随访时，病人还应把家庭训练中每项方法演示给医生或训练师，以便建议、纠正和提高。还有一点需要注意：医生制定的家庭训练计划，如果病人对每个操作过程都完全理解的话，每个月随访了解训练进展即可。但多数病人脱离医生的指导和建议，效果就会下降。因此，认真、频繁地监测家庭训练进展是唯一有效的方法，而每次到医院随访检查时，医生对病人积极性的评价是家庭训练成功的保障。另外，还有许多项目是不能在家里完成的，医院的监测或训练一般 45 分钟左右，已进行医院训练的当天可以不要再进行家庭训练。

3. 家庭训练的维持 双眼视觉训练还有一个原则就是监测病人的功能是否回退。多数隐斜视和聚散不足的病人，在训练达到标准，停止治疗后，常会出现回退现象。一般来说，病人训练达到了停止治疗的标准后，会在停止治疗 1～2 年内出现回退。弱视和斜视的病人也会随着时间的推移出现回退现象。因此，在训练达到标准后，应至少保持一种家庭训练方法，并定期监测以防止回退。如已出现回退，要增加 2 个或 3 个训练方法，每天 20 分钟，持续 1 周左右。如仍不能恢复到以前的水平，则要设计其他的训练方式。如发现回退是不可避免的，则可进行小量的、常规的维持训练。

笔记

二、调节功能训练

调节功能异常有多种类型，必须针对调节异常的类型选择相应的训练方法，但一种类型的调节异常相应的训练方法也有多种，而且一种训练方法又可以训练不同类型的调节异常，因此如何选择训练方式、掌握相应的训练方法是非常重要的。本章以方法作为阐述对象，对各种方法的目的和训练步骤进行详细描述。

（一）推进训练

1. 目的　推进训练（push-up training）是改进正融像性聚散，改进调节近点以及集合近点的常用方法。

2. 器具　视标卡等。

3. 适应证　调节不足、集合不足者。

4. 步骤

（1）病人将一个简便的注视视标置于鼻中线，逐渐移近，直至视标分裂成两个（图 7-1）。

（2）重复多次，使得破裂点越来越近。

5. 注意事项

（1）如果采用的注视视标为小字母则更好，更容易控制调节，该方法也可用于改进调节幅度。但是该方法的缺点是，如果出现抑制，病人无法知晓，检测是否抑制的方法就是让病人获知在推进训练过程中产生的生理性复视。

（2）训练 1 分钟，休息 30 秒为一个循环。重复数次。确保训练的时间在病人能力范围之内。

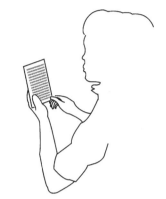

二维码 7-1
视频　调节
功能训练

图 7-1　推进训练，病人将视标移近并尽力保持视标为单视

（二）远近文字/数字卡法（Hart 表法）

1. 目的　从注视远处物体迅速变化为注视近处物体，或从注视近处改为注视远方时，调节从放松变为紧张，或从紧张变为放松。该训练技术的目的是改善调节灵活度。

2. 适应证　调节灵活度下降者或不足者。

3. 器具　视标：①近距视标，由 0.6 大小的 100 个数字或文字组成，分成 10 行，每行 10 个；②远距视标，100 个 1.0 大小的视标组成，每行 10 个，共 10 行；遮盖板。

4. 准备　将远距视标卡放于与眼睛同一水平平行的墙上。病人位于距离远视标尽量远，但要确保能看清远视标的位置（图 7-2）。

5. 步骤

（1）首先将近点卡置于一臂远的位置，然后开始读出视标并将其慢慢移近。

（2）将近点卡慢慢移近直到字母变得模糊且无法辨认。

（3）在此模糊点暂停 2～3 秒，以确认是否仍能看清视标。

（4）如果仍能看清视标，再将视标慢慢地移近眼睛。

（5）当视标离眼睛足够近而无法看清时，迅速抬眼看远处的视标卡，以最快的速度看清远处视标卡上的字母。

图 7-2　用 Hart 表进行远近注视训练

（6）当能看清远处的视标时，迅速将注视点移到近点卡（视标置于一臂远位置），重复以上步骤。

（7）尽量每次将近点卡移得更近一些，看清远处视标的速度更快一些。

笔记

6. 注意事项

（1）尽可能地以最快的速度看清远处的视标是非常重要的，最终要达到 1～2 秒看清视标。

（2）当在距离眼睛 7cm 左右的位置仍能看清近点卡的视标时，应更换较小的视标。

（3）在上述训练中暂不需要附加眼镜，临床医生可以根据病人的情况添加。

（4）连续做 6 次视近视远注视、休息 30 秒为一个循环。每天重复做 3 个循环。

（三）反转拍训练法

1. 目的　反转拍通过正镜可减少调节刺激，负镜可增加调节刺激，集合刺激保持不变，因而调节性集合的改变必然伴随着一个同等幅度但方向相反的融像性聚散改变，所以，双眼镜片摆动训练的目的不仅改进了调节灵活度，同时也改进融像性聚散。

2. 器具　反转拍（常用：+2.00D 和 −2.00D），阅读卡，偏振片阅读卡和偏振片眼镜。

3. 适应证　调节灵活度下降者和聚散功能异常者。

4. 准备　视标在 40cm 处，反转拍为 +2.00D/−2.00D，调节刺激在 0.50～4.50D 范围交替变化，而同时总集合刺激保持在 $15^{\triangle}$（图 7-3）。

5. 步骤

（1）眼睛通过反转拍的正镜片看阅读卡，在看清后，迅速转动反转拍，使得负镜片对着眼睛。

（2）负镜片可致阅读时模糊，待病人报告能看清阅读卡时，又迅速反转，如此反复。

（3）为防止单眼抑制，可在阅读卡前放置偏振片，让病人配戴偏振片眼镜。

6. 注意事项

（1）刚开始训练时可以选择镜片度数低一些，比如 +1.00D 和 −1.00D，用于改变调节刺激，训练程序同镜片摆动调节灵活度测量。

（2）训练 1 分钟、休息 30 秒为一个循环，重复数次。确保训练的时间在病人能力范围之内。

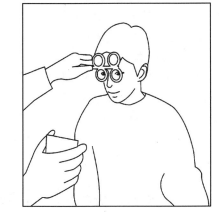

图 7-3　双眼镜片摆动训练时调节刺激的改变
视标在 40cm 处，反转拍为 +2.00D/−2.00D

（四）交替注视改善视远的视力

1. 目的　提高远距视力的反应速度。

2. 器具　远用可调整文字视力表或数字视力表，注视板。

3. 适应证　调节不稳定者、调节反应滞后或超前者。

4. 准备　将视力表挂在墙上与病人眼睛保持同一水平，病人尽量远离视标但要确保看清视标。

5. 步骤

（1）面对视标而立，一脚前一脚后摇摆着前后看视标。

（2）看清楚视力表上的第一个视标。

（3）快速转移看其左边的注视板，要保证完全看清。

（4）把视线转回来看第二个字母，尽快看清楚。

（5）快速转移看其右边的注视板，要保证完全看清。

（6）把视线转回来看第三个字母，尽快看清楚，这样每隔 5 秒钟快速转换一次，尽量保持稳定的节奏。

（7）练习时让病人慢慢移远。

6. 注意事项

（1）隔天轮换视标，一天用大的视标，一天用小的视标，还可以调整病人离开视标的距

笔记

离,只要保持能够看清楚就可以了。

（2）15～30分钟/次,每天1～2次。

（五）改良式交替遮眼训练

1. 目的　通过加正负镜片,改变病人的调节状态,在放松和紧张状态下交替注视获得清晰视力,并改变交替频率从而训练病人调节变化的频率,改善调节变化的能力和速度。

2. 器具　反转拍,近点文字或数字视力表,试镜架,遮盖板,试镜片。

3. 适应证　调节灵活度下降,采用前述简单的训练方式无效者。

4. 准备

（1）近距阅读卡片放置在桌子上,像平常读书的状态,病人尽量舒适地坐在桌旁,照明良好(灯从背后照入),配戴合适的习惯性眼镜。

（2）如果病人远矫正视力达到1.0,可以直接用1.0的简化单行视标;若是弱视病人,取弱视眼的最佳矫正视力的视标,比如病人右眼1.0,左眼0.6,则取0.6的那行视标。如果视力<0.4,建议退出训练。

5. 步骤

（1）右眼前加 +0.50D 镜片,左眼前加 −0.50D 镜片,指导病人在左眼前加遮盖板,让右眼注视卡片上合适大小的视标,遮盖左眼直到右眼看清楚,再遮盖右眼直到左眼看清楚视标。

（2）接着又在左眼前加遮盖板直到病人的右眼能看清楚,如此建立循环,连续循环 20次(40 次连续交替)。

（3）改变双眼前附加的镜片,右眼前加 −0.50D 镜片,左眼前加 +0.50D 镜片,重复上述步骤,完成 20 次连续循环。

（4）病人在上述附加镜片的基础上完成 40 次循环(80 次连续交替)。

（5）在完成以上训练后,增加附加镜片的屈光度,如右眼前加 +1.00D,左眼前加−1.00D,重复 20 次循环,左右眼交换镜片,继续完成 20 次循环,总共 40 次循环。

（6）当在 ±1.00D 水平训练顺利完成时,可增加 ±0.50D,在新的水平即 ±1.50D 时完成40 次循环,然后再加 ±0.50D,再完成 40 次循环。

6. 注意事项　正镜和训练距离:每次改变正镜片时,要注意确定训练距离,训练距离为镜片最高度数的倒数,比如工作距离为 40cm,正镜最高可达 +2.50D;工作距离为 33.3cm时,正镜最高达 +3.00D。

（六）非融像性追踪法

1. 目的　在双眼间有效、平稳地转换注视,建立各眼的注视,消除抑制。

2. 器具　悬挂球,附于球表面的字母/数字,节拍器,试镜架,镜片,棱镜($10^{\triangle}$～$15^{\triangle}$)。

3. 适应证　调节灵活度下降、调节反应滞后等病人高级训练的方法。

4. 步骤

（1）病人处于一个比较轻松的平衡位置,在与眼睛同一水平的近点工作距离处放置一球。将一副棱镜放于病人眼前,并确保病人看到两个悬挂的球。

（2）病人可能会报告看到"重影",或说看到一个"真实"的球和一个"假"的或是"非真实"的球,需不断引导和示范,确保病人看到两个"实在的物体"。

（3）其次除棱镜外,试镜架上再加球镜,一眼前是正镜片,另一眼前是负镜片。此时告诉病人:"在你的面前有两个球,一个位于右边,一个在左边,注视其中的一个物体,并保持其清晰,在拍打器敲打 8 次后,转到下一个注视物体,并保持其清晰。

（4）每敲打 8 次便改变注视视标,在此过程中尽量保持清晰注视,需要指导病人:"尽管另一球始终在你的视野之内,尽量忽略它并不要注视它。注意始终只是在敲打 8 次之后以

笔记

最快的速度看清这个球,依次循环。"

5. 注意事项 一次训练4～5分钟。

三、聚散功能的训练

非斜视性双眼视异常中聚散功能的异常是最常见的,常见有集合异常、散开异常和聚散范围异常等。目前国内外用于训练非斜视性双眼视异常的器械相当多,特别在美国,至少有一百种以上。尽管有些生产厂家在病人购买仪器时同时提供训练方法和步骤,但如何为病人选择合适的器械和如何确定最佳训练方法仍然是困扰眼科医师和初学者的一个常见问题。本节就最常用的聚散训练方法做一介绍,仅供参考。

(一)3点卡

3点卡是最实用的聚散训练工具。亦可在家中训练。

1. 目的 通过将卡片上不同颜色的两个点的融像,达到改善聚散能力和聚散范围的作用。

2. 器具 卡片一侧的点为红色,另一侧为绿色,3个点按直径大小依次排列。分透明卡片和白色卡片两类,其中透明卡片用于训练散开能力,白色卡片用于训练集合能力。

3. 适应证 聚散功能不足者。

4. 步骤 以用白色卡片做集合训练为例,介绍如下:

(1)让病人将卡片放在眼前(最大的点离鼻尖最远)。

(2)让病人双眼注视卡片上的点,若病人不能将点融合,可适当移远卡片,让其获得一个初始融像。

(3)当病人达到初始融像后,嘱其将卡片渐渐移近鼻尖,并一直保持融像。

(4)要求病人能快速聚散并没有抑制,若发生了抑制,则让病人眨眼并轻微摆动卡片来重新建立生理性复视。

(5)还可以让病人在远距视标和3点卡之间来回交替注视来加快聚散的速度,可以通过负透镜/底朝内棱镜来降低难度,或通过正透镜/底朝外棱镜来增加难度。

5. 注意事项 本训练效率高,但难度较大,应该让病人每训练2分钟休息片刻。

(二)偏振片立体图

1. 目的 改善双眼聚散和协调运动的能力,通过训练能改善病人近距离工作的舒适程度。

2. 器具 立体镜,偏振片系列。

3. 适应证 聚散范围不足者,集合不足者,散开不足者。

4. 步骤

(1)训练集合功能时,戴偏振片眼镜,阅读距离40cm,立体图位于0位,注视偏振片。如果不能看清晰,或者出现重影,前后移动滑片座,直到病人能看到清晰的单个像。

(2)按照标尺将上面一张立体力图向右边轻轻拉开,使两张图分开1个棱镜度,以尽可能快的速度融合图像并保持清晰。

(3)当融合稳定后,将标尺卡开至2个棱镜度处,再次融合。可以适当反复训练几次,每次训练10分钟,直至能把最大棱镜度的图片融合,且能快速地在集合和散开之间转换。

(4)可以不时地抬头注视远处,然后重新注视偏振片,以尽可能快的速度融合并保持清晰。

(5)尽可能扩大前后移动的范围。

(6)每天记录每一偏振片前后移动的最大范围。

5. 注意事项

(1)偏振片是一种开放式训练装置,既能用于办公室又能用于家庭。偏振片有各种各

笔记

样非常有趣的视标,有简单线条图,有风景图,有动物图,根据厂家的设计不同而不同。另外,由于偏振片制作工艺复杂,材料价格不菲,多局限于医院集中训练,个人购买不常见。这些视标一般都专门设计有立体视和抑制线索,可令病人提高脱抑制能力并扩大融像性聚散的范围,还能提高病人的聚散反应速度和准确性。

（2）每次训练10分钟,直至病人能把最大棱镜度的图片融合,且能快速地在集合和散开之间转换。

（三）孔径训练仪训练集合功能

1. 目的　增强双眼相对运动的能力,提高集合功能到最大范围,以期能持续舒适地近距离工作。

2. 器具　孔径训练仪,单孔滑板,视标本。

3. 准备

（1）拼装仪器（图7-4）。

（2）将视标本放在专用的滑板上,固定在位置"0"上,并翻到视标1的位置。

（3）将单孔滑板滑到#1的位置。

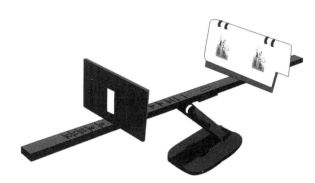

图7-4　孔径训练仪单孔示意图

4. 适应证　集合功能不足者。

5. 步骤

（1）将鼻尖顶在滑尺的后顶端。闭上左眼,并确保右眼通过单孔只能看到左边带圆球以及黑点的视标。如果不行,前后移动单孔滑板,直到只能看到左边的图像为止。闭上右眼,左眼只能看到带圆球以及加号的视标。

（2）双眼同时看两个图像,直到能融合成一个图像为止。确保同时看到加号、黑点和有立体感的圆球,并要求病人保持单个清晰视标。

（3）如果病人不能将两个图像融合成单个,可让病人手持一注视杆固定在单孔滑板前方1～2cm处,双眼盯住注视杆顶端,进行融合训练。

（4）如按上述方法训练后,病人仍然无法融合成一个图像,在视标本和注视杆之间放一张白纸,遮住视标本。集中精力盯住注视杆然后移开白纸,病人会发现视标本上的图像能融合成一个。反复练习该步骤,直到病人能在没有白纸和注视杆的帮助下仍然能融合图像为止。

（5）当病人能清晰地看到融合像,嘱病人视线离开视标本向正前方远处注视,然后重新注视视标本,尽可能迅速地看到清晰的融合像。

（6）转到下一张视标2,尽可能迅速地看到融合像,成功后按视标顺序向下页继续训练。

（7）当观察视标3至视标7的图片时,需确保"+"在圆球的正上方,黑点在圆球正下方。两个圆圈表现为立体图形,中间的圆圈向上突起。

笔记

（8）观察视标 8 至视标 12 的图片时，需确认每眼看到相应的图片。当获得融像时，病人应该能看到清晰、单个的图像，观察图片中的每一个事物多次，确保立体效果。然后看远放松。每次观看图片时尽可能快速地看到清晰的立体图形。

6. 注意事项

（1）正透镜增加集合需求。

（2）视标本的每一页上都标明了单孔滑板的孔径大小和滑板位置。使用前指导病人阅读这些说明。

（3）训练时病人应意识到周围事物的存在。

（4）开始每次训练 2 分钟，休息 30 秒。重复多次。根据每个病人的能力做适当的调整。

（5）训练的要求是每次都能将 12 张图片清晰融合，如果不能顺利完成，不要泄气，完成这个过程需要一段时间训练。

（四）孔径训练仪训练散开功能

1. 目的 改善视物和双眼协调运动的关系，以期能持续舒适轻松地近距离工作。

2. 器具 孔径训练仪，双孔滑板，视标本。

3. 适应证 散开不足者。

4. 准备

（1）拼装仪器（图 7-5）。

（2）将视标本放在专用滑板上，固定在位置"0"，并翻到视标 1 的位置。

（3）将双孔滑板滑到 #1 的位置。

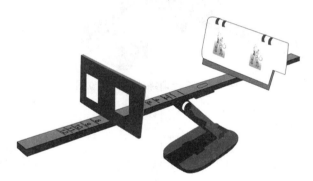

图 7-5 孔径训练仪双孔示意图

5. 步骤

（1）将鼻尖顶在滑尺的后顶端。确认滑尺位于两眼的中央。闭上左眼，右眼通过右侧孔只能看到右侧的视标。闭上右眼，左眼通过左侧孔只能看到左侧的视标。如果不能，轻微移动头部或者前后移动双孔滑板，直至达到上述效果为止。

（2）睁开双眼，将两个视标像融合成一个图像。病人应看到清晰的融合图，包括旁边的标记。

（3）如果病人不能将两个图像融合成单个，可将一注视杆插入滑板上的"A"孔，病人注视标本前上方的注视杆顶端。下方的视标可间接地在"视野"范围内融合。融合后将视线逐渐向后移动，转移到融合视标上。反复练习能将视标融合成立体图形。

（4）当病人能清晰地看到融合像时，嘱病人视线离开视标本向正前方远处注视，然后重新注视视标本，尽可能迅速看到清晰的融合像。

（5）转到下一张视标 2，尽可能迅速地看到融合像，成功后按视标顺序向下页继续训练。

（6）当观察视标 3 至视标 7 的图片时，需确保"+"在圆球的正上方，黑点在圆球正下方。

笔记

两个圆圈表现为立体图形,中间的圆圈向下凹陷。

6. 注意事项

（1）训练用透镜适用于近距离工作。正透镜增加集合需求,负透镜减少集合需求。

（2）视标本的每一页上都标明了双孔滑板的孔径大小和滑板位置。使用前指导病人阅读这些说明。

（3）训练时病人应意识到周围事物的存在。

（4）开始每次训练2分钟,休息30秒。重复多次。根据每个病人的能力做适当的调整。

（5）训练的要求是每次都能将视标1～7张图片清晰融合,如果不能顺利完成,不要泄气。这个过程需要一定时间的训练。

（五）移近法和移远法

1. 目的　提高集合近点,建立生理性复视、聚散灵活度和持久力,也可以用于训练调节能力。

2. 器具　远视标,近视标。

3. 适应证　集合不足者,集合近点在病人一臂距离之内。

4. 步骤

（1）远处墙壁上挂一单个视标。

（2）病人手持铅笔,伸直手臂,将铅笔放置在一臂距离处,双眼注视铅笔并保持一清晰的影像,此时,远处墙上的视标应该变成两个(生理性复视)。

（3）病人注视铅笔,并慢慢将铅笔移近鼻尖,直到铅笔变成两个。

（4）重新将铅笔缓缓移远,回到一臂距离处,在此过程中铅笔从两个又变成一个。

（5）重复上述步骤。

5. 注意事项

（1）训练每次持续10分钟,或遵医嘱。

（2）要求病人平稳地聚散,并使病人的集合近点达到5cm或以内,对速度没有要求。

（3）如果训练过程中发生抑制,则可让病人眨眼或轻轻晃动铅笔再继续。

（六）生理性复视线（Brock线,图7-6）

1. 目的　能诱发抑制,形成明显的生理性复视,改善调节和集合功能,以便持久地近距离工作。

2. 器具　生理性复视线。

3. 适应证　有抑制倾向的向外偏斜者,包括外隐斜视、间歇性外斜视、集合功能不足等类型的病人。

4. 步骤

（1）将生理性复视线的一端系在椅子、门把手或其他可固定物体上,将线拉直,另一端用手拿住贴着鼻子。

（2）将一颗珠子放在病人可融像成单个的距离上,其他珠子可放在更有挑战性的位置上。

（3）将珠子逐渐移近做推进训练,或珠子逐渐移远做散开训练,让病人交替注视两个或更多个珠子来改进聚散能力。

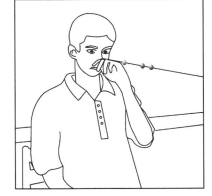

图7-6　Brock线训练示范

（4）要求病人感受双眼注视的感觉:线在注视的珠子处交叉,其他更近一些或更远些的珠子会变成两个。

（5）让病人将珠子由一臂远逐渐移近自己的鼻尖,并一直保持双眼注视该珠子,并感受其他珠子的复像,直至达到一个大范围的聚散为止。

5. 注意事项

(1)附加反转拍可以提高训练难度。

(2)改变珠子的位置,也可用于集合过度或者内偏斜的病人。

(陈 洁)

参 考 文 献

1. Brilliant RL. Essentials of Low Vision Practice.Boston:Butterworth-Heinemann,1999.

2. Caloroso EE,Rouse MW. Clinical Management of Strabismus. Boston:Buttersworth-Heinemann,1993.

3. Griffin JR. Binocular Anomalies:Procedures For Vision Therapy. 2nd ed. Chicago:Professional Press,Inc. 1982.

4. Rutstein RP,Daum KM. Anomalies of binocular vision:diagnosis & management. St. Louis:Mosby,1998.

5. Pickwell D. Binocular Vision Anomalies:Investigation and Treatment. London:Butterworth & Co Ltd,1984.

6. Evans BJW. Pickwell's Binocular vision Anomalies:Investigation & Treatment. Third edition. Boston:Butterwoth-Heinemann,1997.

笔 记

第八章

复杂性非斜视性双眼视觉异常的临床分析

本章学习要点

- 掌握：电脑视觉综合征的概念、病因、临床表现、诊断及治疗。
- 熟悉：屈光手术后常见的双眼视觉问题及原因。
- 了解：阅读困难的定义；阅读相关视觉效率问题的评估和诊断。

关键词 电脑视觉综合征 阅读困难 屈光手术

前面的章节（第四、五、六章）已经介绍了常见的非斜视性双眼视觉异常的病因、分类、测量及处理方法，本章节将阐述复杂性非斜视性双眼视觉异常的诊断及处理。

第一节 与电脑相关的双眼视觉问题

随着科学技术的不断发展以及计算机的普及，电脑已广泛进入了我们的工作、学习和生活中。随之而来的是，因频繁操作电脑等视频显示终端（video display terminal，VDT）而产生的影响眼和身心健康的一系列综合征，包括眼部、全身及精神症状。电脑视觉综合征（computer vision syndrome，CVS）是由于长时间近距离操作电脑或从事电脑相关工作而引起的一系列眼部不适和视觉问题。这些问题也随着发病人群的增多而越来越受到眼科检查者的关注。

一、电脑视觉综合征的病因和流行病学

（一）病因

1. 视频终端显示器 电脑视觉综合征发生最重要的原因就是视频终端显示器本身。显示器放置的位置和高度不适；显示器视屏闪烁，字符变换，亮度、对比度和分辨率不佳；图像质量差，字体细小、摇摆不定和移动迅速等都使人眼需要付出更多的调节和聚散运动才能看清目标，且视网膜成像较小或模糊，长时间注视容易出现视疲劳。

另外，显示器本身发出的或反射附近过强的灯光或日光的光线构成了视野内局部的强照射，即眩光现象，可引起图像衰退和对比度降低，眼睛难以聚焦及维持双眼视，出现暂时性视力障碍和眼部不适。

2. 工作条件与工作姿势不当 ①工作台、坐椅与操作者身材不适：虽然计算机工作台是专业设计的，有与之相配套的坐椅，但不一定适合所有操作者的体型和身材。当操作者长时间工作时，手臂及关节一直处于悬空状态，造成手臂肌肉和关节酸痛；②输入设备不尽合理：计算机键盘和鼠标在最初设计时，只注意到其输入数据的方便，忽略了键盘键位的不合理、键盘摆放的位置或高或低、鼠标不称手等问题。长时间使用会造成操作者手腕麻木

笔记

或手腕关节扭曲、肩部酸痛等诸多症状；③人体姿势问题：文稿、键盘以及显示器屏幕的距离和位置不当会诱发不正确的姿势。身体长时间保持不动，处于挺腰弯腿、两臂前伸和手指不停按键等一系列强制性姿势，会使肩膀及背部紧张甚至僵硬，易造成身体疲劳感。另外，坐椅的软靠背也使一些操作者的坐姿不正确，造成腰部肌肉酸痛。

图8-1描述了符合人体工程学设置的一些重要细节。

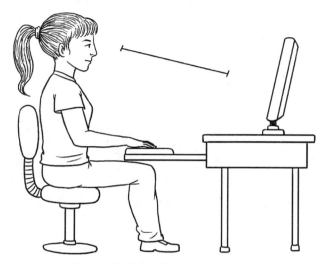

图 8-1　电脑使用情况的评估与测量

3. 环境　计算机的机房一般为封闭式结构，并使用空调系统，室内空气流通缓慢、干燥。很多操作者长时间处于空调环境中，增加了泪液的蒸发。另外，室内通风不良、空气污浊、粉尘较多，干燥的角结膜更易受到各种刺激的伤害。

4. 用眼习惯　包括：①用眼负荷过大：操作者长时间不间断地注视显示器屏幕。人眼注视屏幕时，为获得清晰有效的视力，眼内外肌肉需要维持一定的张力，并且不停地做细微的调节和聚散调整，以保证视线始终追随目标，眼球运动负荷增加，如此长时间近距离用眼，如不及时休息放松，可引起眼肌（尤其是睫状肌）的疲劳；②用眼习惯不良、过度注视：当人眼注视刷新率过小的图像时，自主瞬目频率降低，完整瞬目减少，泪膜保护功能不佳。眼球长时间暴露在空气中，使水分蒸发过快。如果显示器屏幕高于操作者视线，眼球向上看时，注视角加大，睑裂开大，角结膜暴露面积增大，泪液蒸发量增多，加重了干眼症状。

5. 操作者本身的屈光状态　本身存在屈光不正者长时间近距离从事电脑工作更易引起视疲劳。大部分操作者是配戴远用眼镜从事近距离工作，强制动用更多的调节。

（1）远视：为保持视网膜上清晰的物像，远视眼需要比正视眼付出更多的调节维持近距离工作，过多的睫状肌收缩会产生视疲劳。

（2）近视：近视眼调节与集合功能失调，视近时集合大于调节，如果配戴远用眼镜从事近距离工作，强制动用更多的调节，容易发生视疲劳。

（3）散光：散光眼无论是视远或视近均模糊不清，常常借助调节功能达到自我矫正，因此常出现调节性视疲劳。

（4）屈光参差：由于屈光参差可以使两眼视网膜影像存在大小差异，这种差异在一定范围内（<5%）可以通过中枢融像机制予以融合代偿，形成双眼单视。当差异超出中枢代偿能力时，则形成两眼融合困难，产生视觉干扰，从而引起视疲劳。

（5）老视前期：在老视前期，由于调节需求大于 1/2 调节幅度，如果患眼未进行合理的阅读附加，在持续用眼、字体过小或光线过暗等情况下会出现视疲劳症状。

笔记

6. 双眼视觉和调节功能障碍　操作者患有调节功能减退或过强、调节与集合不协调，以及隐斜视等均可导致视疲劳。

7. 眼部疾病及全身因素　眼睑疾病和干眼是引起电脑视觉综合征非常重要的原因。本身存在干眼、睑缘炎和睑板腺炎等眼部炎症的病人容易在视近工作后出现视物模糊症状。身体虚弱或有全身疾病的病人进行 VDT 操作时较一般的视觉活动更易引发视疲劳。

（二）流行病学

调查显示在美国门诊就诊的眼病病人中有 15% 可以诊断为电脑视觉综合征，并且该比例还有逐年上升的趋势。在美国，电脑视觉综合征的患病率在计算机操作的人群中大约占 70%～75%。电脑视觉综合征的发病率与国家的发达程度和电脑、网络的普及率成正相关。此外，还与以下因素有关：

1. 性别　根据对电脑操作者的横断面调查，认为视觉不适症状的发生存在性别差异，女性比男性更易感。

2. 精神状态　在操作电脑过程中，精神压力大的病人比同等条件的其他病人更易主观感觉到眼部不适。有时这些病人的自觉症状和实际眼部器质性病变不成比例，且难以通过药物或矫正消除，属于神经性视疲劳。

3. 接触镜　配戴接触镜会增加泪膜的不稳定性，加大角膜与接触镜间的摩擦，促进操作者眼部干燥症状的发生。

二、电脑视觉综合征的临床表现

长时间注视电脑显示器屏幕后可出现以视觉症状为主的一系列表现。

（一）症状

1. 眼部症状　最常见的症状为视疲劳和干眼，还有眼部发痒、烧灼感、异物感、视物模糊、视力下降、复视、眼球胀痛、眼干涩，以及视物不能持久、文稿在屏幕上移动等症状。虽然通常情况下病人在阅读或从事近距离工作后也会出现这些症状，但绝大部分症状与电脑使用有关。

2. 全身及精神症状　包括头痛、头晕、恶心、食欲减退、嗜睡、注意力不集中、理解力下降等一系列症状。还会出现与人体工程学有关的骨骼肌疲劳症状，包括颈、肩、腰、背部酸痛，以及四肢和手指关节麻木等。

（二）体征

1. 眼表和泪膜功能异常　表现为结膜充血，角膜上皮点片状着色、角膜上皮脱落，泪液分泌减少，泪膜破裂时间缩短，由于泪膜稳定性下降导致的角膜高阶像差增加等。

2. 双眼视觉与调节异常　表现为集合近点远移；近距离隐斜视度增大，AC/A 比率降低（外隐斜视）或升高（内隐斜视）。融像性聚散功能减弱，正融像性聚散直接检测表现为平滑聚散、阶梯聚散和聚散灵活度低于正常；间接检测表现为负相对调节降低，单眼估计检影法结果降低，双眼调节灵活度测试正镜通过困难。调节过度，单眼调节灵活度测试正镜通过困难。调节不足，单眼和双眼调节灵活度测试负镜通过困难，正相对调节降低，调节幅度减低，加正镜可以改善集合近点的距离。

三、电脑视觉综合征的诊断

1. 病史和症状　病人长期从事电脑操作工作后有眼干涩、烧灼感、异物感等干眼症状和眼胀、眼痛、视物模糊、复视、视物不能持久等视疲劳症状，此外还有头痛、嗜睡等神经精神症状和腰背酸痛等骨骼肌疲劳症状。也可以通过调查问卷的方式对相关症状进行评估。

2. 电脑工作条件和环境在检查病人的同时，应该对病人使用电脑时显示器的位置等人

笔记

体工程学情况进行评估。此外,对包括光照条件、各项工作的时间分配等其他工作环境问题进行评估。也可以通过调查问卷的方式进行评估。

3. 双眼视觉与调节　在进行屈光状态检查的基础上,首先对 VDT 操作者的调节功能和集合功能进行检测,也应对远、近距离水平隐斜视度以及融像性聚散功能等进行检测,以便于对存在的双眼视与调节功能异常等问题进行诊断。

4. 其他方面　眼表的健康状况,特别是泪膜的完整性和稳定性对于 VDT 操作者是非常重要的。应该进行常规的裂隙灯检查,以排除眼睑疾病。可以通过泪膜破裂时间、角膜荧光素染色以及泪液分泌试验等泪膜功能的检查对操作者的泪膜稳定性进行评估。

四、电脑视觉综合征的治疗

(一)视功能的矫治

1. 矫正屈光不正　视疲劳和调节疲劳常常是由于远视和散光等屈光不正未矫正而引起。例如一个未矫正的远视病人,除了要对未矫正的远视进行调节外,还必须对电脑操作距离进行调节。长时间的(偶尔过度的)调节所引起的肌肉疲劳可以产生调节疲劳症状。部分未矫正的散光和屈光参差也常常会引起视觉症状,有些配戴眼镜的近视病人操作电脑时也会感觉不舒适。所有这些症状均可能与调节疲劳有关。因此,针对电脑视觉综合征的任何治疗方案均必须首先考虑对屈光不正进行矫正。应根据年龄和调节状况,配戴适合电脑操作距离的眼镜以缓解不适症状。

2. 附加球镜　附加正镜在与电脑视觉综合征相关的视觉症状的治疗中具有非常重要的作用。对于由集合过度引起的高 AC/A 比率的明显近距离内隐斜视病人,使用附加正镜是非常有益的。此外,老视和老视前期病人常常伴有与老视相关的各种调节问题,如引起电脑视觉综合征相关症状的调节不足和调节不持久,这些调节问题通常能够使用附加正镜进行治疗。

3. 棱镜　棱镜对于治疗双眼视是非常重要的。棱镜通常用于治疗与电脑视觉综合征相关的双眼视异常。内隐斜视和垂直斜视的病人可以考虑配戴棱镜,作为电脑视觉综合征视觉相关问题治疗中的一部分。

4. 视觉训练　最后一种双眼视治疗方法是视觉训练,以恢复双眼视功能。通常视觉训练在调节和聚散的治疗中是非常重要的。在电脑视觉综合征视觉相关双眼视问题的治疗中,视觉训练对于多数病人都是非常关键的。可以采用针对性的调节和集合功能训练改善调节和集合功能,增加调节幅度和融像性聚散功能,提高双眼协调运动能力,维持双眼视功能。

(二)眼部原发病的治疗和药物治疗

1. 眼部原发病治疗　对本身患有干眼、睑缘炎或睑板腺炎等眼部炎症的病人应积极治疗原发病以消除诱因。

2. 药物治疗　应用人工泪液是治疗干眼最重要的方法,人工泪液模仿人体泪液,局部使用能够增加泪液在眼球表面的黏着和保留时间,提高眼表湿度,防止表面干燥。同时,人工泪液还能够润滑眼表、减少摩擦、减少泪液蒸发,可大大延长病人的泪膜破裂时间,增强泪膜的稳定性,消除眼部不适,迅速缓解眼干症状。此外,部分人工泪液还能够促进角膜上皮细胞再生,有助于眼表组织的修复。

(三)养成良好的用眼卫生习惯

操作电脑时间不能过长。连续操作电脑 40~50 分钟,应休息 10~15 分钟。合理地安排休息时间可以恢复和放松调节系统,从而避免视疲劳。

(四)改善电脑工作条件和环境

电脑视觉综合征的发生是多种因素共同作用的结果,电脑工作无疑是引起病人症状最

笔记

重要的原因,因此改善电脑工作条件和环境才是治疗电脑视觉综合征最根本的方法。

1. VDT 的位置 显示器屏幕与操作者眼睛之间的距离以及屏幕的高度和倾斜度是非常重要的。首先,选择可调节的电脑工作台和座椅,使操作者可以根据自己的身高和体型调节工作台和座椅的高低位置。通常情况下,显示器屏幕中心应与胸部在同一水平线上,屏幕与眼睛之间距离不应小于 50cm,屏幕的中心应低于水平视线 10°～20°,显示器上部应向后倾斜 10°～20°,既有利于减轻视疲劳,又不明显增加全身肌肉的疲劳程度,同时还可以减少眼表的暴露面积,减少泪液蒸发。

2. 合适的光照条件 操作环境的光照条件也是影响电脑视觉综合征的一个重要因素,合适的光照将会提高 VDT 操作者的眼睛舒适度。应根据操作性质确定比较适宜的周围照明水平,操作环境的光线不应太弱或太强,应避免光线直接照射屏幕引起反射。操作者应该控制并调整屏幕背景和字体的照明和对比度,减少光线的反射。

3. 改善工作环境 室内经常通风换气,保持室内空气清新,减少空调使用的时间,增加空气的湿度。

第二节　与学习障碍相关的双眼视觉问题

儿童学习障碍指的是智力正常的儿童在阅读、书写、拼字、表达、计算等方面的基本心理过程中存在一种或一种以上的特殊性障碍,可能是中枢神经系统的某种功能障碍所致,属特殊发育障碍范畴。学习障碍儿童的诊断和治疗涉及教育学、医学、心理学等多学科领域,需要多学科共同协作。

阅读困难是一种特殊的学习障碍,在表音文字(如英语)国家中,有 10% 左右的儿童存在阅读困难,占学习障碍儿童的 80%。在我国小学生中,阅读困难约占 3.26%。阅读困难不仅影响儿童的学习,亦影响其社会化过程。

一、阅读困难的病因和发病机制

1. 阅读困难的定义 阅读困难(dyslexia)是一种较常见的表现为阅读、书写等能力缺陷的神经综合征,其特征是终生的语音信息处理困难。世界卫生组织将阅读困难定义为:从发育的早期阶段起,儿童获得学习技能的正常方式受损,这种损害不是单纯缺乏学习机会、智力发育迟缓、后天脑外伤或脑部疾病的结果,而是源于认识处理过程的异常。由此可知,阅读困难病人智力正常,但是阅读水平明显落后于同年龄人,属于特殊学习技能发育障碍。阅读困难是以大脑发育过程中生物功能异常为基础的,是一种长期持续存在的状态,而不是短暂的发育性延缓。随着时间的推移,阅读困难读者和正常读者阅读能力的差异保持相对稳定。

2. 阅读困难的病因及机制 目前阅读困难的病因尚不清楚,它是属于神经学中的一项综合征。也有人认为阅读困难是一种认知神经缺陷,有很强的遗传成分。

目前,大多数学者认为:阅读困难是由于人类早期对于视觉及语音信息的认知和加工能力的发育障碍所致,有以下两种神经行为学假说:语音加工缺陷假说和基本感知觉加工缺陷假说。语音加工缺陷假说是强调阅读困难的语音特异性。这个假说认为儿童阅读困难的根源在于其语音信息加工的缺陷和字母音素转换能力的缺陷。而基本感知觉加工缺陷假说强调非语言的基本感知觉加工缺陷,认为阅读困难是由更深层、更基本的视觉与听觉障碍所造成的,非语言的听觉和视觉能力损伤,以及发展不完善导致了阅读困难的产生,同时阅读困难者还伴随一定程度的神经结构及功能异常,主要表现在视觉大细胞系统上。视觉障碍能够导致阅读困难,但它们一般不是原发病因。

笔记

二、视觉效率障碍与阅读困难

目前临床研究认为阅读困难与听觉 - 言语缺陷和视觉 - 空间缺陷有关。视觉认知是高级的综合信息处理过程。完整准确的视觉认知离不开视觉通路的完整性（眼部健康、视力、屈光状态）、视觉效率（调节、双眼视觉、眼球运动功能）以及视觉信息处理（视觉空间功能、视觉分析功能、视觉运动整合功能）等各方面相关功能的支持（表 8-1）。视觉功能（包括双眼视功能）与阅读的关联性一直受到关注。与阅读相关的调节、双眼视觉、眼球运动功能障碍即视觉效率障碍最有可能影响阅读。

表 8-1   视觉的三元模型

组成	包含的视觉功能
视觉通路完整性	眼部健康
	视力
	屈光状态
视觉效率	调节
	双眼视觉
	眼球运动功能
视觉信息处理	视觉 - 空间功能
	视觉分析功能
	视觉 - 运动整合功能

（一）眼球运动与阅读的关联性

眼球运动是视觉过程中多种认知活动（包括阅读）的直接表现，眼球运动和阅读有明显的关联性。在阅读时需要 3 种重要的眼球运动：扫视运动、注视运动以及往返运动。目前，大多数国外学者认为阅读困难病人的异常眼动与其视觉空间认知缺陷有关。病人的眼动变化是由于对语言材料的视觉信息处理缺陷所致。

虽然眼球运动障碍与阅读困难有明显的相关性，但尚无详细深入的研究。目前认为：眼球运动障碍可导致阅读能力低下；阅读困难和语音能力不足者，也会出现随机的不熟练的眼球运动。可见阅读困难本身也会导致不协调的眼球运动。在某些病例中，注视和扫视能力可能是影响儿童快速而舒适阅读与理解能力的主要因素，而在另一些病例中，眼球运动功能不足可能是阅读能力低下的表现。

阅读困难病人的眼球运动异常包括扫视功能不良，扫视运动反应时间延长，扫视幅度减小，扫视次数增多，且以词内扫视为主；注视稳定性下降，每行注视次数增多，注视时间增加；眼球运动控制不良，特别是往返运动异常明显增加，往返运动次数增多（一行多次重读），往返幅度减小。

（二）调节、双眼视觉与阅读困难的关系

尽管调节与聚散功能异常不是阅读困难的主要原因，但目前研究发现，眼球运动障碍很少单独存在，而是多伴有调节、双眼视功能异常，以及视觉感知异常。

阅读困难病人出现中等空间频率的对比敏感度下降，近距离融像性聚散储备不足，集合不足，近距离较大外隐斜，以及调节不足、调节灵活度不良等。

三、阅读相关视觉效率问题的评估和诊断

（一）常见的与视觉效率问题及阅读相关的症状和体征

1. 临床症状   阅读时视物模糊、复视、眼部不适、头痛、全身疲劳、嗜睡，遗漏小单词、

笔记

颠倒单词顺序或字母顺序,经常读丢位置、漏掉整行课文或重读同一行,用手指维持阅读位置。

2. 体征 阅读时眯眼、皱眉、频繁眨眼、揉眼、闭一只眼睛、歪头、阅读时距离过近或逃避阅读。

(二)视觉评估的内容

1. 病史、症状和体征 病人是否有调节、双眼视、眼球运动问题的病史以及视觉信息处理问题的病史。确定学习困难病人是否存在视觉问题以及阅读问题与视觉效率和视觉信息处理等有关。视觉效率对阅读的影响通常出现在四年级及以上的孩子,当孩子以学习为目的而阅读时阅读速度是非常重要的,当其阅读较长段落或阅读的字体较小时,双眼视、调节以及眼球运动问题就会干扰阅读过程。在询问病史时需要向病人提出适当的问题,并找出针对主诉的相关测试。

2. 屈光状态和视觉效率测试 屈光状态和双眼视与阅读存在相关性,对于学习困难的儿童视觉评估不仅包括视力和屈光状态,也包括与阅读相关的近距离视功能测试。

对于阅读功能障碍的病人,应该进行详细的视觉效率测试,包括:集合近点、遮盖试验(远距离和近距离)、远距离水平隐斜视、远距离棱镜基底向内及向外聚散度、近距离水平隐斜视、近距离棱镜基底向内及向外聚散度、正相对调节(PRA)、负相对调节(NRA)、调节幅度、单眼及双眼调节灵活度(MAF、BAF)以及单眼检影评估(MEM)等。

对阅读相关视觉效率问题的诊断主要应依据病人的病史特征、症状和体征,以及屈光状态和视觉效率测试的结果。

四、与阅读相关视觉问题的治疗

阅读相关视觉效率问题的处理是一个富有挑战性的视光学治疗问题。如果评估和诊断提示存在与阅读相关的视觉效率问题,那么就需要根据评估结果对存在的视觉问题进行相应治疗。视觉治疗并不能直接解决学习或阅读问题,视觉治疗的目的是减少或消除与特定的视觉缺陷相关的症状和体征,从而改善病人的阅读困难症状。

视觉治疗适合于仅存在孤立的轻度至中度阅读问题的病人,其阅读问题主要为阅读速度减慢、阅读理解力差、视疲劳以及读丢位置,而其智力正常,注意力好,没有心理方面的问题。眼球运动障碍可以通过眼球运动训练进行治疗。眼球运动训练可改善阅读困难儿童的眼球运动,显著提高阅读成绩。治疗眼球运动功能不足的同时,要治疗调节、双眼视等其他视功能的障碍。对于大多数病人,使用球镜、棱镜以及视觉训练方法能够成功治疗视觉效率问题。随着视疲劳和其他症状的改善,阅读将更舒适、更快,理解得更好,阅读时读丢位置等问题也同时得到解决。对有些病人视觉治疗可以直接促进其阅读成绩的提高。

虽然视觉治疗对于改善阅读舒适性和视觉效率,提高阅读成绩有积极的影响,且预后较好,但是,仅有很少的病人适合此种治疗。绝大部分病人存在一个或多个并发因素,因此,对其进行视觉效率障碍治疗效果的预测是非常困难的。因为阅读功能失调仍然存在,所以对阅读能力和阅读完成情况的治疗仍依赖于对阅读问题本质的治疗。其他阅读治疗措施主要涉及阅读指导、心理咨询、表达/语言治疗、专业治疗、针对视觉信息处理障碍的视光学干预治疗,或这些措施的结合。综上所述,在治疗阅读相关视觉效率障碍时必须考虑与其他专业协同完成。

第三节 屈光手术相关的双眼视觉功能异常

屈光手术是以手术方式改变眼的屈光状态或病理过程的各种手术。屈光手术可分为角膜屈光手术、眼内屈光手术和巩膜屈光手术。屈光手术的基本原理是通过各种手术方式改

笔记

变眼球的屈光力,从而改变眼的屈光状态,使平行光线经过整个眼球屈光系统后准确聚焦于视网膜黄斑中心凹而矫正屈光不正。目前,屈光手术已在临床普遍开展,技术也日趋成熟。但是,由于屈光手术是在正常或相对正常的角膜、晶状体上进行的,因此,我们还必须清醒地认识到屈光手术所带来的一系列并发症的问题,包括双眼视问题。

一、屈光手术的光学原理和意义

角膜屈光手术是在角膜上施行手术以改变眼的屈光状态。眼内屈光手术是在晶状体和前、后房施行手术以改变眼的屈光状态。巩膜屈光手术是除角膜屈光手术和眼内屈光手术之外,一些在巩膜上施行的手术,因与眼屈光状态密切相关也被归类于屈光手术,如后巩膜加固术、老视逆转术等。

近年来,角膜屈光手术发展迅速,由于角膜屈光力占眼球总屈光力的 2/3,因此,改变角膜的屈光力,即可改变眼球的屈光状态。其中准分子激光角膜屈光手术以其安全、有效、预测性好、稳定性高等特点,已成为当前屈光手术的主流术式。

以准分子激光角膜切削术为例,当角膜受到准分子激光照射时,其表面组织分子键被打断,并分离或小片段气化分解,最终达到切削组织和重塑角膜弯曲度的目的。角膜表面中央部被切削,可以得到配戴凹透镜的效果,矫正近视;周边部被切削,可以得到配戴凸透镜的效果,矫正远视;椭圆形切削或圆枕状切削陡峭子午线角膜表面,可以达到矫正散光的效果。其中术前和术中手术参数的确定以及术后的正确处理,对于手术并发症的预防以及双眼视问题的防治具有重要意义。

二、屈光手术后常见的双眼视觉问题及原因

（一）调节和集合问题

由于术后调节和集合功能不平衡可产生术后早期视疲劳。近视眼术前视近不需要过多调节,随着术后角膜曲率的降低,使屈光状态成为正视或轻度远视从而使调节需求增加。另一方面,由于近视眼在屈光手术后,镜眼距离消失,近物至角膜的聚散度不同于戴框架眼镜时的聚散度,尽管矫正度数得以补偿,但对视近的调节需求比术前增加,调节增加与自身调节不足不相适应,特别是术前调节功能较差的病人,尤其是伴有集合功能不足的病人,术后早期即出现了调节和集合的不平衡,从而导致了术后的视疲劳。

（二）屈光参差和不等像

屈光手术后的屈光参差和不等像可以有几个方面的原因。术前双眼近视度数相同的病人可能由于手术的偏差出现术后屈光参差和不等像。有的病人可能由于对第一只眼睛的术后效果不满意而没有进行第二只眼睛的手术。为了达到单眼视矫正目的,有的病人手术被设计为屈光参差。还有一个可能发生不等像的情况是病人术前存在轴性屈光参差,而且没有不舒适的感觉,戴镜也没有双眼视问题。当屈光参差通过手术被消除后,病人出现不等像,这是因为两眼轴长之间出现了明显的差异,且没有屈光不正。影像大小的差异可能引起双眼视紊乱。

虽然,目前认为配戴接触镜和进行屈光手术是治疗屈光参差的两个方法,但是部分屈光参差病人经屈光手术后,会出现短暂或长期的双眼融像困难和复视的症状。这是因为由于病人术前长期处于屈光参差状态,大脑为了避免视觉干扰而废弃了双眼视功能,长期使用单眼工作。屈光手术后,由于双眼视网膜成像均清晰,视力相同,病人需要重新建立双眼视平衡,因而出现双眼融合困难,建立双眼单视困难,术后可能会产生短暂或长期的复视。

（三）单眼视导致的斜视失代偿

对于不喜欢配戴阅读眼镜的老视病人,有时可以采用一眼矫正看远,另一眼矫正看近

笔记

的屈光手术方式达到矫正老视的目的。这种矫正老视的单眼视矫正方式与配戴接触镜一样，病人不用配戴阅读眼镜。然而，对于先前已有双眼视问题（如斜视）的病人，由于双眼的融合功能非常脆弱，病人需要双眼的密切配合，也需要双眼的视力接近，才能够借助融合功能保持双眼单视。然而，部分或完全的单眼视矫正就会破坏这种融合功能，所以手术后就有可能因单眼视矫正而引起单侧视力模糊从而发生斜视失代偿。

（四）隐斜视或显斜视失代偿

术前有隐斜视的病人术后出现了隐斜视的失代偿。另外一种情况是术前已存在隐斜视或显斜视的病人，术后仍有斜视或明显的复视。主要原因就是屈光矫正不准确，即使屈光欠矫或过矫程度很小，都有可能引起与斜视有关的问题。因为隐斜视或显斜视病人其双眼融合功能的储备非常脆弱，病人的屈光平衡一旦被打乱，就会因融合功能的不足而使术前就已存在的斜视失代偿。此外，欠矫或过矫还会改变病人的节点，也削弱了病人的双眼单视功能。病人视近的融合功能被破坏时，会出现视疲劳、视物模糊，甚至复视。

（五）手术前配戴棱镜问题

术前配戴棱镜或配戴产生棱镜效应的框架眼镜导致术后相应的双眼视问题。病人术前由于存在双眼视问题，如双眼垂直分离、散开不足、集合不足等而配戴棱镜予以矫正，屈光手术后由于没有再配戴棱镜而产生复视。

眼镜具有棱镜片（三棱镜）效应，习惯于戴眼镜的病人通常会适应这种棱镜片效应。屈光手术后眼镜的棱镜片效应被消除，术后就会产生"相反的棱镜片效应"，使病人的视网膜对应发生偏离，出现病理性复视。该现象常见于高度近视、远视或屈光参差的病人。

三、屈光手术相关的双眼视觉问题的检测和诊断

屈光手术前认真仔细地选择好病人，对于避免术后出现与双眼视功能相关的并发症非常重要。

屈光手术前双眼视功能的检测包括单眼规范验光、双眼平衡检查、双眼调节和集合功能检测和隐斜测量，并且应该遵循最佳矫正原则、合理欠矫原则和双眼平衡的原则。

（一）单眼规范验光

屈光状态的检查简称验光，是一个动态的、多程序的临床诊断过程。验光包括客观验光和主观验光，并分别在睫状肌麻痹（散瞳）或不麻痹（显然）两种状态下进行。客观验光包括检影验光和电脑验光。主观验光需要使用综合验光仪进行综合验光，主观验光是在检影验光或电脑验光初步资料和眼部健康资料的基础上进行的。屈光手术前准确的显然验光和散瞳验光是预防术后发生与欠矫或过矫相关的双眼视问题的根本。

1. 单眼规范主觉验光步骤　单眼主觉验光是将一眼遮盖，另一眼行主观验光。单眼主觉验光步骤：①先将被检眼起点数据（电脑验光、检影验光）设置在综合验光仪上，先查右眼，遮盖左眼；②初步 MPMVA（最大正球镜时的最佳矫正视力）、红绿测试；③交叉柱镜确定散光（先确定柱镜轴，后确定柱镜度数）；④再次单眼 MPMVA、红绿测试；⑤遮盖右眼，重复②～④步进行左眼验光。

2. 单眼规范验光的原则　从视光学角度设计屈光矫正的预期值，应该遵循最佳矫正的原则。对于近视、远视或散光等屈光不正病人，能够通过最佳矫正获得清晰的视力，从而最大程度地发挥眼球的视觉功能。对于大部分年轻的近视病人，清晰的像还能够阻止近视的发展。对于另外一些由于调节或年龄所致的具有调节问题的病人，要同时考虑到其他一些原则，进行综合分析设计，得到最佳的屈光矫正方案。

由于个体差异，特别是年龄上的差异，对老视或老视前期的近视病人应该遵循合理欠矫的原则。主要是由于长期戴镜者其调节力储备比正常人低，如不考虑屈光度欠矫，则容

笔记

易在相当一部分病人中出现近距离用眼困难的情况。对这部分病人采用合理欠矫的原则，也符合视光学的另一原则：舒适的用眼。

（二）双眼平衡检查

1. 双眼视觉平衡的概念和意义 在规范的主觉验光过程中，还必须遵循双眼平衡的原则。双眼视觉就是双眼作为一个单位协同进行工作。双眼平衡的目的就是平衡双眼的调节刺激，当双眼共同工作时，双眼的调节反应相同。虽然双眼平衡的根本目的是平衡双眼的调节刺激，但同时它也起到了放松调节的目的。

当双眼调节取得平衡时，双眼看近距离物体的调节反应就会相同，就不易引起视疲劳。因此，双眼平衡检查贯彻了视光学的第三条原则：持久的用眼。

2. 双眼平衡检查 单眼主觉验光结束后，常规进行雾视下的双眼平衡检查。

具体步骤是在综合验光仪中，双眼同时去遮盖并雾视后用垂直棱镜将双眼分离，即打断融像功能，当双眼看视标具有相同的清晰度时，即达到了双眼均衡的终点。此时的调节为零且雾视相同，达到该点后，将棱镜取消，进行双眼 MPMVA。

（三）双眼调节和集合功能检测

调节检测主要包括调节幅度、调节反应、负相对调节、正相对调节以及调节灵活度检测。集合检测主要包括：集合近点测量，远、近距离正相对集合、负相对集合的测量，以及 AC/A 比率的测量。

（四）隐斜视测量

术前对隐斜视进行全面的评估就可以减少术后显斜视的发生率。

1. 遮盖试验 包括交替遮盖试验和遮盖 - 去遮盖试验。交替遮盖试验用以说明病人隐斜视和斜视的方向、大小。遮盖 - 去遮盖试验通过鉴别隐斜视、交替性斜视和固定性斜视来判断病人是否有双眼视。

2. 其他 还有 von Graefe 法和 Maddox 杆方法测量隐斜视。

（五）老视或老视前期检测的特殊性

老视是随着年龄增长而正常发生的调节能力的减低，必须在静态屈光矫正基础上另外附加凸透镜，才能清晰、舒适地看近物。老视是随年龄增长而发生的调节力的生理性变化。

不同情况下，人眼对近物的调节和聚散是有变化的。①正视眼看远物时，眼的调节完全放松；看近物时，则需作适当的调节才能看清，调节量与近物至眼主点的聚散度相等；②角膜屈光手术后对近物的调节与正视眼基本相同。由于屈光手术主要是切削一定深度的角膜基质，相当于将一副镜片镶嵌在角膜中，配戴该"镜片"后，眼主点的位移量极小，可以忽略不计，因此，术后对近物的调节与正视眼基本相同；③由于框架眼镜与角膜顶点有一定距离，因此戴框架眼镜看近的调节小于正视眼看近的调节。戴负透镜看近物时，产生底朝内的棱镜效果，从而减少集合的需求，戴正透镜时，则产生底朝外的棱镜效果，增加了集合的需求。而且屈光不正度数越高，视物越近，集合需求的改变就越大。屈光手术后与戴框架眼镜时相比病人对调节的需求量增加，该增加量与以下因素有关：①与视近物距离成反比，阅读距离越近，调节需求量越大；②与框架眼镜屈光度成正比，屈光度越大，调节需求量越大；③与框架眼镜的顶点距离成正比，顶点距离越大，调节需求量越大。

调节需求量的增加意味着老视的提前。因此，对于初期老视者或老视者，特别是原先配戴框架眼镜者进行角膜屈光手术时，需要特别考虑和检测。根据病人的年龄、用眼习惯和术前的戴镜度数，以"一半调节幅度储备"为原则，给予病人保留适当的近视度数，以保证病人术后能够舒适地阅读。否则，容易在相当一部分病人中出现近距离用眼困难的情况。这一原则也适用于采用单眼视矫正方法的手术病人。单眼视矫正方法通常采用优势眼全矫视远，非优势眼欠矫部分度数视近，利用双眼间的模糊抑制来调节视力。眼内模糊抑制使病人在屈光手术后视远及视近时看到的是一个清楚的像，符合老视或老视前期病人的要求。合理欠矫的原则，也符合视光学的原则：舒适的用眼。

四、屈光手术后双眼视觉问题的预防

双眼视异常是与屈光手术相关的少见但却有重要意义的术后并发症。

针对屈光手术后病人可能出现的双眼视异常问题，最重要的是术前预防，术前要对这些病人进行全面的评估，包括详细而全面的病史询问和眼部检查。术前准确的显然验光和散瞳验光、双眼调节和集合功能的检测以及全面的眼肌检查等也同样重要。

首先，屈光手术前应对可能有调节功能异常的病人进行全面的调节功能检测。必要时建议病人手术前进行适当的视功能训练，待调节储备提高到相对于病人实际近距离工作所需的调节的 2 倍或以上、或正相对调节达到正常范围能够适应术后视近需求而不出现视近不适时，再进行手术。对于年龄较大的病人或者经过正规视功能训练后仍不能达到上述范围且有明显的视近困难病人，则手术时应综合考虑病人的实际工作距离、调节储备量以及视远需求，合理设计手术量，适当保留一定的近视度数，以达到尽可能提高术后病人视觉质量的目的。

第二，希望以单眼视方式手术矫正老视的病人，应先以单眼视接触镜矫正，待确定其适应单眼视后再做手术，可提高手术成功率。

第三，屈光手术后双眼视异常最常见于在先前就存在着的眼位不正所产生的继发性失代偿。术前对潜在的斜视和隐斜视的评估是最有效的预防方法，可以预防术后斜视的发生。此外，要认识到术前有隐斜视或显斜视病史的病人其双眼的融合功能很脆弱，屈光平衡的轻微改变都可能会破坏其正常眼位和融合功能。欠矫或过矫都可能会破坏双眼单视功能，引起隐斜视失代偿而成为显斜视，或产生恒定性显斜视。对于已经有斜视的病人，比较有意义的检查方法是通过戴接触镜来评估摘掉框架眼镜后的棱镜片效应。

五、屈光手术后双眼视觉问题的治疗

对于已经出现的术后双眼视问题，可以通过以下方法治疗。

（一）屈光不正的光学矫正

如果屈光手术后病人双眼仍有较大的屈光参差，那么光学矫正是首要的和必需的；如果由于屈光手术后残留远视而产生内隐斜视时也需要光学矫正；如果斜视失代偿是继发于屈光手术过矫，则需要早期光学矫正。此外，当单眼视矫正病人术后出现不适症状时，也需要眼镜或接触镜进行光学矫正。

（二）附加球镜

对于屈光手术后视近时表现为高 AC/A 比率的调节性内斜视病人，则需要配戴正附加镜。对于调节幅度过低者，给予适量的正附加镜可显著改善视疲劳症状。

（三）棱镜

如果病人伴有失代偿性垂直分离和视远内斜视（散开不足或固定性内斜视），就需要棱镜的矫正。对于部分视觉训练效果不显著者可考虑近距离工作采用底向内的棱镜片缓解症状，使集合近点与调节近点相符合。此方法对于老视看近时伴有集合不足者更为需要。

（四）视觉训练

对于双眼视觉平衡重建的病人，应该进行视觉功能训练达到双眼视觉的重新平衡，可以采用针对性的调节和集合功能训练改善调节和集合功能。视觉训练可增加调节幅度、增加融像性聚散的范围，从而缓解和改善视疲劳等双眼视异常的症状。

二维码 8-2
扫一扫，获取更多案例分析

笔记

二维码8-3
扫一扫，测一测

（五）遮盖

如果使用球镜、附加球镜或棱镜不能解决复视的问题，那么就需要对患眼进行遮盖。虽然治疗的目的更倾向于恢复病人的双眼视、融合功能和立体视，而不是简单的遮盖患眼，但是，如果病人长期融合不良，残留顽固性复视，这种情况下，遮盖就成为一种重要的治疗措施。

（六）手术治疗

对于屈光手术后所致的斜视失代偿，如果失代偿是继发于欠矫或回退的，进行增强手术就是最合适的治疗选择。

（胡 琦）

参 考 文 献

1. 李凤鸣，谢立信. 中华眼科学. 第3版. 北京：人民卫生出版社，2014.

2. 徐广第. 眼科屈光学. 北京：军事医学科学出版社，2003.

3. 王勤美. 屈光手术学. 北京：人民卫生出版社，2011.

笔记

第九章

斜视引起的双眼视觉异常

第一节 斜视概述

一、斜视的概念及分类

斜视（strabismus）是一只眼固视某一目标时，另一只眼的视线偏离该目标，患病率约为 3%。斜视不仅影响双眼视功能及其发育，还会影响容貌。其分类比较复杂，可以根据融合功能分为：隐斜视、间歇性斜视和恒定性斜视；根据注视情况分为：交替性斜视和单眼性斜视；根据发病年龄分为：先天性斜视和获得性斜视；根据偏斜方向分为：水平斜视（horizontal strabismus）包括：内斜视（estropia）和外斜视（extropia），垂直斜视（hypertropia），旋转斜视（cyclodeviation）和混合型斜视；根据眼球运动及斜视角有无变化分为：共同性斜视和非共同性斜视。

手术是治疗斜视的重要方法，但是，许多斜视手术前后需要适当辅助非手术治疗，进行一定的视功能训练，来改善斜视病人的双眼视觉功能。

本教材为了便于说明斜视的非手术处理方法，采用了共同性及非共同性的斜视分类方法。

（一）共同性斜视

共同性斜视的主要特征是没有明显眼球运动限制，各眼分别作注视眼时另眼的斜视角大致相等，即第一及第二斜视角相等。共同性斜视的发病原因可能与眼部解剖、神经支配、调节与屈光及遗传因素有关，部分共同性斜视可能由非共同性斜视经过长期适应及调整而转变而来。临床主要分为共同性内斜视及共同性外斜视两大类，它们对双眼视觉发育的影响也不尽相同，例如：婴儿性内斜视：多发生在 6 个月龄前后，斜视角多在 40$^\triangle$以上，多为恒定性斜视，其双眼视觉异常主要表现为中度抑制及异常视网膜对应等，且极易形成弱视。因为发病早，以及先天性融合功能缺如等原因，婴儿性内斜视的双眼视觉功能预后较差，即使 6 个月龄前手术并进行功能训练，也难以获得精细的双眼视觉。而屈光性调节性内斜视

笔记

发病平均年龄为 2 岁半左右，散瞳后或戴全矫眼镜可以矫正眼位。此类斜视若早期治疗，给予全屈光矫正处方配镜并治疗弱视，常能恢复较好的双眼视觉。间歇性外斜视发病较早，由于受融合控制可以维持一定时间的正位，斜视出现频率随年龄的增高逐渐增加，一般到 5 岁左右才逐渐明显，所以，手术时机应掌握在双眼视功能受损之前，术后再进行适当的集合等训练增进治疗效果，帮助病人获得更精细的双眼视觉。而间歇性外斜视，由于集合力弱，融合功能不良，所以部分人可能过渡到恒定性外斜视，若及早手术治疗可以获得一定的双眼视觉功能。但是少数婴儿期发病的先天性恒定性外斜视，因斜视角较大，可并发弱视，此类病人即使早期手术，也很难获得精细的双眼视觉。

（二）非共同性斜视

非共同性斜视的主要特征是在某个方向或某些方向存在眼球运动障碍，斜视角随注视方向的变化而改变。非共同性斜视又可以分为神经肌肉麻痹引起的麻痹性斜视及因粘连、嵌顿、纤维化等机械性限制引起的限制性斜视。

非共同性斜视中麻痹性斜视比例较高，是由于先天性或后天性因素引起神经核、神经干或肌肉本身的感受器病变所致。先天性麻痹性斜视主要为先天发育异常、出生时的创伤及幼儿期疾病导致，其中上斜肌麻痹最为常见。后天性麻痹性斜视发病较急，常由颅脑外伤、颅内炎症、肿瘤、糖尿病、多发性硬化等疾病引起。

二、斜视对视觉功能的危害

斜视对视功能的危害主要是引发双眼视觉异常和弱视。正常的双眼视觉在双眼间存在完善的协调关系，外界物体在双眼视网膜正常对应点所形成的物像，传入大脑后可以被感知成一个完整的单一映像。但是，斜视破坏了双眼间的协调关系，引起复视及混淆视，进而引起视觉抑制、异常视网膜对应、注视异常、融合和立体视异常等一系列双眼视觉异常。在视觉发育敏感期内发生的单眼性斜视，由于视觉抑制，斜视眼不能够接受到正常视觉刺激而产生弱视，这种弱视被称为斜视性弱视。弱视眼不仅仅视力低下，还伴有许多视功能异常。

第二节 斜视引起的双眼视觉异常

斜视引起的双眼视觉异常主要包括：复视、混淆视、视觉抑制、异常视网膜对应、注视异常及三级视功能异常等。复视和混淆视将在本章第四节中介绍。

一、视觉抑制

视觉抑制（visual depression）是视觉活动中一只眼的视功能部分或全部被压抑的现象，包括产生正常视觉所需要的生理性抑制和视觉矛盾状态下产生的病理性抑制。

（一）生理性双眼视觉抑制

生理性视觉抑制存在于正常单、双眼视觉活动中。生理性单眼抑制既可突出所注意的视觉信息，又能降低环境干扰；生理性双眼间抑制则是对单眼物像的主动性抑制，又称为双眼竞争抑制（binocular rivalry suppression），表现为交替主眼及一眼瞬时抑制。双眼竞争抑制是双眼视觉的基础，起初认为双眼竞争抑制表现在视网膜上，故称之为视网膜斗争，后来认识到视觉抑制不仅与视网膜有关，还有视中枢参与并受到意识的调控。

（二）病理性视觉抑制

病理性视觉抑制是斜视、弱视经常出现的双眼视觉紊乱。斜视病人为了避免复视及混淆视等视觉紊乱，而抑制斜视眼的中心凹，消除混淆视，同时又抑制斜视眼的与斜视角相应

笔记

的视网膜区域来避免复视。抑制能否治疗恢复，取决于抑制发生前双眼视觉的发育水平、双眼视觉的紊乱程度及抑制时间的长短等因素。斜视病人的视觉抑制是一种感觉性适应。视觉对混淆视的抑制很快，对复视的抑制较慢，年龄越小发生抑制越快、抑制范围越大，成人发生斜视后难以出现抑制，所以复视可以经久存在。

斜视引起的视觉抑制主要包括：固定性抑制和非固定性抑制（机动性抑制）。非固定性抑制仅出现在能交替注视的斜视病人，具体表现是：①当一眼注视时该眼不抑制，另眼抑制；②双眼虽然不能同时注视同一目标，但是却可以交替注视，因此很少发生弱视。固定性抑制发生在经常斜视眼，无论该眼斜视时还是强迫其注视时均被抑制，所以可导致单眼弱视。固定性抑制对双眼视觉破坏严重，治疗也困难。

斜视病人引起抑制的部位、深度及范围因病人年龄、斜视类型及发病早晚等条件而异。抑制不一定发生在全视网膜，但至少包括中心凹及其对应点，一般情况下抑制区的界限是穿过中心凹的垂直线，与视网膜的交叉和非交叉纤维的分界线一致。

（三）视觉抑制的临床检查方法

临床检查视觉抑制时常因方法及刺激条件不同而得到不同的结果，但是任何显性斜视病人只要无复视即可以推断存在抑制或异常视网膜对应，能够集合就存在一定双眼视觉（例如间歇性外斜视）。

1. Worth 四点灯　是一种检测周边视网膜抑制的方法，但对检查黄斑抑制无意义。

2. Bagolini 线状镜　是一种接近自然视的，在不必分离双眼情况下的检查视网膜对应、是否存在抑制及复视的常用方法。

3. 同视机检查法　使用同时视画片，向他觉斜视角移动一侧镜筒，直至移动镜筒的画片目标消失，再继续移动直至画片再现（即交叉感），记录水平及垂直方向画片消失及再现时的角度，画片从消失到再现的区间就是抑制范围。若双眼不能同时感知两侧画片时，则为单眼抑制。

4. 棱镜片法　使用三棱镜片可以简单地估计抑制暗点范围，用以检查微小斜视及手术后有无残余性斜视。方法是将三棱镜片置于一眼前，恰使被注视物成像于暗点外未被抑制的视网膜上，使其感觉复视。所使用的三棱镜片度及方向可作为衡量抑制范围的标准。

二、视网膜对应关系及其异常

（一）视网膜对应

1. 正常视网膜对应（normal retinal correspondence，NRC）　无论是否存在斜视，自觉斜视角等于他觉斜视角为正常视网膜对应。正常视网膜对应者同视机检查时在他觉斜视角附近（小于 3°～5°范围），插入同时视画片后能感觉两张画片重合。有些正常视网膜对应病人黄斑区存在抑制，自觉斜视角不能稳定地重合在他觉斜视角，却在他觉斜视角附近交叉跳动，称为企图正常视网膜对应（attempted normal retinal correspondence）。

2. 异常视网膜对应（abnormal retinal correspondence，ARC 或 anomalous retinal correspondence）　当双眼视网膜对应点的共同视觉方向发生了变化，失去共同的视觉方向，两眼的非对应点建立了新的对应关系称为异常视网膜对应。此时正常视网膜对应关系被破坏，复视消失。若建立异常视网膜对应并出现周边融合后，也能够建立拙劣的双眼视觉，但与正常对应关系的视觉质量相差较大。当斜视角为 $40^{\triangle}$～$50^{\triangle}$时较少产生异常视网膜对应，多发生抑制，相反微小斜视角却容易引起异常视网膜对应及弱视。

（二）异常视网膜对应的形成过程

正常视网膜对应的斜视病人一旦开始抑制，就意味着逐渐淡化正常对应关系，消失正常的方向感，并向异常视网膜对应转变，以减弱复视和混淆视。注视眼与斜视眼相应的视

笔记

网膜非对应区长时间接受相同刺激,将诱发新的对应关系。建立异常视网膜对应关系的过程大致如下:出现斜视→发生复视和混淆视→视觉系统发生抑制→视网膜周边抑制解除→建立新的周边融合→产生异常视网膜对应→进一步加深中心凹抑制。

(三)异常视网膜对应的类型

他觉斜视角和自觉斜视角之差称为异常角(abnormal visual angle)。异常视网膜对应分类如下(均以同视机检查为例):

1. 异常视网膜对应 自觉斜视角不等于他觉斜视角,异常角大于3°~5°。

(1)和谐性异常视网膜对应(harmonious anomalous correspondence):一眼中心凹和另一眼的恰与斜视角一致的视网膜部位取得了对应关系。用同时视画片检查时无论他觉斜视角如何,自觉斜视角都等于0°,即异常角等于他觉斜视角。临床上较为少见,可以存在粗糙的双眼视觉。

(2)企图和谐性异常视网膜对应(attempted harmonious anomalous correspondence):自觉斜视角在0°附近,而且0°附近存在抑制区,用同时视画片检查时自觉斜视角在0°附近交叉跳动,但不能重合。

(3)不和谐性异常视网膜对应(unharmonious anomalous correspondence):一眼中心凹与另一眼小于斜视角的部位取得了对应关系,同时视画片检查时自觉斜视角位于0°至他觉斜视角之间某个位置,即异常角小于他觉斜视角。

(4)企图不和谐性异常视网膜对应(attempted unharmonious anomalous correspondence):自觉斜视角在0°至他觉斜视角之间某抑制区。用同时视画片检查时,自觉斜视角在0°至他觉斜视角之间的抑制区处交叉跳动,不能重合。该交叉跳动区的中心可以作为自觉斜视角。

2. 对应缺如(lack of correspondence) 斜视病人左、右眼只能分别注视,两者对应关系不明确。用同时视画片检查自觉斜视角时,在任何位置两张画片既不能重合,也无交叉感,根本回答不出对应关系,也测不出自觉斜视角,有时虽能看到双眼图片,但却是在双眼明显交替注视情况下看到的,治疗后恢复双眼视觉的可能性较小。

3. 垂直异常视网膜对应(vertical anomalous correspondence) 垂直斜视虽然斜视角较小,但是也能引起异常对应。垂直异常视网膜对应可以发生于以下情况:

(1)自觉垂直斜视角比他觉垂直斜视角小。

(2)病人具有同时视,矫正他觉斜视角后,无论水平方向还是垂直方向却存在不正确的投射。

(3)后像检查及海丁格刷可以证明存在垂直方向的偏斜。

4. 双重对应(double correspondence) 部分学者认为某些斜视病人(例如间歇性外斜视)正位时可以存在正常对应,斜视时存在不正常对应。

三、注视异常

使用中心凹来注视称为中心注视(central fixation);单眼发生抑制后只要该病人的定位功能未发生变化,就仍能保持中心注视。当黄斑部抑制逐渐加深,其视网膜空间感知能力减弱,将转用中心凹外的视网膜代替中心凹,称非中心注视(eccentric or nonfoveolar fixation)。根据其视网膜注视点的部位,可以将非中心注视分为旁中心凹注视(parafoveolar fixation)、旁黄斑注视(parafoveal fixation)、周边注视(peripherally eccentric fixation)及游走型注视(wandering fixation)。

四、三级视功能异常

三级视功能(triple visual function)是双眼视觉检查的重要项目,应使用多种方法反复检

笔记

查,综合判断三级视功能是否异常。不同的斜视类型对三级视功能的影响也不相同,其中:①隐性斜视、间歇性斜视(包括间歇性外斜视、调节性内斜视等)影响较小;②有代偿头位的非共同性斜视影响较小;③恒定性斜视的影响较大,异常率可为100%;④在双眼视觉发育敏感期后发生的斜视影响较小。

(一)同时视异常

双眼不能同时感知各自的视标,单眼在不同范围呈抑制状态。例如同视机检查时双眼不能同时感知汽车和车库、汽车不能稳定地位于车库内而在车库左右交叉出现、或在车库内时隐时现。同时视是三级视功能的初级功能,但是无同时视是最严重的三级视功能异常,存在同时视的斜视病人治疗效果较好,只有早期矫正斜视才有望获得较好的双眼视功能。

1. 检查注意点

(1)检查时使用车库等中央空白的画片,较鸟笼或狮笼之类的非中空(有格子)画片稳定;观看视角大的画片较视角小的画片稳定。例如某病人观看视角较小的小鸟和有格栅的鸟笼时会出现时隐时现现象,但是观看视角大的汽车和空车库时就比较稳定。

(2)当汽车能稳定进入车库时同时视良好。

(3)感觉汽车有时能进车库,但是进入后不太稳定,甚至偶有短暂消失,此时应诊断同时视"±",不宜诊断为无同时视。

(4)当汽车刚要进车库就跑开了、消失掉了或在车库内时隐时现及汽车在车库左右交叉出现,但是不能长时间稳定停留在车库内时可诊断为:无同时视。

2. 检查同时视的困难　若斜视角不稳定(分离性垂直偏斜、间歇性外斜视、调节性内斜视等),则检查同时视会有一定困难,例如有些间歇性外斜视病人用立体视检查卡片检查时存在近距离立体视,但是在同视机上却不能感觉小鸟进入鸟笼。此类病人检查时应当使用大角度的、中空的同时视画片反复检查,或改用其他接近自然视的方法检查。

(二)融合功能异常

发育的关键期可能在2~3岁,此时融合功能非常容易受干扰和破坏。影响融合发育的因素主要是:不等像视、屈光参差、弱视、抑制、斜视及异常对应的持续性刺激等。斜视发病越早,拖延时间越长以及水平斜视合并垂直斜视时,融合功能的恢复越困难。在发育过程中建立起融合及足够大的融合范围,对协调眼外肌平衡关系是非常重要的。

融合功能异常的主要临床表现:①双眼的图像无法融合;②虽然能融合但是融合范围窄小,容易发生视疲劳;③斜视不断加重,却逐渐出现了异常融合功能。融合功能差的病例,在手术矫正及消除抑制治疗时常常会出现难以克服的复视。为了促使融合功能发育,就必须及早治疗弱视,矫治屈光参差,减少不等像视,提高双眼视力和纠正斜视,还要保持各种视系统平衡(调节性聚散、张力性聚散和融像性聚散平衡等)。

(三)立体视觉功能异常

立体视觉功能是三级视功能中的最高级形式,凡是影响同时视及融合功能的因素都将影响立体视觉发育。

第三节　共同性斜视双眼视觉异常的训练方法

手术是治疗斜视的重要和有效方法,手术矫正眼位至正位是促进双眼视觉发育和恢复的重要基础。双眼视觉异常训练治疗可以作为术前或术后的辅助治疗方法,以期在术后加快消除视觉抑制、提高弱视眼视力、改善异常视网膜对应、加强融合及扩大融合范围,进而增加手术效果。

笔记

一、消除抑制训练

消除抑制训练适用于具备正常视网膜对应，但是存在抑制区的斜视病人。目的是迫使正常视网膜对应病人双眼的抑制区同时接受刺激，恢复视网膜抑制区的同时视功能，使隐性斜视病人意识到生理性复视，或使显性斜视病人意识到病理性复视。出现复视是消除抑制的标志，然后再对大角度斜视进行手术治疗，或对小角度斜视进行聚散训练等治疗。主要借助同视机，方法如下：

1. 交叉移动刺激法 包括：①用于抑制较强且范围较大的病人，在同视机镜筒两侧插入同时视画片，令注视眼盯住一侧画片不动（例如房子），将另一侧镜筒（例如熊猫）从无抑制的周边网膜开始沿水平方向缓慢推进，越过中心部抑制区到达对侧周边部非抑制区（病人的感觉是：熊猫由房子一侧逐渐移近房子→熊猫消失→熊猫在房子的另一侧重新出现），然后用同样方法返回，使熊猫来回穿过并刺激抑制区；②如果抑制范围较小，则应更换小视角同时视画片，在他觉斜视角的小范围抑制区左右摆动镜筒，或者使用能引起反应且能被感觉到的速度交替熄灭两侧镜筒灯，进行"黄斑按摩"，刺激双眼黄斑消除抑制。

2. 追踪训练 这是一种强化同时视的训练，方法是在他觉斜视角处插入同时视画片（例如房子和熊猫），检查者在 3°～5° 范围之内缓慢移动一侧镜筒，令病人手持另侧镜筒追随，尽量保持熊猫在房子内。开始训练时，可以使用较大且中空的同时视画片（例如汽车和车库），当能较好地追随时，逐步改用较小的且中央带线条的同时视画片（例如小鸟和笼子）进一步训练。

二、融合训练

融合训练用于融合功能不足的病人，但是只能增强或改善（例如使间歇性或轻度显性斜视转变为隐斜视）融合功能，不能消除斜视。训练前必须首先治疗和消除抑制，最简单的方法是置红色滤镜于一眼前，注视调节性视标，当病人能分清左、右眼的影像后（一侧是原色、另一侧是红色）再开始训练。常用方法如下：

1. 调节性视标移近训练 注视逐渐向鼻根部移近的钢笔等小型调节性视标，令病人努力保持融合，直至融合破裂出现复视，然后再将钢笔移回远方，恢复融合后重新缓慢近移，反复训练双眼集合能力。

2. 棱镜片法 注视眼前 30cm 小型调节性视标，在某眼前放置基底向外的梯形三棱镜片，从梯形三棱镜的最低度数开始逐渐增加棱镜片度数，病人尽力保持物像融合、无复像，然后继续逐渐增加棱镜片度数，令受试者努力维持融合，直到增加棱镜至融合破裂出现复视，然后将梯形三棱镜恢复最低度数重复上述操作。

3. 融合训练卡法 可自制一条约宽 3～4cm、长 50cm 的白色硬纸片，卡片正面每隔约 10cm 距离画有不同的图形，卡片反面在相应位置绘制与正面完全相同的图形。将卡片正直放在鼻根部（图 9-1），使卡片左右两面与双眼等距离。训练时左、右眼分别注视卡片上正、反面最远的图形，待受试者将其融合后再移向更近的图形，并再次将其融合，直至某一距离图形不能融合后再回到远处图形。用来锻炼调节性及聚散性融合功能。也可以将卡片水平置于鼻部，左、右眼共同注视同一面卡片上的最远图形，融合后再移向更近的一个图形视标，直至不能融合，然后再从远视标开始重复进行。

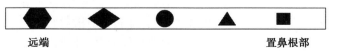

远端　　　　　　　　　　　　　　　　　　　置鼻根部

图 9-1　自制的集合训练卡

4. 同视机训练法 将两张融合画片分别放在两侧镜筒的自觉斜视角处使之融合，锁住双侧镜筒，先同向移动使双眼会聚追随，直至融合破裂，然后再退回原处，反复训练融合性汇聚；还可以在镜筒前放置负镜片，加强调节性集合。然后异向转动镜筒训练分开功能。内斜视病人主要训练散开功能，外斜视病人主要训练集合功能。

5. 稳定融合训练 目的是稳定只能维持短暂融合病人的感觉性融合。训练时使用融合画片，调整同视机镜筒舒适融合后，令病人尽力维持融合并持续注视，锻炼融合的稳定性，使得瞬目或短时间熄灭镜筒灯光也能保持融合。

6. 融合锁定训练 如果具备或经过训练获得了较稳定的感觉性融合，为了再增强运动性融合，可以进行融合锁定训练。具体方法：将同时视画片（如狮子和狮笼）狮子推进笼子后锁定镜筒使双镜筒可以左右同时联动，令病人注视镜筒，并缓慢由左向右移动，让病人保持同时视且维持狮子持续位于狮笼内，注意防止任何一眼物像产生抑制。然后更换融合画片，先进行第一眼位的聚散训练，当融合范围超过 30° 时，再进行融合侧方移动训练。该训练还可以用于麻痹性斜视，其侧方移动训练的重点方向是麻痹肌作用方向。

三、异常视网膜对应训练

1. 训练基本原则 阻止物像向斜视病人视网膜的异常对应点投影，而使物像投射到双眼正常对应点（黄斑）并对其产生刺激，试图恢复斜视病人的正常视网膜对应关系。

2. 训练目的 在提高斜视眼视力、消除抑制、手术或棱镜片矫正眼位的基础上，促使斜视病人手术前或术后恢复正常对应，或巩固正常对应关系。

3. 适应证

（1）由于对应缺如病人手术后出现复视及恢复双眼视的可能性小，所以术前可试行视功能训练，通过训练增加取得双眼视的可能性。

（2）和谐性异常视网膜对应（特别是大龄儿童），手术后恢复双眼视的可能性较小，手术前应当反复进行棱镜片中和试验，观察中和后是否出现矛盾性复视，若出现复视时则手术应当低矫正，并给予同视机训练及动态双眼视网膜刺激训练（kinetic bi-retinal stimulation）。当棱镜片中和试验不出现复视时，可以双眼开放，经常戴用附加中和矫正棱镜片的眼镜矫正训练。

（3）能间歇性恢复正位的斜视，无论存在多强的抑制或对应异常，一般情况下应当首选手术治疗，手术后大多不会出现复视，较易恢复正常双眼视。

4. 常用训练方法 关于提高斜视眼视力、消除抑制、手术或棱镜片矫正眼位方法请见有关段落，本段重点介绍同视机训练。

下面（1）、（2）和（4）训练方法均将斜视眼镜筒放在 0°，健眼镜筒放在他觉斜视角上。

（1）后像和实像训练法：在乳白塑料板背景下插入十字后像画片（一眼垂直放置，另一眼水平放置，调整镜筒使双眼画片叠加后成十字），适当增加双眼灯亮度后在他觉斜视角处慢慢交替熄灭，并逐步增加交替熄灭速度直至演变成双眼同时熄灭，如果病人出现后像并能看成正十字时，再分别将左、右镜筒的十字后像画片快速换成同时视画片（例如：熊猫和房子）继续训练，让病人感觉后像和同时视画片依然重合。

还可以单独使用同时视画片进行实像训练，方法是在他觉斜视角插入视角较小的同时视画片，慢慢地交替熄灭，逐步增加交替熄灭速度并逐渐转成双眼同时亮灭，刺激视网膜正常对应区，促使病人能够看到两张画片重合（例如熊猫位于房子正中央）。

（2）动态双眼视网膜刺激法：在他觉斜视角插入同时视或融合画片，若使用融合画片时应当选用有上下控制点的画片（例如上下 3 个跑步小人），锁定镜筒，令病人始终注视正前方（眼既不转动，也不追随画片移动），检查者左右小量活动镜筒，让病人感到画片左右对称

笔记

活动,刺激和"按摩"双眼正常视网膜对应点。该训练还具有一定的消除抑制作用。

（3）Pemberton 训练法：又称为本体感受再定位,适用于异常角较大的大龄合作儿童。将一眼镜筒放在 0°,另一眼镜筒放在他觉斜视角和自觉斜视角之间的位置,插入同时视画片,令病人左、右眼交替地注视各侧画片,交替间隔为 2 秒左右。异常视网膜对应病人自觉视标的移动方向与实际眼动方向相反,例如病人自觉斜视角 +5°,他觉斜视角 +30°,先将左眼（熊猫）镜筒放在 0°,右眼（房子）镜筒放在 +17.5°（即他觉斜视角和自觉斜视角之间）位置,所以病人感觉房子较熊猫偏向鼻侧 12.5°。准备好后,关闭左眼熊猫镜筒灯,强令右眼注视房子（房子在 +17.5° 位置,较右眼实际眼位偏向颞侧 12.5°）时,右眼却向鼻侧转眼 12.5°。向病人说明房子实际上位于熊猫的颞侧并作纠正训练,试图借此方法使异常视网膜对应转为正常对应。

（4）左右移动训练法：在他觉斜视角位置插入小视角的融合或同时视画片,病人自己操纵斜视眼镜筒,在 3°~5° 范围内左右来回活动,若病人能感觉到两侧画片且两侧画片逐渐接近,则慢慢减小活动幅度,集中刺激双眼黄斑部,使画片重合。

四、建立中心注视的方法

斜视及斜视引起的弱视病人,其注视性质可为中心注视,但更多为偏心注视,偏心注视病人需根据年龄不同,选择不同的治疗和训练方法,如海丁格刷、后像等。待偏心注视转为中心注视的同时,还进行常规弱视训练提高视力,进一步改善双眼视功能。弱视的治疗和训练方法详见第十章。

第四节 非共同性斜视双眼视觉异常的非手术处理方法

不同类型非共同性斜视双眼视觉异常表现也不同,例如：先天性麻痹性斜视双眼视觉异常的表现和共同性斜视比较相似,主要为视觉抑制、三级视功能异常等；而后天性麻痹性斜视主要临床表现为复视和混淆视,其中复视体征持续时间较长。解决非共同性斜视双眼视觉异常时需要综合分析斜视的临床症状及体征,寻找并解除病因,恢复双眼协调运动功能和双眼单视功能。眼肌手术是主要的治疗方法,但是手术前后,或在手术条件不成熟时,可以进行恰当的非手术方法处理,缓解病人生活和工作困难。

一、复视和混淆视及其处理方法

复视（diplopia）和混淆视（confusion）是非共同性斜视引起的常见的双眼视觉紊乱。复视是同一物像落在两眼视网膜非对应点上,被大脑认知为两个。混淆视为两个不同物像分别落在两眼视网膜对应点上,反映到大脑知觉中枢时不能融合为一。

为了避免其对视觉的影响,病人最先的表现是抑制来自斜视眼对应点的信息,所以混淆视消失较快,对病人影响较小（图 9-2）。复视分为生理性及病理性两种类型。临床上说的复视主要指病理性复视,多发生于非共同性斜视,本章重点讨论非共同性斜视引起的病理性复视。

（一）复视的发生原理

具有正常视网膜对应关系的斜视病人双眼注视同一视标时,注视眼成像在中心凹,而斜视眼却成像在中心凹外的视网膜上,由于这两点是非对应点,各自向空间投射的视觉方向不同,从而大脑会将一个物体感觉成两个,这种现象称为复视。复视的原意为一个物体被感觉成两个物像,但是临床经常将斜视眼所形成的假像称为复视像或复像,将注视眼所形成的像称为真像,复视像总是位于斜视的相反方向即麻痹肌的作用方向,其

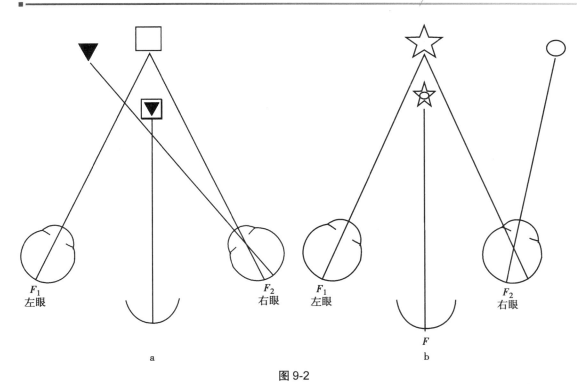

图9-2

a. 右眼内斜视时出现的混淆视，左眼 F_1 与右眼 F_2 不同视标混淆　b. 右眼外斜视时出现的混淆视
左眼 F_1 与右眼 F_2 不同视标混淆

偏离中心凹的角度与斜视角一致。例如：右眼外直肌突然麻痹，引起30°内斜视，左眼注视星形视标时成像在中心凹 F_1，右眼成像在黄斑鼻侧30°的 O_2 处，斜视眼的 O_2 与注视眼 F_1 是非对应点，O_2 点的视觉方向在 F_2 点的颞侧30°处，所以主观感觉复视，由于假像位于视标右侧（患眼同侧）故称为非交叉（同侧）性复视（图9-3a）。右眼外斜视引起的交叉性复视（图9-3b）。

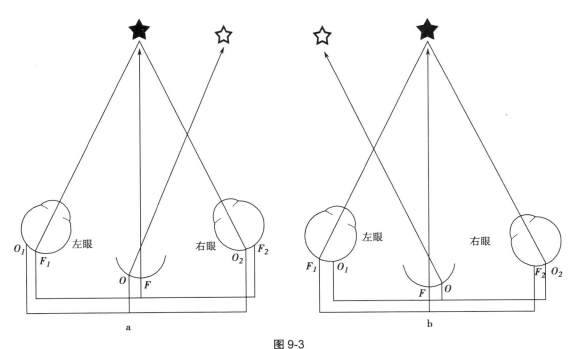

图9-3

a. 右眼内斜视引起的非交叉（同侧）性复视　b. 右眼外斜视引起的交叉性复视

笔记

正常人也可以人为地诱发复视，特别是垂直复视，例如用手指向上推动任一只眼球或在任一只眼前加一片底向上或向下的 15$^\triangle$ 棱镜片，人为地造成垂直斜视后即会出现复视。临床复视主要出现在麻痹性斜视的初发期，特别是视觉发育成熟后新鲜的麻痹性斜视，有时也可以出现在急性共同性斜视、斜视手术过矫正、眼外肌损伤、睑球粘连、聚散功能异常及异常神经支配等情况。由于先天性麻痹性斜视出现在视觉发育早期，可以凭代偿头位保持一定双眼视觉，或产生一定的抑制，所以较少自觉存在复视。

（二）复视的分类

根据性质及复视方向可以如下分类：

1. 单眼复视及双眼复视 在单眼注视情况下出现的复视称为单眼复视，与双眼视觉无关。例如：多瞳孔症，严重的散光，先天或后天性晶状体改变，如晶状体半脱位、晶状体皮质屈光指数不均匀、初发期白内障（皮质内水隙及褶隙）等。本章涉及的是与双眼视觉有关的双眼性复视（binocular diplopia）。

2. 水平性复视、垂直性复视及旋转性复视

（1）水平性复视（horizontal diplopia）：假像位于真像的水平左或右侧。多发生于水平肌运动异常引起的水平斜视。

（2）垂直性复视（vertical diplopia）：假像位于真像的上或下方。多发生于垂直肌运动异常引起的垂直斜视。

（3）旋转性复视（rotational diplopia）：假像沿矢状轴旋转位移。多发生于具有旋转运动作用的眼外肌异常而引发的旋转性斜视。临床上设定假像的上方向鼻侧旋转为内旋，向颞侧旋转为外旋。

由于许多眼外肌同时具有水平、垂直和旋转运动功能，所以水平、垂直及旋转性复视经常混合存在，例如：右眼上直肌麻痹，当双眼向右上方注视时右眼的假像较左眼的真像垂直偏上、水平偏内及向内旋转。

3. 交叉性复视及非交叉性复视

（1）交叉性复视（crossed diplopia or heteronymous diplopia）：假像与斜视方向相反，在水平方向呈交叉状。正常视网膜对应者具有内转作用的眼外肌（内直肌甚或上、下直肌）麻痹时，例如：右眼内直肌麻痹后，该眼向右侧偏斜，其假像却交叉到左侧（见图 9-3b）。垂直肌麻痹时将出现垂直方向的交叉性复视，例如：右眼上直肌麻痹呈下斜视，假像却出现于左眼视线的左上方，临床上所说的交叉性复视主要指水平方向。

（2）非交叉性复视（uncrossed diplopia）：又称同侧性复视（homonymous diplopia），假像位于斜视眼同侧，与斜视方向不交叉。出现于正常视网膜对应者具有外转作用的眼外肌（外直肌，上、下斜肌）麻痹时，例如：右眼外直肌麻痹呈内斜视，假像与斜视方向不交叉，位于斜视眼同侧（见图 9-3a）。

判断交叉性还是同侧性复视对诊断麻痹肌有重要意义。

4. 合理性复视及背理性复视

（1）合理性复视（accordant diplopia）：复视像方向符合眼球运动法则及眼外肌麻痹后出现复视的规律时称为合理性复视。

（2）背理性复视（paradoxical diplopia）：异常视网膜对应的斜视病人，经手术矫正斜视后，即使仍然残存部分斜视，但是术后的复视像却与该类斜视的复视像方向相反称为背理性复视。这是因为手术前病人形成了较深的异常视网膜对应，术后眼位虽然得到完全或部分矫正，但其视网膜对应点仍然保持术前久经适应的投射方向。背理性复视较难忍受，但是较少见，也很少发生于对应缺如病人。

（三）复视检查及临床诊断

1. 询问病史及复视性质 主要包括：①复视的发生是否突然，持续时间长短，复视像距离是否随患病时间变化，有无内科和神经科等全身症状，如果发病时间短而且复视像不稳定时应当先排除全身疾病；②复视像的方向是水平、垂直、旋转还是混合存在；③复视像最大分离的位置和方向，视远及视近时复视像距离是否相同；④改变头位时复视像距离是否随之改变以及何种头位的复视像最明显等。

2. 斜视检查 主要检查和判断在何诊断眼位斜视最明显，斜视主要是水平、垂直还是复合斜视，视远及视近斜视角是否相同，有无代偿头位及在代偿头位斜视角是否减小等，进而了解诊断斜视性质。

3. 眼球运动检查 包括双眼共同运动及单眼运动。双眼共同运动检查是比较成对配偶肌（例如右眼上直肌和左眼下斜肌）运动功能的强弱；单眼运动检查是比较双眼同名肌肉（例如左、右眼的上直肌）运动功能的强弱。眼球运动检查可以观察各诊断眼位眼球运动功能不足或过强，借此判断是一条还是多条肌肉运动功能异常，是否是所属的神经核或核下神经异常，以及是否存在异常神经支配等。

有时运动异常来自神经核以上的更高部位，并涉及复杂的运动反射，所以发生复视时还应当酌情进行下列检查：Bell 现象（Bell phenomenon）、娃娃头现象（doll's head phenomenon）、头位侧转试验、集合运动、分开运动及调节集合运动等检查。

4. 红玻璃检查（red glass test） 又称复视像检查（diplopia test），这是一种利用红玻璃片分离双眼的主观复视像检查方法。明显和典型的麻痹性斜视经过眼球运动等检查基本上就能确定麻痹肌，当斜视角较小，眼球运动异常轻微难辨时红玻璃检查及下述的 Hess 屏等检查更为敏感和准确。

（1）检查方法：病人摆正并固定头位不能移动或转动，红玻璃片一般置右眼（盖红玻璃片眼将光标看成红色），但是为了使红色假像位于光标的外侧，最好将红玻璃片置麻痹眼。检查者在距离病人面前 0.5~1m 的 9 个诊断眼位依次展示光标（最好是条形光标）。询问病人：①是否存在复视像（红色光是否与光标分离）；②复视像呈水平、垂直还是旋转；③水平复视像是交叉还是不交叉；④复视像最大分离出现在何诊断眼位；⑤周边物像属于哪只眼；⑥视远及视近时复视像距离是否相同；⑦光标上下左右移动时复视像红色亮光的移动速度是否与其相同等。

（2）分析麻痹肌的技巧：①非麻痹眼的像为真像，麻痹眼感觉到的像为假象，即复视像；正中位或距正中位较近的像是真像，远离中心的周边物像是复视像；清楚像为真像，模糊像为复视像；向复视像分离最明显方向移动光标时，位于周边部移动最快的像是麻痹眼的复视像；②双眼越向麻痹肌的诊断眼位（最大作用）方向移动时复视像距离越增大，越向相反方向移动时复视像距离越减小，甚至重合。例如右眼外直肌的诊断眼位在右转眼位，双眼右转时复视像距离最大；左转时复视像距离最小，甚至重合；③当用条形光标检查时假像的水平、垂直及旋转位置与麻痹肌在其诊断眼位所发挥的作用一致，例如右眼上直肌主要作用是上转、次要作用是内转和内旋，该肌麻痹后双眼向右上方注视时，复视像最主要的表现是较真像位置高、其次偏内侧（交叉性）及内旋。

综上所述，检查九个诊断眼位复视像的关键是分析：①是水平复视还是垂直复视，其水平方向是同侧复视还是交叉复视；②在何诊断眼位两像分离最大；③周边物像属于哪只眼；④在两个以上诊断眼位出现有意义的复视像时，可能是多条眼外肌麻痹。

各眼外肌麻痹复视像检查的典型结果如图 9-4。

5. Hess 屏检查（Hess screen test） Hess 屏检查是一种在 9 个或 25 个不同方位，观察病人眼球运动功能和眼位的检查方法（特别是观察新鲜麻痹性或运动限制性斜视）。检查时记录双眼向各方向运动的自觉斜视角（新鲜麻痹性斜视病人的自觉斜视角与他觉斜视角恰好

笔记

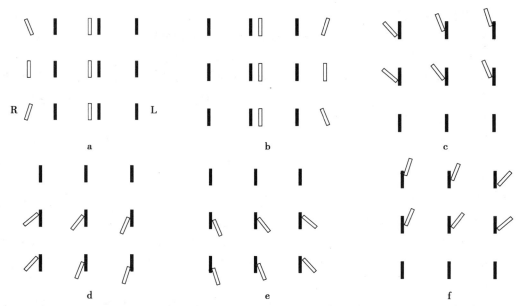

图9-4 各眼外肌麻痹复视像检查的典型结果(与检查者本人左右方向一致)

a. 右内直肌麻痹;b. 右外直肌麻痹;c. 右上直肌麻痹;d. 右下直肌麻痹;e. 右上斜肌麻痹;f. 右下斜肌麻痹

右眼盖红玻璃片(白色)、左眼裸眼(黑色),每张图的左右方向均同图a

相等),借此分析引起眼球运动障碍或复视症状病人的麻痹肌。Hess 屏检查较肉眼下的眼球运动检查更为敏感,不但具有一定的定量性,还可以将检查结果记录在表格上,便于追踪观察和比较治疗效果。Hess 屏检查较红玻璃复视像检查设备复杂,必须是能合作且存在双眼视觉的斜视病人。如果一眼多条或双眼多条眼外肌麻痹,或发病时间较长,第一与第二斜视角差异不明显时,分析其检查结果比较困难。

6. 其他相关检查 非共同性斜视中最多见的是麻痹性斜视,但是为了鉴别眼外肌纤维化、变性、眶内占位性病变等眼球运动异常,还需进行牵拉试验及影像检查等。

(1)牵拉试验(forced duction test):检查前先使用表面麻醉剂,用固定镊子捏住角巩膜缘处结膜,或经结膜直接捏住直肌附着点处,向该肌肉主要作用相反方向牵拉,感觉是否存在阻力;或者令病人眼球向该方向主动运动,感觉是否存在收缩力。

各种运动障碍性斜视的主要牵拉方向:

1)麻痹性斜视向麻痹肌作用方向及相反方向牵拉。

2)Duane 眼球后退综合征向鼻侧和颞侧牵拉。

3)内分泌性眼外肌病向上方牵拉。

4)眼外肌广泛纤维化向各方向牵拉,如果怀疑下直肌纤维化则向上方牵拉。

5)上斜肌腱鞘综合征向鼻上方牵拉。

(2)影像检查:眼眶病变及其他机械因素也能引起与麻痹性斜视相似的眼球运动异常,所以应当酌情进行 B 超、CT 或核磁共振等检查。

(四)复视的处理

复视的病因复杂,全面分析复视病人的临床体征,查找产生复视的病因,解除病因,恢复双眼单视是处理复视的最终目的。主要方法有手术治疗、A 型肉毒毒素疗法、遮盖法及视功能训练等。在排除内科、神经科等疾病的保守治疗的必要性后,眼肌手术治疗是最有效的方法。

1. 手术治疗 先天性麻痹性斜视发生在双眼视觉发育完善之前,凭代偿头位能保存一定双眼视觉,检查清楚后绝大多数病人都可以手术。后天性麻痹性斜视发生在双眼视觉发育完善之后,完全排除各相关科室活动性疾病、或保守治疗半年以上且斜视角稳定无变化

笔记

后,可实行斜视手术治疗。

2. A 型肉毒毒素疗法 A 型肉毒毒素能够和神经肌肉接头的突触前膜结合,干扰乙酰胆碱的释放,使肌肉无法收缩,呈麻痹状态,3 个月后其功能可恢复。用于治疗麻痹性斜视、严重瘢痕形成的斜视以及甲状腺相关性眼病引起的复视等。

3. 遮盖法 在病人等待手术时机、或正在进行其他方法干预期间,可以遮盖非注视眼,暂时解决复视的困扰。

4. 视功能训练

(1)斜视的屈光学矫正:任何类型的视功能训练前,均要正确地进行屈光检查和矫正,若斜视类型和屈光性质一致且斜视角较小、手术时机不成熟时,还可以在屈光检查基础上通过欠矫或过矫、移动眼镜片光心及附加棱镜片中和矫正等方法中和小角度斜视,进而消除轻度复视。

棱镜片中和矫正法用于斜视角比较小或为隐性斜视病人。

1)棱镜片度数判断法:眼前置棱镜片再附加交替遮盖法检查斜视角,棱镜片度数可根据斜视度数、矫正效果和病人的实际接受程度,通过试验决定。

2)棱镜片的方向:其基底摆放方向与斜视方向相反,例如内隐斜视基底向颞侧。

(2)加强融合的视功能训练

1)适应证:①麻痹性斜视经内科或神经科治疗结束后,仍存在一定融合等双眼视功能障碍者;②斜视已经影响近距离注视和日常生活,但是斜视角较轻尚不够手术量;或者勉强够手术量,病人却拒绝手术及其他治疗,对训练要求迫切者;③经保守治疗有改善倾向,或存在自愈倾向又希望加快恢复者。

2)训练方法:①冲动性眼球运动训练:当预计到麻痹性斜视手术后不可能完全恢复时,可以试行该训练,但是其有效性存在争论。方法:头位固定,颜面朝向正前方,在眼前2m 距离视野中的九个诊断眼位分别放置视标,或在墙上做好标记。遮盖健眼,令患眼左右上下快速往返注视各视标,但是,重点锻炼麻痹肌的作用方向。例如右眼外直肌麻痹内斜视时遮盖左眼,令右眼从内斜视位快速外转注视右侧的视标,然后回到内斜位再重复,以期加强外直肌的肌力;②扩大双眼单视视野训练:麻痹性斜视病人如果存在一定双眼单视功能时,可以在家庭内进行该训练。训练时使用文字或小图形等调节性视标,先将视标放在病人正前方 40~50cm 处,当病人能稳定融合后,将视标慢慢向存在双眼单视障碍的方向移动,直至双眼单视破裂出现复视,再退回到能重新融合和复视消失的位置,如此反复训练,以加强第一眼位融合的稳定性,并增大双眼单视视野中的窄小区。

二、代偿头位的处理方法

许多斜视存在代偿头位,眼性头位异常中主要起因是先天性麻痹性斜视或脑外科及神经内科等疾病造成的后天性突然发生的斜视。确认属于眼性头位异常后,要进一步鉴别是先天性还是后天性麻痹性斜视,以及进一步确定麻痹肌,所以根据代偿头位及其他体征来诊断麻痹肌是重要的。

1. 斜视引起代偿头位的原因

(1)代偿眼外肌运动异常:常见于非共同性斜视病人,主要包括:各眼外肌麻痹、眼球运动限制性因素造成的运动功能不足,核上性运动障碍造成的同向或异向运动异常(侧方注视、集合运动不良,异常神经支配,眼球运动失行症及存在眼球运动障碍的特殊类型斜视等)。为克服复视和混淆视对生活的干扰,经常采取代偿头位。

(2)改善视力及(或)注视困难、维持脆弱的双眼视觉:例如:眼球震颤、A-V 型斜视、分离性垂直偏斜(dissociated vertical deviations,DVD)、部分共同性斜视及弱视等采取的代偿头位。

(3)其他:①为了将视野转移到中心区域(如偏盲);②上睑下垂或眶内限制眼球运动因

笔记

素；③为了缓解眼球运动性疼痛；④不明原因而采取的代偿头位。

2. 代偿头位的成分

（1）面转（face turn）：头部沿其垂直轴向左、右转动称为面的左、右转，主要用来减轻水平运动眼外肌麻痹所引起的复视。左转肌麻痹颜面向左转，右转肌麻痹颜面向右转。例如：右眼外直肌麻痹，面向右转使该肌处于休息位。其次面转这一种代偿头位还可以出现在垂直肌麻痹和眼球震颤，例如右眼上斜肌麻痹时内转位较外转位垂直复视更明显，所以该肌麻痹时其三维代偿头位中常常附带面向左转，眼向右转。

（2）下颌上举和内收（chin elevation or depression）：头部沿其冠状轴运动引起下颌的上举和内收，主要用来减轻垂直斜视引起的复视，其次可出现在上睑下垂及 A-V 型斜视、眼球震颤等。上转肌麻痹时代偿头位是下颌上举，下转肌麻痹时代偿头位是下颌内收。例如：右眼下直肌麻痹，眼球在下转位复视像明显，所以下颌内收，眼球向上方注视。

（3）头位倾斜（head tilt, ocular torticollis）：头颅的上部沿矢状轴向左肩或右肩倾斜运动称为头位倾斜。生理状态下头位倾斜时，将引起眼球不自主地向相反方向旋转运动，既可以中和头位旋转对双眼视觉的影响，又能引起高位眼降低和低位眼升高，用以克服垂直斜视。

（4）各成分的关系：上述 3 种成分可以单独发生，但垂直运动肌麻痹时 3 种成分常联合存在。理论上每条眼外肌麻痹均会出现相应的代偿头位，但是由于代偿头位受麻痹的严重程度，麻痹肌及其他眼外肌的继发改变等因素影响，所以有些垂直运动眼外肌麻痹引起的代偿头位与理论上的代偿头位并不一定完全一致。

3. 代偿头位各成分与麻痹肌之间的关系

（1）各种斜视引起的理论上的代偿头位

1）为代偿水平性斜视而采取的面转头位：①内直肌麻痹时代偿头位是面向健眼侧转；②外直肌麻痹面向患眼侧转。

2）为代偿旋转性斜视而采取的头位倾斜：①眼球上方的垂直运动肌（上直肌和上斜肌）均具有内旋作用，麻痹后头倾于健眼侧；②眼球下方的垂直运动肌（下直肌和下斜肌）均具有外旋作用，麻痹后头倾向于患眼侧。

3）为代偿垂直性斜视而采取的头位倾斜理论上如下（实际上比较复杂）：①上转肌（上直肌和下斜肌）麻痹时造成该眼下斜视，代偿性头位是头倾向患眼侧；②下转肌（下直肌和上斜肌）麻痹时造成该眼上斜视，代偿性头位是头倾向健眼侧。

（2）斜视引起代偿头位的临床处理：代偿头位是非共同性斜视的重要体征，在代偿头位状态下，病人能够减少复视的困扰，维持一定的双眼视功能。斜视引起的代偿头位的临床处理和复视的临床处理相似，主要方法是手术治疗，其次可以进行遮盖法、棱镜片矫正、肉毒杆菌毒素及视功能训练等。详见复视的临床处理。

（胡　聪）

二维码 9-1
扫一扫，测一测

参 考 文 献

1. 赫雨时. 斜视. 天津：天津科学技术出版社. 1982.

2. 赵堪兴. 眼科学. 第 7 版. 北京：人民卫生出版社. 2008.

3. 孟祥成. 斜视弱视与小儿眼科. 哈尔滨：黑龙江人民出版社. 2010.

4. 丸尾敏夫. 视能矫正学. 日本金源出版株式会社. 1994.

5. 丸尾敏夫. 眼筋麻痹の实际. 第 3 版. 日本金源出版株式会社. 1983.

6. 植村恭夫. 视能矫正と实际. 日本医学书院株式会社. 1992.

7. Von Noorden GK. Binocular vision and ocular motility: theory and management of strabismus.6th ed. St Louis: Mosby, 2002.

笔记

第 十 章

屈光性弱视矫治与双眼视觉重建

本章学习要点

- 掌握：弱视的定义；屈光性弱视的临床特征、处理原则以及常见治疗方式。
- 熟悉：屈光性弱视双眼视觉重建的原则及方法。
- 了解：屈光性弱视的发病和流行病学特点。

关键词 屈光性弱视 屈光矫正 附加镜 被动治疗 主动治疗

屈光不正类型很多，但不是所有的屈光不正都会诱发弱视。从 Wiesel 和 Hubel 研究视网膜和大脑视觉信息至今，可以比较清晰地确定，视网膜长期没有接受清晰的视觉刺激是诱发弱视的主要原因之一；另外一个角度的研究资料显示，当双眼在获取视觉信息存在差异时，大脑视觉皮质在进行融像处理时需要作出选择，即所谓的双眼竞争造成的一种选择，选择结果，就是对某一眼的信息产生抑制，其结果也可能发生弱视。因此，在临床上我们进行弱视诊断和治疗时，不仅要考虑眼的屈光状态，同时还必须考虑双眼屈光状态的差异和这种差异可能造成的双眼融像问题，了解弱视的发生和发展，从而达到准确的临床诊断和处理。

第一节　屈光性弱视的病因和流行病学特点

弱视（amblyopia）是视觉发育期内由于异常视觉经验（斜视、屈光参差、高度屈光不正以及形觉剥夺）引起的单眼或双眼最佳矫正视力下降，并低于正常同龄人群或双眼视力相差两行以上，眼部检查无器质性病变。当人眼存在屈光不正时，屈光不正会引起视网膜像的大小、形状、颜色等的变化，可能会导致视觉系统无法得到适当的刺激或清晰的视网膜像，从而引发弱视。这类由于屈光异常所引起的弱视即为屈光性弱视，屈光性弱视按照双眼屈光不正的异同分为两种，即屈光不正性弱视和屈光参差性弱视。

屈光不正性弱视（refractive or isoametropic amblyopia）由于双眼存在高度但是相等的屈光不正，导致双眼相同程度的视网膜模糊像，这些情况造成的双眼视觉刺激输入的减少，使得双眼转换视觉信号传入大脑皮层的也相应减少，双眼神经元突触连接的紧密程度也会等量减少，导致双眼弱视的发生。

在屈光参差的病人中，由于双眼输入的刺激信号不等，双眼传入通道突触上的竞争强弱也就不等，刺激较强眼的突触连接紧密，刺激较弱眼的突触连接退化，双眼间不平衡输入造成的结果与机体的用进废退原则相一致，弱势眼视觉通路上神经元的功能和数量减弱，导致弱视的发生。

在人眼视觉发育的不同时期，可根据年龄的不同，分为不同阶段，其中最重要的是视觉发育的关键期和敏感期。关键期是相对较短的最敏感的时期，大约从出生持续到 3 岁。3

笔记

岁后在较长的一段时间内,视觉系统仍然受影响,但没那么强烈,即所谓的敏感期。敏感期开始于 3 岁一直到 12 岁。以往的说法多认为,大于 12 岁弱视即无法治疗,但随着神经科学的研究发现,特别是脑损伤后神经功能的恢复研究,提示大脑的神经发育存在可塑性,不少研究也发现,一些大于 12 岁的青少年甚至成人弱视,合理和规范的弱视治疗方法仍有一定程度的改善效果。国外有文献报道视觉系统的可塑期可从 12 岁一直延续到 45 岁。

关于弱视的发病率国内外报道不一,但多在 1%～4% 之间。Schapero 曾报道,在所有弱视病人中,屈光性弱视病人大约占 62%,国内尚未见明确的屈光性弱视的报告。

第二节 屈光性弱视的特征和预后

一、主诉和病史

屈光性弱视往往没有特异性表现。年幼的弱视儿童可能会揉眼睛,年长儿童或成人可能会通过眯眼来提高视力,但这些体征在各种屈光不正状态下均可能发生,不能成为弱视特异性的表现或提示。

病人多为儿童,通常不会描述自己视力不良,或者根本无法表达,而且多数儿童视力不良自出生就存在,由于没有像成人那样,经历过清晰的视力和视力下降所产生的区别,所以儿童便认为世界原本就是这样的。因此,临床上需要仔细询问其监护人比如家长,或者经常和孩子在一起的家庭成员、保姆、老师,有的时候甚至连家长、亲戚也很难说出视力不好发生的确切时间。

稍微年长一些的弱视病人可能抱怨视物模糊、头痛和眼部不适,其年龄、视觉需求和屈光状态的不同,症状也有所不同。但这些症状在各种不发生弱视的屈光不正状态下均可出现,通常不能成为弱视特有的症状。

二、临床特征

屈光性弱视有多种不同的特征性视觉状态。临床上,应该熟悉屈光参差性和双眼屈光不正性弱视的重要特征。

(一)屈光不正

不论什么类型的屈光不正,度数越高,视力下降越严重,造成弱视的可能性就越大。双眼屈光参差量越大,造成弱视的可能性也越大。远视、散光或两者兼有对视力的影响,通常大于近视对视力的影响。远视性屈光参差是引起非斜视性弱视最主要的原因,其较高的弱视发生率主要是由于双眼像以及调节反应的不同。度数高的眼睛在视网膜形成模糊像,像的模糊程度取决于屈光参差量的大小。度数低的眼睛往往在看近时调节,从而得到相对清晰像,而度数高的眼睛一直保持着模糊像。大于 1.25D 的远视性屈光参差可以在长期模糊像的情况下,形成高度数眼的视觉剥夺。如果发生在发育关键期内,弱视就可能发生。

由于近视性的屈光参差病人在看近时,度数较高的一眼可能会获得清晰像,其发生弱视的概率相对减低。临床上发现,一般超过 5.00D 或 6.00D 的近视性屈光参差才形成持续的模糊像,最终导致视觉剥夺和弱视发生。双眼之间散光不同也会形成弱视。一定量的散光性屈光参差所引起的弱视比同等量的远视性屈光参差所引起的弱视要轻。但是,同时患有远视性屈光参差和散光,对融像功能的影响要大于单纯远视性屈光参差。由于调节无法补偿散光的量(取决于轴向位置),大于或等于 1.50D 的散光就有可能形成模糊像而导致弱视的发生。

(二)注视性质

多数屈光参差和屈光不正性弱视都有不稳定的中心注视。中心注视是一个主要特征,重要的鉴别诊断检查之一为客观的注视性质评估。注视性质的检查法很多,包括检眼镜检

笔记

查法、后像法、倒像法、眼底照相法等,其中最准确且简单的方法为检眼镜检查法。检眼镜因设计特点的不同,检查注视性质所采用的视标也不同,除了采用直径不同的圆环,中心凹注视视标也不同,有小黑点,有小黑星,也有空心圆。此处以 Keeler vista 20 为例,简述检查注视性质检查的原理(图 10-1)。

将光斑投射到白色平面上,固定检眼镜与白色平面的距离 d,并用直尺测量。假设 $d=50cm$,确定白色平面上视标中心点的位置 o,测量中心点到第一、二、三和四环的距离。假设中心点到第一环的距离为 a,到第二、三、四环的距离分别为 b、c、d。现测量结果为 $a=0.55cm$、$b=1.15cm$、$c=2.30cm$、$d=3.90cm$,可简记为 0.5、1、2、4 的倍增。如果某一病人的中心凹反光点正好位于第一环上,则可以根据以下公式计算偏心角度大小 $A1$(图 10-2)。

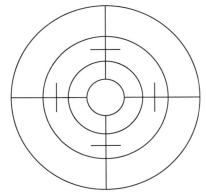

图 10-1　Keeler vista 20 检眼镜的注视视标

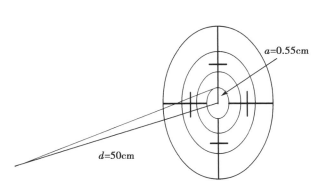

图 10-2　中心凹反光点落在第一环上的偏心角度

$$A1=(a/50)\times180°=0.63°$$
$$A2=(b/50)\times180°=1.32°$$
$$A3=(c/50)\times180°=2.63°$$
$$A4=(d/50)\times180°=4.56°$$

需要注意的是,d 越大,则投射到墙上的光斑也越大,每一环到中心点 o 的距离也越大,测量的误差就会越小,精确度越高。不同的检眼镜,不管光斑设计如何不同,都可以根据上述原理,测量出中心凹反光在不同环上的偏心角度。中心注视的特征是物体在视觉空间稳定的主观定位,当中心注视的病人注视投射在视网膜上的图标时,中心凹将位于图标的中心。

检眼镜检查发现无偏斜眼出现偏心注视,常见于以下两种类型,一是屈光参差性弱视,单眼高度近视者;二是微小角度性斜视。区别屈光性弱视引起的不稳定中心注视和小角度的偏心注视非常重要,因为屈光参差弱视的治疗预后要比微小角度性斜视引起的弱视好得多。

(三)抑制

对于屈光参差性弱视者,不同程度的弱视,其抑制的深度、大小也各异。抑制并不是绝对的,并且与视力好坏没有绝对关系,同时,抑制的特点根据注视距离的远近也有所不同。

抑制可以根据范围和程度来分类,根据其范围,抑制分为中心性和周边性,中心性抑制的界限是中心凹周围 5° 以内,这个界限以外为周边性抑制。确定抑制区的边界主要是根据检查方法以及所用的视标大小来确定。屈光参差性弱视者主要是双眼间的视网膜不等像和像的清晰度不同,因此抑制主要是消除两个不相似的像引起的视混淆,所形成的抑制区往往比较小,多数只围绕着黄斑。抑制的程度也可从浅到深不等,其程度可用各种检查方法打破抑制来获得,越不自然的环境(如实验室条件等),抑制就越轻。例如,常用于抑制检查的 Worth 4 点法是在暗环境下红绿滤过片,通常是相对不自然的环境,容易打破抑制。

(四)拥挤现象

临床上,我们评价病人的视力往往要求一行中至少有一半以上的视标能认出,在非弱视眼中确定这个水平往往没有什么问题。例如，一近视病人可持续地辨认出越来越小的视标直到某一特定点，超出这个点时即看不清楚。而弱视眼则不同，弱视的病人在辨认不同大小的视标时会很难把握，经常出现几行中每一行都读对几个视标。典型的弱视病人能认出一行中第一个和最后一个视标，而行中间的视标经常会读错。

弱视眼和非弱视眼对这种检查的不同反应的原因是受到轮廓的干扰，即拥挤现象（crowding effect），就是邻近的轮廓损害注视视标的分辨率。轮廓干扰对弱视眼比对正常眼的影响大得多。一行视标中病人能认出两边的视标，也正是因为两边的视标轮廓干扰相对较小造成的。拥挤现象还会因为视标间的距离不同而不同，比如我国常用的对数视力表，从上到下，视标的间距相对视标大小来说越来越大，拥挤现象也逐渐减少。如果采用单行或者单个视标，拥挤现象的干扰要少得多，弱视眼的单个视标视力往往比整个视力表检查时的视力要好。

（五）电生理检查

ERG、VEP等电生理检查方法可用来研究弱视病人的视觉系统，研究发现屈光参差性弱视病人和斜视性弱视病人的电生理反应有所不同。但由于弱视病人大多为儿童，无法配合，而且这些检查用于表达弱视特征尚无特异性，在临床检查中并未推广。

三、预后

如果屈光不正持续未矫正则视力难以提高。弱视的严重程度依赖于屈光不正发生的时间、屈光不正量或屈光参差量、关键期内屈光不正的变化、开始治疗的年龄以及病人视觉剥夺的严重性等。对屈光矫正后视力有所提高的病人来说，屈光不正性弱视的预后一般是好的。

第三节　屈光性弱视的处理和双眼视觉重建方法

处理屈光性弱视的方法较多，但所有矫正和治疗方案的终极目标都是在双眼视力均衡的情况下获得功能性双眼视觉。功能性治愈表现在双眼均衡的视力，从远点至调节近点范围内任何距离舒适的双眼单视，具有正常的立体视功能和正常的融像范围。有时，可通过配戴矫正透镜和小量的棱镜可以达到上述要求，但棱镜最大值不超过5△。

全面的处理方案包括以下几个部分（表10-1）：①矫正屈光不正；②增加或减少球镜、使用棱镜来改善视轴的对应情况；③每天接受遮盖治疗2~6小时，如直接遮盖或者阿托品压抑；④积极的视觉训练来达到最佳视力和双眼视觉。

表10-1　屈光参差性弱视的综合处理方案

综合处理方案
1. 矫正屈光不正
2. 如有需要，改善视轴对应情况
A. 以下两种情况考虑加透镜
（1）高 AC/A 比率
（2）调节不足
B. 以下两种情况考虑加棱镜
（1）远内隐斜视
（2）上隐斜视
3. 直接遮盖（部分时间遮盖，2~6 小时 / 天）或者阿托品压抑
主导眼（于睡觉时间在优势眼内滴阿托品，每周 2 次）
4. 视觉训练
A. 单眼性：提高单眼视力
B. 双眼性：提高双眼视功能

笔记

治疗是否有效和持续的关键在于病人或家属的配合程度，特别是年龄比较大的儿童及成人。病人依从性的高低是决定年长的弱视病人治疗成功与否的最重要原因。在临床工作中，一定要注意病人的依从性，还要采取一些预防措施来提高依从性。比如家庭治疗方法最好要有书面介绍，治疗方法应该在医院由专业人员对病人或其监护人进行详细介绍和解释，通过示范来保证病人充分理解治疗和训练的要求。在做家庭治疗时，随访计划尽量频繁，尽量能做到每个月一次。

一、屈光矫正

对屈光参差性弱视病人的处理，首先就是对病人的双眼屈光矫正。单侧视网膜像的模糊是屈光参差性弱视的原发原因，所以即使很小的孩子，一旦发现屈光参差，尽量双眼常规予以屈光矫正。尤其是对年幼者，建议用阿托品或者环戊酮睫状肌麻痹后验光配镜。

病例一　单纯的屈光矫正

一个 12 岁的女孩，主诉：当从看书转为看黑板时看不清楚，且感觉左眼视力比右眼差，偶尔有头痛。2 年前接受过一次眼科检查，但没有验光配镜。外眼和内眼检查均无异常。环戊酮睫状肌麻痹检查结果如下：

（1）屈光状态　　OD：+0.75DS=5.0（1.0）

OS：+3.75DS/−2.00DC×5=4.3（0.2）

OU：5.0（1.0）

（2）隐斜　　$5^\triangle$eso@6m，$8^\triangle$eso@40cm

（3）立体视　　100″40cm（随机点立体图）

（4）同时视　　没有抑制（Worth 4 点）

（5）注视性质　　双眼中心注视

按以下处方配镜，要求病人 1 个月后复查。

验光处方　　OD：Plano=5.0（1.0）

OS：+3.00DS/−2.00DC×5=4.9（0.8）

OU：5.0（1.0）

戴镜后隐斜　　$2^\triangle$eso@6m，$4^\triangle$eso@40cm

戴镜后立体　　20″@40cm（随机点立体图）

病人直到 3 个月后才来复查，检查结果同上，没有抱怨任何不适。

屈光状态应该在双眼调节稳定状态下检查，屈光参差病人的弱视眼调节往往不准确，尤其是在单眼注视的时候。建议屈光矫正应该在双眼注视或者睫状肌麻痹下检查。尤其是对于远视性屈光参差病人，睫状肌麻痹验光更加重要。伴有内斜视或内隐斜视的病人，建议用阿托品麻痹睫状肌后全矫配镜，对于仅有屈光参差的病人，建议在使用阿托品或者环戊酮睫状肌麻痹验光后，适当降低球镜度数，以保持清晰的视力，但最好要保持双眼屈光参差的量和散光量不变。

例如　　假定病人在环戊酮睫状肌麻痹验光下完全屈光矫正后有远视力下降：

OD：+2.00DS/−1.00DC×180=4.6（0.4）

OS：+6.00DS/−1.00DC×5=4.3（0.2）

如果右眼球镜降低 +0.75D 后能获得清晰远视力的话，则左眼球镜度也应该降低同样的量，保留和降低度数之前同等的屈光参差量以及散光量，得到以下最终处方：

OD：+1.25DS/−1.00DC×180=5.0（1.0）

OS：+5.25DS/−1.00DC×5=4.3（0.2）

每次复查都应该评估屈光不正量，可适当改变透镜量来保持双眼平衡，但仍要以能达到最佳矫正视力的最大正镜为屈光矫正目标。

约 1/4 的病人只要在全部时间内都配戴屈光矫正眼镜后就能"治愈"。因此屈光矫正始终是处理弱视的第一步。对于仅仅做屈光矫正处理的屈光参差性弱视病人，最初矫正视力大于 4.5 的弱视眼视力恢复速度比小于 4.5 的弱视眼快得多。

屈光矫正的方式既可以采用框架眼镜也可以采用接触镜。在双眼屈光参差量较大时，可考虑接触镜。厚的框架眼镜不仅不符合美容要求，而且镜片的周边会产生成像畸变，从镜片视轴外的区域注视物体时会产生棱镜效应，特别是双眼垂直棱镜效应不同时可能产生复视。利用接触镜进行矫正，可避免上述情况的发生，有利于重建正常的双眼视觉，从而达到弱视功能性的治愈。然而，临床上常见的屈光参差多是由于眼轴长度的不同造成的，当双眼等效球镜量的差异大于 2.00D 时，这些病人用接触镜矫正理论上会导致不等像。不过临床已经发现两种矫正方式都没有妨碍双眼视的建立。

二、透镜和棱镜的附加

屈光不正矫正后，下一步是利用附加镜或者棱镜来改善双眼视轴匹配情况。最佳匹配可以促进调节和聚散之间的相互作用，从而改善双眼单视能力。

附加镜可以用来激发或者放松调节从而改善双眼视轴匹配情况，正镜附加通常用于近距离工作时，适用于伴有高 AC/A 比率的内隐斜视，还可以用于治疗常与弱视相伴的调节不足及调节不精准的情况。负镜附加通常用于视觉训练。

如果在屈光矫正和透镜附加后仍没有达到双眼的最佳视轴匹配，可以应用小量的棱镜。BO 棱镜用于矫正内隐斜视，垂直棱镜可以用于矫正上隐斜视。对第一眼位的垂直隐斜视或者斜视的校正需特别小心。对外隐斜视的治疗方式是集合训练，一般不推荐 BI 棱镜。

三、被动治疗

被动治疗包括对健眼的遮盖或者阿托品压抑。这两种治疗都会强迫病人使用弱视眼，通过重新激活视觉通路来激发视觉的发育。因此，如果病人仅仅通过眼镜矫正无法提高视力的话，建议采用被动治疗——部分遮盖或者压抑疗法（阿托品疗法）。

（一）遮盖

直接遮盖用于弱视治疗已经两百多年了。在临床上，初始视力比较好的（如 4.5 或更好）屈光参差性弱视病人的遮盖治疗效果比较好。已经存在一些双眼单视功能的病人，遮盖的效果也比较好。不管是小于 4 岁的幼儿、大于 6 岁的儿童，十多岁的青少年甚至成人，对遮盖均有不错的治疗反应。当用遮盖方法治疗屈光参差性弱视的时候，弱视眼的视力在刚开始遮盖的时候进步比较快，视力的提高大部分都在前面几周内，但要达到最大效果，仍然需要长时间地累积遮盖量。因此，假定病人依从性很好，以遮盖 200 小时为例，如果遮盖治疗疗程是每天遮盖 6 小时，可持续遮盖 5 周（6 小时 ×7 天 / 周 ×5 周 =210 小时）或者每天遮盖 2 小时，可持续遮盖 14 周（2 小时 ×7 天 / 周 ×14 周 =196 小时）。

在临床上，建议对屈光参差性弱视病人采用部分遮盖。遮盖时间可参照美国对中度及重度弱视的多中心的研究，对中度弱视病人（优于 4.4），从 2 小时 / 天的遮盖开始，对重度弱视病人（低于或等于 4.4），遮盖应从 6 小时 / 天开始。该研究表明部分时间遮盖和全遮盖对屈光参差病人效果同样好。病人最好每 6 周随访一次。如果视力提高至少一行，则遮盖量可以维持在原有遮盖量上不变。如果视力没有提高至一行，则建议增加遮盖时间。

尽管也有人提议少至每天 15 分钟的遮盖量对一些弱视病人即可有效，但鉴于临床经验，仍建议每天的最少遮盖量不应该少于 2 小时。

还需要注意的是，对于初次就诊时诊断为弱视的病人，当病人有严重的视力减损，笔者

笔记

在临床上的习惯是对病人的健眼行长时间的遮盖，有时甚至用全遮盖。这种方法尽管能快速在较短的时间内提高视力，但也因患眼视力严重受损，导致日常生活困难甚至出现危险。所以，还是建议临床工作者减少初始遮盖时间，增加训练时间，一旦病人的视力进步到 4.4以上，遮盖时间可以增加至 6～8 小时 / 天。

病人遮盖时间、视觉训练时间、或者是两者均做的时间是由病人的矫正视力决定的。当视力很差，初始治疗时相对比较多的时间做主动视觉训练，而比较少的时间遮盖，这样病人的依从性可以得以保证，并避免病人遮盖时的潜在危险。当视力提高以后，遮盖时间可相应增加，随着视力的改善，再慢慢减少遮盖时间。

（二）阿托品压抑疗法

阿托品压抑疗法用于弱视治疗已经有一百年的历史了。尽管用阿托品治疗屈光参差性弱视病人达到最佳矫正视力的时间要稍长一些，但最终视力的提高水平与阿托品加遮盖疗法的效果基本相同。

一周两次 1% 阿托品治疗与每天使用一次阿托品治疗，效果相同。常规剂量的阿托品疗法有时会出现全身性副作用（如脉率增加、嘴唇及喉咙发干、神经肌肉协调功能丧失、血压升高、精神错乱）的情况，但总体还是很安全，很少引起明显的全身不适，基本能被家长和病人所接受。如果患儿使用 1% 阿托品后出现全身不适，可以用 5% 后马托品治疗。阿托品常见临床副作用还有瞳孔扩大引起的畏光，外出时可以通过戴太阳镜来纠正。

综上所述，遮盖疗法和阿托品压抑疗法是治疗屈光参差性弱视最初的、有效的治疗方法。在屈光参差性弱视的治疗中，首先应通过球镜或柱镜矫正到最佳屈光状态来维持双眼视轴匹配。如果单纯戴镜治疗视力不再提高的话，可以应用被动治疗即遮盖或阿托品疗法。被动疗法中，建议一天遮盖 2～8 小时或阿托品压抑疗法。根据病人是否要快速提高视力及是否拒绝遮盖的不同要求，可选择不同的治疗方法，同时还要考虑到阿托品造成的畏光及遮盖带来的心理影响。一般情况下，一种治疗方法要应用 3 个月后视力不再提高时再考虑应用另外一种方法。

四、主动弱视治疗

下面介绍与被动疗法相对的主动疗法，即弱视训练，后者能明显缩短达到最佳视力所需的治疗时间。单眼弱视训练是利用病人可分辨的最小的视标刺激黄斑中心凹的功能，训练时要求病人遮盖健眼，一般每天要有 20 分钟的时间来做单眼刺激训练以提高弱视病人的视力及弱视眼的眼、手和脑的协调能力。对于中心抑制病人，如部分屈光参差性弱视病人，还需要尽早使用每天 15 分钟的脱抑制治疗，这种方法旨在提高弱视眼在自然、双眼竞争状态下的功能并加强正常的双眼协调功能。

病例二 综合弱视治疗

一个 6 岁儿童，做常规学龄前体检，无异常症状，外眼和内眼检查未发现异常。睫状肌麻痹后检查结果如下：

（1）屈光状态：OD：+3.00DS/−1.00DC×103=4.4（0.25）

                  OS：+0.25DS=5.0（1.0）

                  OU：5.0（1.0）

（2）隐斜视：$3^{\triangle}$eso@N and D

（3）注视性质：中心注视

（4）同时视：间断性右眼抑制（worth 4 点）

（5）立体视：140″@40cm（随机点立体图）

处理方式：睫状肌麻痹下屈光检查后配镜。

笔记

复查及后续处理：2周后复查，视力没有改变，故增加如下处理方式：

（1）被动治疗：每天遮盖左眼4小时。

（2）主动治疗：首先前4周进行双眼脱抑制治疗，戴红/绿眼镜（右眼红镜）用对应的资料描点以加强右眼视力、读书时用红绿阅读片和红绿眼镜来减少抑制。其次，在后续的8周内，随着病人的视力及双眼视功能提高，使用字体逐渐减小的书本、调节性反转拍等来做双眼视训练。完整治疗过程如表10-2。

表10-2　弱视的治疗过程

周	处理方法	弱视眼视力	立体视
1	检查，最佳处方（戴镜）	4.4	140″
2	随访；添加4小时/天直接遮盖以及脱抑制训练	4.4^{+1}	140″
4	添加双眼视训练和调节治疗	4.5	100″
6	继续双眼视训练和调节治疗	4.6	60″
8	继续双眼视训练和调节治疗	4.8	40″
10	继续双眼视和训练调节治疗	5.0	20″

病例三　成年弱视的综合治疗

41岁，男性，常规年度体检中发现右眼弱视。医生曾告诉他由于年龄太大治疗会不太理想，所以他阅读时左眼配戴低度数矫正镜片，右眼配戴相同度数镜片。外眼和内眼检查均无异常。睫状肌麻痹后检查结果如下：

（1）屈光状态：OD：+6.00DS−6.00DC×5=4.6（0.4）

OS：+0.25DS−0.75DC×105=5.1（1.2）

OU：5.1（1.2）

（2）隐斜：3$^{\triangle}$eso@N and D

（3）注视性质：中心注视

（4）同时视：间断性右眼抑制（worth 4点）

（5）立体视：140″40cm（随机点立体图）

处理方式：睫状肌麻痹下屈光检查后配镜。

复查及后续处理：2周后复查，视力没有改变，故增加如下处理方式：

（1）被动治疗：每天遮盖左眼6小时。

（2）主动治疗：首先前8周进行双眼脱抑制治疗，戴红绿眼镜（右眼红镜）用对应的资料描点以加强右眼视力、读书时用红绿阅读片和红绿眼镜来减少抑制。其次，在后续的8周内，随着病人的视力及双眼视功能提高，使用字体逐渐减小的书本。

在提高视力的同时，还需要最大限度地提高感觉和运动融像功能。尤其对于屈光参差性弱视的病人来说，随着视力的改善要给予聚散、调节训练，或者两者同时进行，具体的训练计划和方法在第七章已经阐述，此处不再重复。在单眼和（或）双眼调节功能训练中，重点强调的是快速反应，如调节灵活度等。在聚散功能的训练中，重点强调集合训练，其总目的是为了促进调节和聚散功能更好地协作。

五、屈光性弱视治疗中的双眼视觉重建

在屈光参差引起的弱视发生发展的过程中，实际上同时破坏了正常的双眼融像功能，因此在临床弱视治疗和康复中，医生不仅要重视弱视眼的视觉康复，即提高弱视眼的视力，同时还要注意在这个过程中双眼融像等双眼视功能的重建。

屈光参差性弱视眼，不仅因为其屈光问题本身，而且还有来自对侧眼的抑制作用。该

笔记

抑制过程是大脑为了减少双眼间像质大小、颜色等的差异，减轻视觉不适的感觉所采取的行为。该抑制过程也同时发生了双眼融像、立体视等双眼视功能的障碍。

（一）双眼同时视和融像功能训练

本章以上内容中，已经介绍了不少弱视治疗的方法，这些弱视眼的治疗方案如遮盖、遮盖配合视觉训练等，其作用不仅提高弱视眼视力，同时也在打破了健眼对弱视眼的抑制，是逐步争取获取双眼融像功能的方法之一。但这还不够，临床上已经有不少成熟的方法，可以根据病人的具体情况，选择使用。

常用的红绿电视训练仪，是由一副红绿眼镜和一张一半红色一半绿色的透明塑料片组成，病人看电视的时候，在屈光矫正的基础上，配戴红绿眼镜，通常是右红左绿，同时将红绿塑料片通过吸盘黏附在电视机屏幕上。此时通过红色镜片可看到绿色塑料片后面的影像，通过绿色镜片可看到红色塑料片后面的影像，病人只有在双眼同时看时才能看到完整的电视画面。当画面不完整时，就会诱发弱视眼努力观看，提升病人在双眼视状态下弱视眼的感知能力，进一步稳定和改善弱视眼在去遮盖后的视力和双眼视功能。还有一种常用的训练方法是红绿阅读卡，阅读卡是一张由多条大约 1cm 宽的竖条组成，分别是红色条、绿色条和透明条 3 种依次排列，当配戴上红绿眼镜后，通过红色镜片能看到绿色条和透明条后面的文字，通过绿色镜片则能看到红色条和透明条后面的文字，病人在阅读的时候，需要从左到右反复经过红、绿、透明 3 条才能完整读完，分别需要左、右眼和双眼同时看的过程，这种方法同样也能诱导弱视眼的视知觉和完善双眼视功能。

另外，较常用的家庭式训练仪器是斜隔板实体镜，因其简单轻巧，携带方便，而且既可以通过描绘和捕捉训练来消除抑制，又可以通过融像训练来扩大融像范围，深受临床工作者的喜爱。实体镜是利用斜隔板分隔左、右眼的视野，斜隔板上有一块反射镜，可以将侧板上的视标卡片投射在底板平面上。因此，一眼只能看到平面反射镜，另一眼则只能看到底板（图 10-3）。

在进行实体镜描绘训练时，医生（或病人自己）可以在空白卡片上画上一些简单的几何图形，例如圆形、正方形、椭圆形等，然后将卡片固定在仪器的侧板上，在底板上铺一张白纸，要求病人用非抑制眼或优势眼注视视标卡片，抑制眼注视底板上的白纸，用笔在白纸上描绘出视标卡片上的几何图形。描绘训练要求病人必须做到双眼同时视，从而消除抑制。同样，也可以通过捕捉训练来消

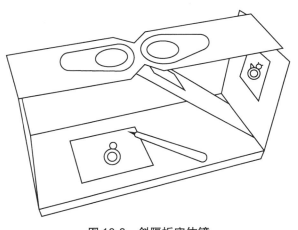

图 10-3　斜隔板实体镜

除抑制。训练者将捕捉视标置于侧板上固定视标卡片的部位，要求病人用捕捉套圈套住投射在底板上的视标影像。捕捉训练同样要求病人做到双眼同时视。

一旦病人重建了基本的双眼同时视功能，就可以进行融像训练来扩大病人的融像范围。在进行融像训练时，应使用成对的融像视标卡片，这种视标卡片通常由生产厂家提供，将一张视标卡片固定在侧板上，另一张视标卡片置于底板上，要求病人将两张视标卡片融合起来，融像视标卡片设置了二维和三维监测视标，医生可以在训练中监测病人是否存在抑制。虽然生产厂家只提供一套融像视标卡片，但医生自己也可以制作一些融像视标卡片，视标卡片的多样化，有助于保持病人尤其是幼儿的训练兴趣。

同视机也是常用的一种双眼融像的治疗仪器，同视机可以控制视标的亮度、可根据抑

制程度的深浅来增减弱视眼的视标亮度，诱发弱视眼的感知功能。同视机还可以通过闪烁视标来打破抑制，根据抑制程度的不同，闪烁的时间也可不等，抑制越深，闪烁的频率常越快。同视机的另一个优点是有大小不同的视标画片，可根据抑制的程度轻重，选择不同大小的画片，对于严重的抑制，可以先用大视标，开始治疗时往往进步比较快，这是因为周边的抑制容易被打破造成的，越接近中心凹，抑制就越不容易打破。在有一定的双眼同时视基础上，可选择适当的画片行融像训练，如融像功能差者应选用图案简单，色调鲜明的融合画片。如有中心抑制者应选用大角度的画片，若仅有黄斑中心凹抑制，则可以选择小角度画片。

总之，屈光参差性弱视治疗的关键内容应该包含：去抑制、弱视眼训练、双眼融像等双眼视功能训练，但这几个过程不是相对独立、或者绝对分阶段完成的，而可以是在一种方法中同时包含多种训练要素，在临床使用上应该注意。但不管采用什么样的训练方式和手段，临床处理的原则，基本上可以根据以下四个步骤来完成：

第一步，根据弱视程度选择适当的训练环境，如果弱视程度很高，抑制深，刚开始的训练环境应该为相对不自然的环境（如使用同视机加闪烁，通常不用红绿电视训练仪），如果弱视程度比较浅，抑制也不深，尽量使用接近自然的训练环境（如使用偏振片，Brock 线等）。

第二步，刺激弱视眼的感知能力，当弱视存在时，需要使用脱抑制刺激来打破抑制反应并重新感知抑制像，此时最常用的方法是闪烁的视标或眨眼睛（间歇光线刺激），也可以采用运动物体和手指触摸等诱发弱视眼的感知能力。刺激的类型和强度必须适合弱视的程度。

第三步，鼓励病人，使其努力地在一段特定长的时间里，保持对物体或抑制控制点的感知。例如，在同时视训练的时候，让病人大声数数字，直到两个像不再同时存在，当同时视消失时，停止数数字。这种数数字的方法是最方便、最实用的反馈活动，但需要病人的配合。数数字时可以设定数数字的速度，一般建议以每秒一个数字的速度读出来，一开始可以把数数字的目标定低一点，比如数到十个数字，然后逐渐提高目标。

第四步，增大感觉和运动融像需求。训练要求包括提高感觉和运动融像的数量和质量，以及逐渐使用较小的视标和控制点以达到治疗的目的。在训练过程中还可使用块状棱镜片和调节反转拍镜片来改变运动融像训练的需求，以增加融像训练的难度和强度。

当在特定的仪器和环境中，达到了感觉和运动融像的进步极限时，就要为病人改变仪器或环境。主要原则是让训练的环境向更自然的环境靠拢，比如用同视机时，可考虑开放性视场，模拟在真实的空间中进行双眼视训练。越自然的环境，越有利于双眼视的保持。

（二）立体视觉功能训练

立体视是建立在双眼同时视、融像功能的基础上形成的一种较为独立的双眼视觉功能。由立体视建立起来的立体感又称深度感，是一种三维空间知觉，它是由于一个物体在双眼视网膜的像存在微小水平位移，通过视觉神经中枢综合分析形成的具有立体感的物像，因此是最高级的双眼单视功能，又称为三级视功能。它是双眼视功能的高级形式，是人类从事各种精细工作、交通运输、危险工种、文体活动等保证工作质量、效果及安全不可或缺的条件。正常人的立体视敏度约为 $40''\sim50''$、具有良好立体视者可达 $10''$ 以下。

同视机上的立体图画片两张画片图案完全相同，但每张画片的图案相对画片中心存在一定的水平微量位移，从而使受试者观看时在左、右两眼视网膜上形成微小的水平像差、产生立体感，但图片往往存在单眼的线索，有些病人即使有明显的抑制，也报告能看到立体图形。随机点立体画片克服了上述缺点，消除了单眼线索。

在家庭式立体视训练的仪器中，常用的有 Brewster 立体镜、Wheatstone 立体镜、红绿立体图和偏振片立体图等等，红绿立体图和偏振片立体图因制作特点不同，可分为可调式立体图和不可调式立体图，前者可根据病人的立体视能力大小选择适当的分离距离，后者两眼看到的视标之间的分离距离固定，需要一定的棱镜融像需求，病人需要根据自己的融像能力选择接近融像和感知的距离,进行立体视的感知训练。

六、注意事项

(一)屈光手术

对于一些不愿或不能配戴接触镜、框架眼镜及进行遮盖治疗的弱视病人,可以考虑进行屈光手术。但屈光手术是不可逆矫治方式,要慎重选择,并通过合理方案权衡目标和安全。

从临床结果来看,对成年的弱视病人实施屈光手术后,大约 1/3 的病人最佳矫正视力能提高 2 行,立体视也有相应的提高。同样,屈光手术后,弱视眼也需要视觉训练,亦需要双眼视觉功能的康复治疗。

(二)训练的持续时间

当病人进行持续的弱视训练后,弱视眼的视力得到迅速提高,而且在相当长的时间内保持稳定。大约 76%~91% 的病人能保持稳定至训练结束一年以后。因此,屈光参差的病人在进行持续训练后,只要能重建正常双眼视功能,视力回退一般很少发生。对于年纪大的病人来说,训练结束后可能不需要进行巩固治疗,但对于年纪小的病人会发生视力回退现象。因此,在病人 8~10 岁之前,进行巩固训练是很有必要的;在 8~10 岁之后,视力回退发生的可能性就变小了。

在由屈光参差、斜视或由两者同时引起弱视的研究报道中,弱视复发的危险率是 24%。其中每天行 6~8 小时训练的弱视病人,如果训练骤停而非每天逐渐减少到 2 小时直至停止,那么弱视的复发率将是正常复发率的 4 倍。如果结束训练时的视力很好,发生反复的可能性也更大。在治疗期间视力提高了很多行,那么发生视力反复的可能性就更大。有时正位眼或者立体视很好的病人在结束遮盖的时候也有可能发生弱视复发。总之,弱视复发的可能和正位视、良好的随机点立体视密切相关,所有曾进行过弱视治疗的儿童都需要长期随访。

根据临床研究文献,双眼视觉康复一般滞后于弱视眼的视力提高,因此,在视力达到正常状态下,尚需要考虑双眼视重建的问题,弱视治疗的终点,是正常的、稳定的双眼视功能建立,而不仅仅是视力的改善。

（陈　洁）

二维码 10-1
扫一扫,测一测

参 考 文 献

1. Pickwell D. Binocular Vision Anomalies: Investigation and Treatment.London: Butterworth & Co Ltd,1984.

2. Rutstein RP,Daum KM. Anomalies of binocular vision: diagnosis & management. St. Louis: Mosby,1998.

3. Evans BJW. Pickwell's Binocular vision Anomalies: Investigation & Treatment. Third edition. Boston: Butterwoth Heinemann,1997.

4. Solomon H. Binocular vision: A programmed text.London.: William Heinemann Medical Books Ltd,1978.

5. Griffin JR. Binocular Anomalies: Procedures For Vision Therapy. Professional Press,1976.

6. Howard IP,Rogers BJ. Binocular Vision and Stereopsis. Oxford: Oxford University Press,1995.

7. Barresi JB. Ocular Assessment: The Manual of Diagnosis for Office Practice. London: Butterworths publishers,1984.

8. Caloroso EE,Rouse MW. Clinical Management of Strabismus.Boston: Buttersworth-Heinemann,1993.

笔记

第十一章

视 觉 疲 劳

本章学习要点

- 掌握：视疲劳的概念；视疲劳的诊断标准；视疲劳的治疗原则。
- 熟悉：调节功能异常和双眼视功能异常所致视疲劳的机制及处理原则；视频终端综合征的定义、临床表现及处理。
- 了解：引起视疲劳的其他常见原因、临床表现及其处理；视疲劳的诊断流程。

关键词 视疲劳 视频终端综合征

视疲劳（asthenopia，eye strain，eye fatigue）又称眼疲劳，是指由于各种病因使得人眼视物时超过其视觉功能所能承载的负荷，导致用眼后出现视觉障碍、眼部不适或伴有全身症状，以至不能正常进行视觉相关活动的一组症候群。视疲劳是一类以病人自觉眼部症状为基础，眼或全身器质性病变与精神（心理）因素相互交织的综合征，并非独立的眼病，所以常常被称为眼疲劳综合征。

随着社会的发展，网络、计算机和智能手机的普及，视疲劳的发病率呈现显著上升趋势，视疲劳已经成为全球性公共卫生问题，特别在青少年儿童中视疲劳患病率不低，因此了解引起视疲劳的原因并根据病因给出科学的诊疗意见十分重要。

第一节 视疲劳的病因

引起视疲劳的因素很多，可能一种因素，也可能多种因素共同作用。但归结起来主要包括三大因素：眼部因素（双眼视觉功能异常、老视、屈光问题、眼表异常等）、全身因素（全身性疾病、精神或心理因素）和环境因素（长时间用眼、光、声、化学物质刺激）。

一、眼部因素引起的视疲劳

（一）双眼视觉功能异常引起的视疲劳

双眼视觉功能异常包括调节功能异常和聚散功能异常。调节功能异常主要包括调节不足、调节过度和调节灵活度异常，当持续近距离工作或阅读时，很容易引起视疲劳症状。聚散障碍包括集合不足、集合过度、散开不足、散开过度、单纯性外隐斜、单纯性内隐斜和融像性聚散障碍。聚散障碍者在长时间用眼后会出现眼胀、眼痛或眼部不适等一系列视疲劳症状。

1. 调节不足 调节不足是指病人的调节幅度低于相应年龄的正常值。调节不足为调节功能异常中最常见者。Hokodo 发现调节异常病人中 55% 为调节不足，Daum 调查发现调节异常病人中 84% 为调节不足，常见于青年和中年。调节不足可因功能性、屈光性（包括远

笔记

164

视、未戴矫正眼镜的近视、屈光参差等)、眼部疾病或全身因素引起副交感神经功能不全，导致调节不足。

病人可有视疲劳的全部症状，如近距离视物模糊，近距离工作困难，且常伴有集合问题；偶尔有畏光、流泪等眼部刺激症状；严重者可伴有头痛、恶心、乏力等全身症状。

2. 调节灵活度异常　调节灵活度异常是指对交替变化的调节刺激不能做出快速与精确的调节反应，调节反应的潜伏期和速度异常，表现为调节反应迟钝。Hokodo 发现调节异常病人中 30% 为调节灵活度异常，Daum 调查发现调节异常病人中 12% 为调节灵活度异常。多数为功能性障碍，可能由于调节力不足引起。眼局部因素和全身性因素均可诱发调节灵活度异常，如屈光不正、两眼视力不等、隐斜视等。

调节灵活度异常很容易引起视物模糊及视疲劳症状。最常见的临床症状为看近物后出现短时性视力模糊。病人的典型表现为非常缓慢地看清物体，特别是由看近转为看远或由看远转为看近时感到视力模糊。

3. 调节过度　调节过度是指由于调节功能不能放松，调节反应超过调节刺激。由于调节反应过强，增加了睫状肌的负担，就会产生视疲劳。调节过度可引起一系列视疲劳症状，其诱发因素有环境因素、眼部因素及全身因素。

病人的大部分症状都与阅读和近距离工作有关，表现为阅读时经常出现复视、视物模糊和视疲劳，严重者伴有头痛等全身症状，特别是在紧张的近距离工作之后症状更为明显。

4. 集合不足　集合不足是指在视近情况下双眼呈明显的外隐斜，而在视远时双眼眼位在正常范围。AC/A 比率低于正常。集合不足的本质是集合能力不能满足视近的需求。集合不足的发病率过去报道差异较大，Michaels 报道年轻人集合不足的发病率为 2%～3%，老年人明显增加，可达 25%。集合功能延迟发育、瞳孔距离过宽、视觉的干扰、全身疾病或疲劳、虚弱等因素均可引起集合不足。

集合不足是肌性视疲劳的最常见的原因。临床上可见于中、高度近视眼，初戴眼镜的高度远视眼，屈光参差等；或中、高度近视眼戴矫正眼镜看近时，因视线点位于负透镜鼻下方，发生基底向内的棱镜效应。集合不足的常见症状有：阅读和近距离工作时眼部不适、视物模糊、视疲劳、交叉性复视，头痛。有时可因视物模糊、复视、头痛而放弃工作。

5. 集合过度　集合过度是指在视近情况下双眼呈明显的内隐斜视，而在视远时双眼眼位在正常范围。AC/A 比率高于正常（>6$^\triangle$）。普通人群中，集合过度的病人并不少见。有研究表明其发病率可达 6%。它可能是一种习惯性集合过度，也可能由于运动神经系统的影响所形成。原发性集合过度由中枢神经系统的刺激而引起；继发性集合过度一般由散开不足所引起。集合过度合并调节过度的典型例子是未经矫正的远视眼，为了看清物体的细节而过度地使用调节，导致集合过度。该种情况也可见于新矫正的近视眼、初期老视眼。此外，照明不足、眼屈光系统混浊、使用了睫状肌麻痹剂后和大病之后的恢复阶段，以及儿童开始读写为了把字体的细节看得清楚把书本拿得过近，都可由近反射导致集合过度。

集合过度者近距离工作困难，病人表现为短时间近距离工作时，由于内隐斜视增加，而发生视物模糊、并伴有视疲劳症状。如要集中精力继续工作则出现头痛和同侧性复视，使其不能长时间坚持近距离工作。集合过度常见于高度远视眼未经矫正，或高度近视眼初戴矫正眼镜时。

6. 散开不足　散开不足是指在视远的情况下双眼呈明显内隐斜视，而在视近时双眼眼位在正常范围。AC/A 比率降低（<3$^\triangle$）。散开不足一般是功能性的，临床并不多见。病因不清，可能与外直肌的局部麻痹有关，也可能与中枢性散开障碍有关，尤其是当双眼呈显性内斜视状态时。

病人表现为远距离工作视疲劳、头痛伴同侧性复视。在疲劳或身体虚弱时症状尤为明显。

7. 散开过度　散开过度是指在视远的情况下双眼呈明显外隐斜视，而在视近时双眼眼位在正常范围，AC/A 比率增高。散开过度的发病率约为 1%～2%。病因不清，屈光不正可能有一定作用，继发于集合不足者相当普遍。

病人表现为视远时出现交叉性复视和视疲劳。在眺望远距离目标时，闭上一只眼会更清晰。病人具有典型的广场恐惧症和不喜欢参加群体活动的特点。

8. 单纯性外隐斜视　单纯性外隐斜视是指远距离和近距离均表现为外隐斜视，AC/A 比率正常。引起外隐斜视的主要原因为融合性集合、调节性集合、意志性集合均不足。解剖因素如眶距过宽、外直肌节制韧带及肌间膜过强或有异常联系，也可引起外隐斜视。

对于外隐斜视度数大或融合力不足的病人，由于长期过度使用融合储备，可产生肌性视疲劳。病人表现为在近距离用眼不久即感视疲劳，视物模糊，眼痛，头痛；近读时间过长可发生调节痉挛，伴交叉性复视。

9. 单纯性内隐斜视　单纯性内隐斜视是指远距离和近距离均表现为内隐斜视，AC/A 比率正常。引起内隐斜视的原因为集合兴奋过强，主要为神经支配因素引起过强的神经冲动，维持双眼单视所用的集合兴奋超过实际需要，而形成内隐斜视。解剖因素也有一定作用，如内直肌、节制韧带或肌止端位置异常，限制了内直肌的松弛。调节因素方面，如未经矫正的远视眼和已矫正的近视眼，可因过度使用调节而诱发过强的集合，造成内隐斜视。心理因素方面，如一些具有高度神经质或神经系统不稳定的病人、工作过分紧张、内分泌功能失调等均可引起内隐斜视。

对于内隐斜视度数大或融合力不足的病人，由于长期过度使用融合储备，也可产生肌性视疲劳。视疲劳是单纯性内隐斜视最常见的症状。病人表现为看近不久即有视物模糊、头痛，视近时常有眼球向鼻侧的被牵拉感，发展到融合功能破坏时，可出现双眼同侧性复视。

10. 融像性聚散障碍　融像性聚散障碍是指远距离和近距离眼位正常，调节幅度和调节滞后均正常，仅表现为正融像性聚散与负融像性聚散范围低于正常。视疲劳是融像性聚散障碍的主要表现，视疲劳症状常常与长时间阅读与近距离工作有关。

（二）非双眼视觉功能异常引起的视疲劳

1. 老视　随着年龄增长，晶状体逐渐硬化，弹性减弱，睫状肌的功能逐渐减低，从而引起眼的调节功能逐渐下降。大约在 40～45 岁开始，出现阅读等近距离工作困难，这种由于年龄增长所致的生理性调节减弱称为老视（presbyopia）。随着调节力的减退，阅读需求逐渐接近调节力极限，即在阅读时，几乎要动用全部的调节力，由于过多使用调节导致睫状肌过度收缩和相应的过度集合所致的视疲劳症状。表现为视近物不能持久，阅读数分钟后即感视力模糊、串行，眼胀、头痛、头晕、恶心等视疲劳症状，最终无法阅读。

2. 屈光不正　不同的屈光状态所产生视疲劳的机制不同。①近视：近视眼如不戴眼镜，在长时间近距离工作或阅读时，由于过度使用集合，不使用或少使用调节，破坏了调节与集合间的平衡关系，特别是高度近视眼，病人容易发生视疲劳；②远视：视疲劳是远视眼病人的主要自觉症状。正视眼看 5m 远的物体，不需要调节即可在视网膜黄斑中心凹形成清晰的物像，但是在未矫正的远视眼需动用调节功能以代偿眼屈光系统的缺陷。远视眼在注视近距离目标时，需要使用比正视眼更多的调节力。远视眼视近时，除了正常的视近调节外，还要增加矫正远视的调节力，因而远视眼往往在长时间近距离工作或阅读时，以过量的调节维持近距离工作，以致增加了睫状肌的负担，同时伴随发生过度的集合，引起视疲劳；③散光：散光眼因径向差及两眼屈光参差可引起调节不一致。轻度散光可以利用改变调节、半闭睑裂和代偿头位的方式矫正部分视力，这种不断的精神紧张和努力也可引起视疲劳，尤以远视性散光和混合性散光病人多见。

笔记

在各类屈光不正中，轻度屈光不正往往比中高度屈光不正更容易引起视疲劳，因后者经努力仍难以获得清晰视力而放弃了调节，故很少出现典型的视疲劳症状。

3. 双眼影像不等 由于屈光参差、单眼无晶状体眼及某些眼底病等可以使两眼视网膜影像存在大小差异，这种差异在一定范围内（<5%），可以通过中枢融像机制予以融合代偿，形成双眼单视。当差异超出中枢代偿能力时则形成两眼融合困难，产生视觉干扰，而引起视疲劳。

4. 瞳孔因素 瞳孔的大小也是影响视疲劳的因素之一。正常状态下的瞳孔直径约为2.5～4mm，其大小可调节进入眼内的光线，以保证视觉的舒适。如果瞳孔过大（>5mm），其支配的神经肌肉因素存在缺陷或被人为地阻滞而不能调节瞳孔大小时，过多的光线进入眼内，使眼的正常生理缺陷显露出来（如球面像差、色像差等），并可加重原有的散光症状，容易引起视疲劳。另外，支配虹膜和睫状体的副交感神经过度兴奋，可使瞳孔处于高度收缩状态，其瞳孔直径小于正常人，有明显的瞳孔紧张，也可产生视疲劳。

5. 干眼 干眼是一种泪液和眼表的多因素病变，可导致眼部不适、视觉障碍、泪膜不稳定及潜在的眼表损害。病人常伴有泪膜渗透性张力增高和眼表炎症。干眼与视疲劳之间存在着密切联系，干眼病人中可以出现视疲劳症状，而视疲劳病人中也可以出现干眼症状，两者有着密切联系。有报道显示，干眼病人中71.3%有视疲劳症状，而视疲劳病人中51.4%符合干眼诊断标准。干眼病人其泪膜破裂时间缩短，角膜上皮损伤，暴露其下的角膜神经末梢，加上角膜光滑表面受到影响，导致形觉功能受损，因此常会出现视疲劳症状。

6. 眼科手术术后 各类眼科手术后的早期均可能出现不同程度的视疲劳症状，但通常是自限性的，如角膜屈光手术、白内障手术、青光眼手术和斜视手术等。这里以角膜屈光手术为例，尽管手术可以提高绝大多数病人的裸眼视力，但术后早期部分病人可能会因为屈光度数一过性远视漂移或者高阶像差如彗差增大等而出现不同程度的近距离工作视疲劳，并诉有视物重影、眩光等不适。

7. 某些眼部疾病 如睑板腺功能异常、结膜炎、角膜炎、睑缘炎等都可引起或加重视疲劳。睑腺炎（麦粒肿）、睑板腺囊肿（霰粒肿）等压迫眼球引起的不规则散光也可引起视疲劳。

二、全身因素引起的视疲劳

人体作为有机整体，各器官都是相互联系、相互影响的。视疲劳的发生和发展与个人体质和精神（心理）内在环境的不平衡有密切关系。虽然疲劳现象首先表现在眼睛，病因往往是复杂的全身性疾病所致。如甲亢、贫血、糖尿病、高血压、低血压、心功能不全、更年期、病后或手术恢复期、过度睡眠不足、营养不良、癔症、精神病早期、分娩期、哺乳期等。有的人虽然存在视觉器官方面的某些缺陷却并不一定发生视疲劳，但当身体健康状况不良或精神（心理）不平衡，视觉器官的耐受性降低，即可出现明显的视疲劳症状。由体质因素引起的视疲劳，常常是器质性病变掺杂着精神（心理）因素，两者互相作用，形成一种恶性循环的关系。

三、环境因素引起的视疲劳

在工作和生活环境中由于光、声、温度、化学刺激物、生活节奏的紧张、昼夜更替等环境的诸多因素通过大脑皮质对调节眼外肌或精神（心理）上的干扰所致的视疲劳称为环境性视疲劳。环境性视疲劳的产生主要与如下因素相关：

1. 照明光线 近代工作和生活环境不仅依靠自然光线照明，而更多采用人工照明。照明光线引起的视疲劳与光线强度、对比度、稳定性、颜色有关系。

通常照明强度与视力成正比，照明强度对调节功能也有明显的影响。照明光线过弱，分辨字体和工作目标困难，常需移近目标，增强调节力来补偿光线的昏暗，神经活动呈现迟缓，视觉敏锐度降低，困倦，易发生视疲劳症状。照明光线过强、耀眼引起眩光现象，也易发生视觉障碍，导致视疲劳。在视野中有局部的强光照射眼睛引起暂时性视力下降和眼睛不舒服称之为眩光，可能是由于强烈的光线刺激视网膜而无法适应，降低了视网膜的敏锐度。强光照射眼睛是否发生眩光，而影响视力和诱发疲劳，重要的因素是眼的适应状态：不强烈的光线，也可发生眩光，如从暗房走出户外时，有眩光现象，但在白天阳光下，汽车灯的强光照射眼睛并不引起眩光，而在夜间就会引起眩光。眼与光源的距离和投射角度也有一定的关系，光源越近，投射光越接近视线，眩光现象越强烈。

另外背景光与局部照明的对比度与视觉活动亦有密切关系：如工作面与周围背景光相差悬殊，眼要频频改变瞳孔大小和调节功能来适应，可诱发视疲劳。照明光线分布不均匀及光线的稳定性不好，如光源摇摆不定，闪烁跳跃，忽明忽暗时，易引起相当程度的视觉干扰和心理不适应而发生视疲劳。有色光线照明，尤其是黄、红色光线照明较白、绿、蓝光易发生视疲劳。

2. 注视目标　工作物或阅读文字的大小、对比度、稳定性、排列的密度与视疲劳有密切关系。若被观察目标过小或过细，如从事修表、刺绣、雕刻、打字、排版及文字工作等，或被注视目标不稳定，如走路、乘车时看书等，均可增加调节和集合的紧张性，是引起视疲劳的重要外在因素。

3. 周围环境　当处于一个嘈杂、喧嚣、空气不新鲜、有刺激性异味或化学性气味的环境中时，常会增加疲倦感和心理干扰而出现视疲劳。

四、视疲劳与视频终端综合征

视频显示终端（video display terminal，VDT）是指现代社会中使用的各种电子设备的终端显示器，包括电脑、电视机、平板、智能手机、电子书等。随着科技水平的不断发展，VDT在人们的工作、生活和学习中有着日益广泛的使用。然而人们频繁或长时间使用VDT后常常会出现眼部甚至全身的不适，我们将这种与VDT使用相关的眼部及全身的不适称之视频终端综合征（video display terminal syndrome，VDT综合征）。VDT综合征最常见的症状是视疲劳，其次有眼干、视力模糊、眼部异物感、烧灼感等眼部症状，可伴有头痛或者肩、颈、腰背部疼痛不适等全身症状。

VDT综合征的发生与很多因素有关。首先显示器本身对比度和分辨率不佳，图像质量差，或者字体细小、摇摆不定、移动迅速等，均导致人眼需要更多的调节和聚散；且视网膜成像较小或模糊，长时间注视容易出现视疲劳。其次，当人眼注视VDT时，显示器本身发出的光或反射附近过强的光线均构成了视野内局部的强照射，即眩光现象，可引起图像衰减，对比度降低，眼球难以聚焦及维持双眼视，出现暂时性视力障碍和眼部不适。并且当人眼注视屏幕时，为获得清晰的视力，眼内、外肌需要维持一定的张力，并且不停地进行调节和聚散的细微调整，以保证视线始终追随目标；当用眼负荷增大时，如不及时休息放松，便可引起视疲劳。另外，VDT使用者本身如果存在屈光不正、屈光参差或者老视则更易引起视疲劳。

第二节　视疲劳的诊断和治疗

如前所述，视疲劳是眼或全身或环境等多种因素相互交织所致，因此，视疲劳的临床表现和处理也各不相同。

一、视疲劳的临床症状

视疲劳的临床症状多种多样。主要表现为用眼后出现：①视觉障碍：近距离工作或阅读不持久，出现暂时性视物模糊或重影；②眼部不适：眼胀、眼痛、眼干、眼烧灼感、流泪、眼痒、眼异物感及眼眶疼痛；③全身症状：易疲劳，头痛，头晕，记忆力减退，严重时甚至恶心、呕吐，并出现焦虑、烦躁以及其他神经官能症的症状。一般认为，症状局限在眼部为轻度视

笔记

疲劳,而兼有全身症状则为重度视疲劳。

二、视疲劳的诊断及诊疗流程

(一)视疲劳的诊断

病人的主观症状是视疲劳诊断的关键,但在明确诊断视疲劳和给予治疗之前必须通过各种检查找到引起视疲劳的病因。

对病人病史进行详细采集,仔细记录主诉和感受,询问工作、学习和生活环境;也可以通过视疲劳量表评估主观症状(详见本章知识拓展)。鉴别其病因是源于眼部或眼部之外的因素,若为前者,则需通过各种眼科的一般检查和专项检查(具体检查内容和步骤见"(二)视疲劳的临床诊疗流程")明确为何种眼部因素;若为后者,则需及时转诊进行相应治疗。

目前常见的视疲劳主观诊断指标:①不耐久视、暂时性视物模糊;②眼部干涩、灼烧感、发痒、胀痛、流泪;③头痛、头晕、记忆力减退、失眠。因此,在明确视疲劳病因的前提下,用眼后出现上述症状即可诊断为视疲劳。

二维码 11-1
拓展阅读
量表在视疲劳诊断中的应用

(二)视疲劳的临床诊疗流程(图 11-1)

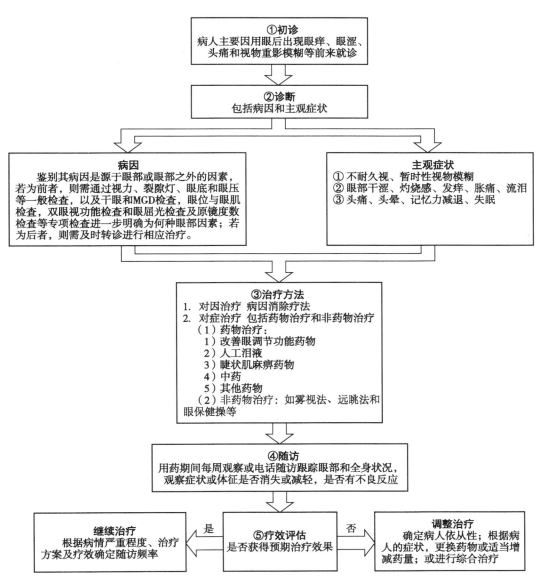

①初诊
病人主要因用眼后出现眼痒、眼涩、头痛和视物重影模糊等前来就诊

②诊断
包括病因和主观症状

病因
鉴别其病因是源于眼部或眼部之外的因素,若为前者,则需通过视力、裂隙灯、眼底和眼压等一般检查,以及干眼和MGD检查,眼位与眼肌检查,双眼视功能检查和眼屈光检查及原镜度数检查等专项检查进一步明确为何种眼部因素;若为后者,则需及时转诊进行相应治疗。

主观症状
① 不耐久视、暂时性视物模糊
② 眼部干涩、灼烧感、发痒、胀痛、流泪
③ 头痛、头晕、记忆力减退、失眠

③治疗方法
1. 对因治疗 病因消除疗法
2. 对症治疗 包括药物治疗和非药物治疗
   (1)药物治疗:
   1)改善眼调节功能药物
   2)人工泪液
   3)睫状肌麻痹药物
   4)中药
   5)其他药物
   (2)非药物治疗:如雾视法、远眺法和眼保健操等

④随访
用药期间每周观察或电话随访跟踪眼部和全身状况,观察症状或体征是否消失或减轻,是否有不良反应

继续治疗
根据病情严重程度、治疗方案及疗效确定随访频率

⑤疗效评估
是否获得预期治疗效果

是 → 继续治疗
否 → 调整治疗

调整治疗
确定病人依从性;根据病人的症状,更换药物或适当增减药量;或进行综合治疗

图 11-1 视疲劳的临床诊疗流程

笔记

三、视疲劳的治疗

视疲劳的治疗原则是首先对因治疗消除病因,然后进行对症治疗。

（一）对因治疗

视疲劳的治疗必须在明确病因的情况下进行。因此,消除病因疗法是治疗视疲劳的关键。

眼部因素所致视疲劳中,对于双眼视功能异常所致者,应给予相应的功能训练或者眼位矫治(参见本书第六章、第七章);对于各种屈光不正所致者,应给予准确验光配镜;对于老视所致者,应根据年龄、远用屈光矫正度数、实际被测眼的调节参数,结合病人的实际需要确定视近附加度数。所选的视近附加度数除了能够补充不足的调节力外,一般应保留1/3～1/2的调节力作为储备力量,使其保留有一定的剩余调节力,以维持持久且不疲劳的近视力。

全身因素所致视疲劳应根据病人情况进行全身体格检查,以发现有无全身器质性或功能性变化,并积极治疗可能会产生视疲劳的全身性疾病。同时应增强体质、加强营养、消除精神紧张和忧郁,对病人进行心理疏导工作,通过交谈取得病人的依赖和合作,提高自我调控能力。通过与病人交谈,取得病人信赖与合作,解除病人对视疲劳的精神压力,暗示病人增强自我调控,切断恶性循环,以利于增强眼与全身的治疗效果。

环境因素所致视疲劳首先应改善不良的工作、生活和学习环境。同时注意用眼卫生:①注意连续用眼时间不要过长,要有适当休息;②要有意识地多眨眼,增加泪液分泌;③阅读时阅读物应放置于视线之下,以20°俯视角为宜,切忌仰视;④适宜的照明光线和周围环境;⑤眼睛与文稿的距离应不少于50cm。此外还应排除易引起视疲劳的眼部疾病和全身疾病,采取相应的治疗措施。

对于视频终端综合征引起的视疲劳,则需建议其少用或者停用视频终端设备;同时推荐正确的VDT使用方式:①眼睛距离显示屏至少50cm;②使显示屏位于视线下14°～20°;③长时间注视显示屏,应注意适当的休息,推荐20-20-20的休息方式,即每看20分钟屏幕,用远眺20英尺(6.1m)外的方式休息20秒;④调整显示屏的背景光和周围环境光线的亮度,屏幕上使用抗眩光或抗反射膜,以避免眩光和反射光;⑤多瞬目,以缓解干眼症状;⑥保持正确的坐姿和舒适的周围环境。

（二）对症治疗

包括药物治疗和非药物治疗两大类。

1. 药物治疗

（1）改善眼调节功能药物:由于大部分视疲劳病人是由于眼调节功能异常所致,因此对于这类病人需首要解决的最根本问题,即改善眼调节功能。主要代表性药物:七叶洋地黄双苷滴眼液。它能作用于睫状肌,通过增强睫状肌的功能和增加睫状肌的血流量来改善眼的调节功能,从而达到治疗视疲劳的目的。

（2）人工泪液:主要有如下几类:①玻璃酸钠滴眼液:此类药物具有保水性,防止结膜干燥,眼睛干涩;②羧甲基纤维素钠滴眼液:可缓解眼部干燥等刺激症状,补充泪液中的电解质,具有一定的润滑作用;③右旋糖酐羟丙甲纤维素滴眼液:能缓解眼球干燥、过敏及刺激性症状,消除眼球灼热、疲劳及不适感;④聚乙烯醇滴眼液:主要成分为高分子聚合物,具有亲水性和成膜性,在适宜浓度下能起到改善眼部干燥的作用。

（3）睫状肌麻痹药物:例如复方消旋山莨菪碱滴眼液和山莨菪碱滴眼液等。其主要成分作用与阿托品相似或稍弱,具有明显的外周抗胆碱能作用,能使乙酰胆碱引起痉挛的平滑肌松弛,并解除血管(尤其是微血管)痉挛,改善微循环。

二维码 11-2
扫一扫,获取更多案例分析

笔记

（4）中药：可以尝试使用一些具有养肝明目、补肾益精或补血安神等功效的中药，可能也会起到改善视疲劳的效果。

（5）其他药物：例如含有小牛血去蛋白提取物的滴眼液，能促进角膜上皮细胞代谢和对氧的利用，达到改善眼部组织营养的作用；还有含维生素类的滴眼液，可营养视神经，缓解视疲劳。

2．非药物治疗　主要指一些物理治疗如雾视法、远眺法和眼保健操等，能改善眼周循环，可能会起到一定的辅助作用。此外，我们还可以对病人的生活习惯、饮食、生活方式、工作量和身体锻炼锻练等给予合理建议。

（廖咏川　胡　琦）

二维码 11-3
扫一扫，测一测

参 考 文 献

1. 中华医学会眼科学分会眼视光学组．视疲劳诊疗专家共识（2014）．中华眼视光学与视觉科学杂志，2014，16（7）：385-387.

2. Rosenfield M. Computer vision syndrome: a review of ocular causes and potential treatments. Ophthalmic Physiol Opt，2011，31（5）：502-515.

3. Klamm J, Tarnow KG.Computer Vision Syndrome: A Review of Literature. Medsurg Nurs，2015，24（2）：89-93.

笔记

53检